高等职业教育药学类与食品药品类专业第四轮教材

U0297223

医药应用文写作 第3版

（供医药卫生大类、食品药品与粮食大类专业用）

主　编　廖楚珍　曾守群
副主编　于雪梅　王江梅
编　者　（以姓氏笔画为序）

于雪梅（辽宁医药职业学院）　　　　　王江梅（湖南食品药品职业学院）

车雅倩（山西药科职业学院）　　　　　李康民（山东药品食品职业学院）

邱艳梅（赣南卫生健康职业学院）　　　赵　翀（哈尔滨医科大学大庆校区）

曾守群（福建生物工程职业技术学院）　廖楚珍（湖南食品药品职业学院）

中国健康传媒集团
中国医药科技出版社

内容提要

　　本教材是"高等职业教育药学类与食品药品类专业第四轮教材"之一，根据本套教材的编写指导思想和原则要求，结合专业培养目标和本课程的教学目标、内容与任务要求编写而成。本教材专业针对性强，紧密结合新时代行业要求和社会用人需求，与行业专业岗位相对接。内容主要包括绪论、日常事务文书、企业行政管理文书、生产经营管理文书、业务开发拓展文书、公共关系处理文书、企业文化与形象宣传文书、科技文书、口语交际等9个项目及相应的32个文种。设置了与行业、专业或岗位密切相关的情境任务，结合具体的实训要求设置了评价标准。优选写作案例并作简要评析，为学习者提供了写作的范例。要求学习者了解各应用文种的概念、特点、类别等基础知识，熟悉其写作要素和格式要求，掌握写作方法和技巧，并能够熟练撰写。本教材为书网融合教材，配套有PPT课件、微课、习题库，使教学资源更多样化、立体化。

　　本教材供医药卫生大类、食品药品与粮食大类等各专业师生使用，也可作为相应专业培训和自学用书。

图书在版编目（CIP）数据

医药应用文写作/廖楚珍，曾守群主编. —3版. —北京：中国医药科技出版社，2021.8（2024.9重印）

高等职业教育药学类与食品药品类专业第四轮教材

ISBN 978 – 7 – 5214 – 2557 – 4

Ⅰ.①医…　Ⅱ.①廖…②曾…　Ⅲ.①医药学 – 应用文 – 写作 – 高等职业教育 – 教材　Ⅳ.①R

中国版本图书馆CIP数据核字（2021）第145736号

美术编辑　陈君杞

版式设计　友全图文

出版　**中国健康传媒集团** | 中国医药科技出版社

地址　北京市海淀区文慧园北路甲22号

邮编　100082

电话　发行：010 – 62227427　邮购：010 – 62236938

网址　www.cmstp.com

规格　889 × 1194mm $\frac{1}{16}$

印张　17 $\frac{1}{2}$

字数　462千字

初版　2013年1月第1版

版次　2021年8月第3版

印次　2024年9月第5次印刷

印刷　三河市万龙印装有限公司

经销　全国各地新华书店

书号　ISBN 978 – 7 – 5214 – 2557 – 4

定价　48.00元

获取新书信息、投稿、为图书纠错，请扫码联系我们。

出版说明

"全国高职高专院校药学类与食品药品类专业'十三五'规划教材"于2017年初由中国医药科技出版社出版，是针对全国高等职业教育药学类、食品药品类专业教学需求和人才培养目标要求而编写的第三轮教材，自出版以来得到了广大教师和学生的好评。为了贯彻党的十九大精神，落实国务院《国家职业教育改革实施方案》，将"落实立德树人根本任务，发展素质教育"的战略部署要求贯穿教材编写全过程，中国医药科技出版社在院校调研的基础上，广泛征求各有关院校及专家的意见，于2020年9月正式启动第四轮教材的修订编写工作。

党的二十大报告指出，要办好人民满意的教育，全面贯彻党的教育方针，落实立德树人根本任务，培养德智体美劳全面发展的社会主义建设者和接班人。教材是教学的载体，高质量教材在传播知识和技能的同时，对于践行社会主义核心价值观，深化爱国主义、集体主义、社会主义教育，着力培养担当民族复兴大任的时代新人发挥巨大作用。在教育部、国家药品监督管理局的领导和指导下，在本套教材建设指导委员会专家的指导和顶层设计下，依据教育部《职业教育专业目录（2021年）》要求，中国医药科技出版社组织全国高职高专院校及相关单位和企业具有丰富教学与实践经验的专家、教师进行了精心编撰。

本套教材共计66种，全部配套"医药大学堂"在线学习平台，主要供高职高专院校药学类、药品与医疗器械类、食品类及相关专业（即药学、中药学、中药制药、中药材生产与加工、制药设备应用技术、药品生产技术、化学制药、药品质量与安全、药品经营与管理、生物制药专业等）师生教学使用，也可供医药卫生行业从业人员继续教育和培训使用。

本套教材定位清晰，特点鲜明，主要体现在如下几个方面。

1. 落实立德树人，体现课程思政

教材内容将价值塑造、知识传授和能力培养三者融为一体，在教材专业内容中渗透我国药学事业人才必备的职业素养要求，潜移默化，让学生能够在学习知识同时养成优秀的职业素养。进一步优化"实例分析/岗位情景模拟"内容，同时保持"学习引导""知识链接""目标检测"或"思考题"模块的先进性，体现课程思政。

2. 坚持职教精神，明确教材定位

坚持现代职教改革方向，体现高职教育特点，根据《高等职业学校专业教学标准》要求，以岗位需求为目标，以就业为导向，以能力培养为核心，培养满足岗位需求、教学需求和社会需求的高素质技能型人才，做到科学规划、有序衔接、准确定位。

3. 体现行业发展，更新教材内容

紧密结合《中国药典》（2020年版）和我国《药品管理法》（2019年修订）、《疫苗管理法》（2019

年）、《药品生产监督管理办法》（2020年版）、《药品注册管理办法》（2020年版）以及现行相关法规与标准，根据行业发展要求调整结构、更新内容。构建教材内容紧密结合当前国家药品监督管理法规、标准要求，体现全国卫生类（药学）专业技术资格考试、国家执业药师职业资格考试的有关新精神、新动向和新要求，保证教育教学适应医药卫生事业发展要求。

4.体现工学结合，强化技能培养

专业核心课程吸纳具有丰富经验的医疗机构、药品监管部门、药品生产企业、经营企业人员参与编写，保证教材内容能体现行业的新技术、新方法，体现岗位用人的素质要求，与岗位紧密衔接。

5.建设立体教材，丰富教学资源

搭建与教材配套的"医药大学堂"（包括数字教材、教学课件、图片、视频、动画及习题库等），丰富多样化、立体化教学资源，并提升教学手段，促进师生互动，满足教学管理需要，为提高教育教学水平和质量提供支撑。

6.体现教材创新，鼓励活页教材

新型活页式、工作手册式教材全流程体现产教融合、校企合作，实现理论知识与企业岗位标准、技能要求的高度融合，为培养技术技能型人才提供支撑。本套教材部分建设为活页式、工作手册式教材。

编写出版本套高质量教材，得到了全国药品职业教育教学指导委员会和全国卫生职业教育教学指导委员会有关专家以及全国各相关院校领导与编者的大力支持，在此一并表示衷心感谢。出版发行本套教材，希望得到广大师生的欢迎，对促进我国高等职业教育药学类与食品药品类相关专业教学改革和人才培养作出积极贡献。希望广大师生在教学中积极使用本套教材并提出宝贵意见，以便修订完善，共同打造精品教材。

数字化教材编委会

主　编　廖楚珍　曾守群
副主编　于雪梅　王江梅
编　者　（以姓氏笔画为序）
　　　　于雪梅（辽宁医药职业学院）
　　　　王江梅（湖南食品药品职业学院）
　　　　车雅倩（山西药科职业学院）
　　　　李康民（山东药品食品职业学院）
　　　　邱艳梅（赣南卫生健康职业学院）
　　　　赵　翀（哈尔滨医科大学大庆校区）
　　　　曾守群（福建生物工程职业技术学院）
　　　　廖楚珍（湖南食品药品职业学院）

随着现代科技文化和信息交流的迅速发展，应用文作为信息载体和交际工具，日益渗透到社会生活的各个领域。应用写作能力是企事业单位所需要的职业核心能力，是高素质人才评价的主要指标之一。重视学生应用文写作技能的培养，不仅可以增强学生的职业竞争力，而且为学生未来职业生涯和实现职业能力的可持续发展奠定基础。因此，应用文写作课程已经成为高等职业院校普遍开设的一门工具性、综合性、实践性极强的公共基础课程。本教材根据高等职业教育药学类与食品药品类等专业培养目标和主要就业方向及职业能力要求，按照本套教材指导思想和原则要求，结合本课程大纲，由全国7所高等职业院校从事一线教学的教师、学者悉心编写而成。

教材在保持第1、2版特色的基础上，第3版修订重点突出以下特点。

1. 思政育人，润物无声。通过例文与任务情境，教育引导学生深刻理解并自觉实践医药卫生大类及食品药品与粮食大类专业行业的职业精神和职业规范，增强职业责任感，培养遵纪守法、爱岗敬业、无私奉献、诚实守信、公道办事、开拓创新的职业品格和行为习惯。注重在潜移默化中坚定大学生的理想信念、厚植爱国主义情怀、加强品德修养、增长知识见识、培养奋斗精神、提升学生综合素质。同时，例文选择凸显美育功能，让学生在阅读中提升审美素养、陶冶情操、温润心灵、提高创造创新活力。希望教师的课程教学，结合行业、专业与岗位，将社会主义核心价值观的基本内涵、主要内容等有机、有意、有效地纳入整体教学布局和课程安排，做到写作能力培养与核心价值观教育相融共进，引导学生做社会主义核心价值观的坚定信仰者、积极传播者、模范践行者。

2. 创新体系，优化模块。本次教材修订，打破传统的章节式学科化的体系，坚持工作过程导向，实现任务驱动、行动导向的项目化教学。以实际工作流程为脉络，精心选取各个工作流程中必需的应用文种，按照医药食品等行业各专业实际工作岗位拟制情境任务。教材按项目分任务编排了绪论、日常事务文书、企业行政管理文书、生产经营管理文书、业务开发拓展文书、公共关系处理文书、企业文化与形象宣传文书、科技文书、口语交际等学习工作必需的9个项目及相应的32个文种。其中删减了第2版的法律文书，新增了绪论、科技文书与口语交际3个项目。每个项目下设具体的学习任务，内容结构由实训任务、例文导读、知识要点、即学即练、知识链接、目标检测等模块组成，重点突出实训。并且，情境任务均来自行业职业岗位或学生实情，实训要求和评价标准具体、可操作性强。

3. 突出实训，确立标准。教材重视应用文写作综合能力培养。针对每个情境任务实训，制定考核与评价标准，并且评价有明确的比例分配，将学生作品及学生参与完成项目的学习态度表现等思政元素融入评价机制，其不但有教师、学生评价，还可根据实际逐步引进企业专家和第三方评价，特别是逐步将企业真实的工作项目纳入教学，让作品、学生的工作过程和态度等接受企业评价和检验。

本教材由廖楚珍、曾守群担任主编。全书由第一主编廖楚珍拟定编写大纲，组织编写并审稿。全书的修编工作分工如下：绪论由廖楚珍负责，项目一日常事务文书由曾守群负责，项目二企业行政管理文书由廖楚珍负责，项目三生产经营管理文书由王江梅负责，项目四业务开发拓展文书由于雪梅负责，项目五公共关系处理文书由车雅倩负责，项目六企业文化与形象宣传文书由邱艳梅负责，项目七科技文书由赵翀负责，项目八口语交际由李康民、廖楚珍负责。本教材在前几版教材基础上修订，修订过程中参阅了其他众多的国内相关教材、书刊，吸取了最新成果。在此，对所有相关的编者和作者致以最诚挚的感谢！

由于编者能力所限，本教材难免存在疏漏不妥之处，敬请读者及同行专家批评指正，多提宝贵意见！

编　者
2021 年 5 月

目录
CONTENTS

绪 论 应用文概述

一、应用文的概念与特点

应用文是国家党政机关、企事业单位、社会团体或个人在日常生活及学习工作中，行使管理职能、处理公私事务、解决实际问题时所使用的具有实用价值和惯用格式的文体。医药应用文是应用文的一个重要分支，是人们在医药领域为解决具体的实际问题而写作的实用文体。

应用文是人类在长期社会实践活动中形成的，也称作实用文，广泛应用于各行各业。在现代社会生活中，应用文作为重要的信息载体和日常交际工具，日益深入到社会的各个领域。它对国家的政治、经济和社会生活的各个领域都有着指导作用。各级党政机关制发的应用文，都必须用来贯彻和执行党和国家的有关政策，执行国家制定的法律法规，丝毫不能偏离党和国家的政治目标和政策轨道。因此，它不仅在办理公务、宣传教育、传播知识等方面具有不可取代的功用，而且是人们处理公私事务、传递信息、联系沟通的重要手段。有的应用文还用来作为凭证和依据。

应用文写作是一门学科，也是一项技能，是人类在实践过程中积累的智慧结晶。随着现代科技文化和信息交流的迅速发展，应用文作为信息载体和交际工具，日益渗透到社会生活的各个领域。应用文写作能力是企事业单位所需要的职业核心能力，是高素质人才评价的主要指标之一。重视应用文写作技能的培养，不仅可以增强职业竞争力，而且为未来职业生涯和实现职业能力的可持续发展奠定基础。

应用文是万世文章之鼻祖，在千百年来的发展中，形成了其自身独特的表达方式和写作样式。但是应用文种类较多，各类应用文的特点不尽相同。整体而言，应用文具有其自身的规律与共同的特征。

（一）明确的实用性

应用写作直接为人们的实际工作和日常生活服务，用于处理公务和私事中的具体问题，或传递某种信息，其社会功用在于实用。实用性是应用文最为根本的特征。文学是以语言文字为工具形象化地反映客观现实的艺术，包括戏剧、诗歌、小说、散文等。文学作品是以塑造文学形象为目的，是一种具有形象性、审美性和创造性的写作实践活动。而应用文的写作主要是为了解决实际问题，通常"有事而发""无事不发"。"实用"是应用文与其他文学作品的主要区别之一。这种直接为人们实际工作和日常生活服务的写作，具有明确的实用性。这是应用文最显著、最基本的特点，也是应用写作应遵循的首要原则。

（二）内容的真实性

各种各样的文章，都是一定的社会生活在人们头脑中反映的产物。但文学作品可以在艺术真实的前提下，进行虚构和夸张，以其生动形象感染人而达到让人们接受的目的。而应用写作则要求材料真实、观点鲜明、措施可行，做到"文实相符"，决不能弄虚作假、虚构编造、无中生有，文中所涉及的一切情况，包括人物、事件、时间、地点、数字等，都必须坚持实事求是。因此，内容的真实准确是应用文的生命。

（三）体式的规范性

文学作品贵求新、奇、特，讲究构思巧妙，而应用文体有惯用的格式和语体风格。由于社会交往实际的需要，应用文的文体形式日益完善和充实，其格式要求有的是约定俗成，有的是由行政机构做出统一规定，为大家所共同遵守，形成规范的应用文体系，尤其是公文，要求更为严格。《党政机关公文处理工作条例》由中央办公厅、国务院办公厅印发，对行文格式、行文规则及公文的拟制、办理与管理等均有明确的规定，不可随意更改，大家必须严格遵守。应用文格式的规范性主要表现在两个方面：一是文种的规范，即涉及什么样的事务使用什么样的文种，无论是约定俗成还是明文规定；二是格式的规范，即每一文种在写法上有限定的格式规范，不能随意变更。这种程式性的特点，不仅能帮助人们正确使用文种，而且利于人们更好地表达思想，增强信息传递的规范性，提高办事效率。体式的规范性是应用文体例最显著的特点。

（四）强烈的时效性

应用文的时效性包括文章的拟写、办理流程、执行及效力等方面。要充分发挥应用文的功能和作用，就必须在一定的时间内解决问题。在信息化、网络化广泛普及的今天，时间就是金钱，效率就是生命。应用文是为了办理公务或私务、解决问题、做出决策而写的，必须写得及时、发得及时、办得及时。应用文的写作办理要讲究时效，否则就会贻误工作，错过时机，失去意义。有些应用文是由发文日期表示其生效期限或正式执行日期的，有的应用文还明确规定了有效期限。

（五）对象的特定性

一般文章或文学作品的读者对象范围比较笼统，没有严格的针对性。而应用文不同，它有明确的范围和特定的读者对象，并有明显的约束力。因此，应用文往往有受文对象或特定的读者，如通知、报告、信函等文种的受文对象非常明确；即使像广告与启事类这样的文种，没有确定的受文对象，但也有一定的群体针对性；至于国家规定的法规、条例，则任何人不得违反，不存在读者对象愿不愿意接受的问题。总之，写应用文一定要明确读者对象，只有这样，写出的文章才有的放矢。

（六）语体的独特性

语体是指在一定的语言环境中形成的具有特定表达风格、色彩和语感的语言体系。常见的语体有用于文学创作的"文学语体"，用于政治性、思想性论文写作的"政论语体"，用于科技论说文、专著撰述的"科技语体"，用于新闻写作的"新闻语体"，还有用于应用写作的书面语体，也就是"事务语体"等。应用文的性质、特征和作用决定了其语体风格是庄重得体、朴实平易、准确规范、言简意赅的，表达方式以叙述、说明为主，议论为辅，而且在人们长期实践中已形成了一系列的专用词汇和习惯语。

二、应用文的产生与发展

据史料记载，应用文写作在我国已有3500多年历史，可谓源远流长。殷商时期的甲骨文"卜辞"，从记录的内容看，可以说是有实物为证的最早的办事文体。殷人用龟甲、兽骨占卜，然后把占卜日期、占卜人、所占之事，甚至日后吉凶应验情况，刻在甲骨卜兆旁。这些卜辞中的内容相当丰富，包括祭祀、农业生产、田猎、风雨、战争、疾病等许多方面，真实朴素地反映了殷商时期人们社会生活各方面的状况。甲骨卜辞记事比较简单，不成系统，但未经后人加工，保持了商代记事文字的原貌。这些占卜之辞，短的只有几字，长的有百余字。可以说甲骨文是埋在地下的殷代王室的档案。这一时期的应用写作文字简朴、形式简单、体系不完整，尚未形成固定的程式。

周代盛行在青铜器上铸刻文字，称为钟鼎文。钟鼎文有的用来记载统治者的制度、法令，有的用来记载征战的胜利，有的用来记载统治者的文德武功，还有的用来记载贵族之间的商务活动，其中也有一些是用于物质交换的私人契约，这些都是应用文。我国最早的文章总集《尚书》所收录的文章多数也是公文。《尚书》中的文章就是上古文献的汇编，分为6种体式，即典、谟、训、诰、誓、命。其中，"典"用于记述上古的典章制度；"谟"是议政的策论；"训"是进行教诲开导的论说文；"诰"是进行训诫的文告；"誓"是军队出征前的誓词；"命"是君主的命令和诏书。这些文体，与现代的命令、决定、决议、指示、布告、公告、通告、通报、报告等，都有一些近似之处。

到了秦代，应用文得到充分发展。秦始皇建立了第一个中央集权制的国家政权，为达到长治久安的目的，他统一了文字和度量衡，实行车同轨、书同文的措施，为应用文的统一创造了条件。当时皇帝公布的文书已有固定的名称和内涵。《史记·秦始皇本纪》中记载："命为'制'，令为'诏'，天子自称'朕'。"应用文的体式也有较明确的规定，以前的公文一律直书、不提行、不空格、君臣如一，到了秦代，行文中在提及尊号（如"皇帝""始皇帝"等）时则要另起一行，顶格书写。为了提高公文的办事效率和可靠程度，还制定了现在仍在沿用的"抬头""用印"等制度，这标志着公文在当时已经相当成熟。

汉代承袭了秦代的体制。汉代的公文体制主要有书、议、策、论、疏、诏、制、诰、敕、章、奏、表等。其中，皇帝对臣下使用的文体主要是诏、诰、策、敕，其中"诏"用于对下发布命令，"诰"专门用来封官赐爵；臣下对皇上则主要用章、奏、表、议等文体，已有了大致固定的下行文和上行文的区分。同时，在表达方式和结构上，也有了一些相对固定的格式，撰写制度更为完善。尤其值得一提的是，在当时的公文中还产生了一些流传于后世的名篇，如贾谊的《陈政事疏》《论积贮疏》，晁错的《论贵粟疏》，司马相如的《上书谏猎》等。

三国、两晋、南北朝历时三四百年，此时期曹操父子对应用文的发展做出了巨大贡献。曹操的代表作有《让县自明本志令》《求贤令》《求逸才令》《慎行令》《修学令》等。曹丕则不仅亲自撰写公文，还推出了有关公文写作的理论专著《典论·论文》。他认为文章是"经国之大业，不朽之盛事"，对应用文写作有较深刻的认识和精辟的论述。魏晋六朝在文体理论的研究方面取得了巨大的成就。南朝刘勰的《文心雕龙》全书共20篇，评论了34种文体，其中有3/4是应用写作文体，对每一文体的名称、功用、源流、构成要素、写作要求及注意事项，都进行了全面的论述，可以说是我国应用写作理论的起源。

唐宋时期的应用文出现了高峰期，几乎每一类应用文都有传世之作。仅宋绶、宋敏求父子编纂的《宋大诏令集》中就选录了3700多篇应用文。辛亥革命后，应用文进入了巨大变革期。1912年，南京临时政府颁布了第一个公文成式条例，确立了新的公文体式，要求官吏相互称官职，民间相互称先生，并要求用白话文写公文，使用新式标点符号。但由于当时应用文的撰写者以及阅读对象大都仍然受旧文化的影响，使得当时的公文不能与旧公文决裂，因此这一时期的公文仍然是文言文与白话文夹杂，标点符号也较少使用。1919年，"五四运动"提倡白话文，又为应用文注入了新的活力。中国共产党成立后，很快有了自己的公文体系。第一批公文，就是中国共产党全国代表大会所产生的决议、纲领和宣言。1931年，瞿秋白同志代表中央起草了《文件处理办法》。1942年，陕甘宁边区政府发布了《新公文程式》，规定了公文种类、行文关系和有关制度，这些都推进了公文改革。

新中国成立后，为适应全国政权统一和国际交往的需要，我国颁布了《公文处理暂行办法》，对公文的草拟、格式、处理程序等进行了统一规定，为我国公文体裁的确立奠定了基础。此后我国又发布了一系列文件，使我国公文走上了规范化的道路。1981 年 2 月 27 日，国务院办公厅发布了《国家行政机关公文处理暂行办法》；1993 年又对《国家行政机关公文处理办法》进行了修订，于 1994 年 1 月 1 日起施行；2000 年 8 月 24 日，国务院发布了新的《国家行政机关公文处理办法》，于 2001 年 1 月 1 日起施行；2012 年 4 月 16 日，中央办公厅和国务院办公厅联合印发了《党政机关公文处理工作条例》，于 2012 年 7 月 1 日起施行。

三、应用文的分类

我国应用文的发展历经了 3000 多年的历史，种类繁多，分类复杂，目前常用的应用文有近 200 种。到目前为止，应用文还没有权威的分类体系，标准不一，类别相殊。

依据性质，应用文可分为企业行政管理文书与一般事务性文书。公务文书又称为公文，是指国家法定的党务行政公务文书。2012 年 4 月 16 日发布的《党政机关公文处理工作条例》中所规定的 15 种公文为命令（令）、决定、决议、公报、公告、通告、通知、通报、议案、报告、请示、批复、意见、函、纪要。一般事务文书，指法定公文以外的应用文。这类文书又可以依据不同分类方法，分成不同的类别。例如，依据内容与结构，可分为结构简单、内容单一的简单应用文，如条据（请假条、收条、领条、欠条）请帖、聘书、文凭、海报、启事、证明、电报、便函等；篇幅较长、结构较繁、内容较多的复杂应用文，如总结、条例、合同、提纲、读书笔记、调研报告等。

依据用途，应用文可以分为指导性应用文、报告性应用文、计划性应用文等。其中指导性应用文一般用于上级对下级的行文，如命令（令）、决定、决议、指示、批示、批复等；报告性应用文一般用于下级对上级的行文，如请示、报告、简报、总结等；计划性应用文指具有各种计划性质作用的应用文，常用于对某件事或某项工程等开始前的预计，如计划、规划、设想、意见、安排等。

根据机关之间不同的行文关系，应用文可以分为上行文、下行文和平行文。下行文，指上级领导机关或业务主管部门对所属下级机关或业务部门的一种行文；上行文，指下级机关或业务部门向所属上级领导机关或业务主管部门的一种行文；平行文，指同级机关或者不相隶属的没有领导与指导关系的机关、部门、单位之间的一种行文。

此外，应用文还可依内容和使用范围分为日常文书、事务文书、礼仪文书、经济文书、科技文书、法律文书等。

四、应用文的主旨、材料与结构

（一）主旨

主旨通常称为主题，是文中告诉读者的观点、主张，也是作者对客观事物和材料的总体看法和评价。写应用文是有一定目的和意图的，这个目的和意图体现在文中就是主旨。主旨是一篇文章的核心和灵魂所在，它对材料、结构、语言和表达方式具有统帅和决定作用。也就是说，文章的其他构成要素都要服从于表现主旨的需要。对于确立主旨的要求，一是要正确，即写作动机和基本观点要符合党和国家的方针、政策，做到思想性与科学性的统一，公正、客观、准确、全面地反映客观事物，实事求是；二是要集中，应用文体的主旨应单纯、专一、不枝不蔓，反对复杂化、多中心，强调一文一意，一个中心贯穿始终；三是鲜明，即作者赞成什么、反对什么、提倡什么、批评什么、肯定什么、否定什么，要有明确的态度，不能模棱两可、似是而非，所表明的意图、观点、目的不能像文学作品那样含蓄，让读者雾里看花，而是要直截了当地表达出来；四是要深刻，即应用文写作的主旨力求揭示事物的本质，探求事物的内在规律，提出推进社会发展的有益见解，不能只看表面现象，或被表面现象所迷惑。

（二）材料

材料指表现主旨的事例、数据、参考资料等，是产生认识、提出见解、确立观点的起因和依据，所谓"言之有物"，这"物"指的就是材料。选择材料首先要切合主旨。无论何种材料，最终都必须为表现主旨服务。因此，凡是能说明主旨的，均可留用；凡是与主旨无关或关系不大的，即使再真实可靠，也要忍痛割爱，坚决舍弃。二是要真实可靠。应用写作是为了解决实际问题，它所使用的材料必须真实可靠，具有科学性和权威性。所谓真实可靠，是指材料具有严格意义上的真实性，是客观存在的确凿的事实和事理。文学创作，允许虚构，它追求的是艺术的真实，而艺术的真实是应用写作的大忌。三是要典型生动。应用文的说服力强不强，能否反映时代精神，能否给人以清新悦目的感受，关键在于材料是否典型和生动。所谓典型，是指材料的代表性。选择典型材料，能揭示事物的本质和规律。所谓生动，是指材料的新鲜、活泼。选择新鲜、活泼的材料，能写出适应时代发展和反映新生事物需要的文章。

（三）结构

所谓结构，即是文章的内部组织安排，也是文章的外在表现形式。作者要想把自己的想法表现出来，且为人接受，就必须围绕一定的主旨，按照一定的顺序，把有用的材料有机地组织起来。如果说文章的主题好比人的"灵魂"，那么材料就像是人的"血肉"，而结构就是人的"骨架"。一个人若没有了骨架便成了"行尸走肉"。同样，一篇文章如果材料安排不当，就只能是杂乱无章的废料。常见的结构形式有纵式结构和横式结构。纵式结构，即按照事物产生、发展、变化的过程或时间先后顺序写。这种写法能形象地再现事物的原貌，可读性较强。横式结构，即根据内容的特点和矛盾的不同性质，按照事物的逻辑关系进行分类归纳，把主体分成几个部分（或几个方向），然后把材料横着排列起来，逐个进行阐述，最后从总的方面集中说明一个中心思想。这种写法便于抓住要害，突出主要矛盾，使文章的观点鲜明，为应用文所广泛使用。使用这种写法应注意要全面了解情况，科学分析判断，既有观点又有材料，各部分之间既有相对独立性，又有密切的内在联系，而且各部分都应围绕全文的中心。否则，就会"魂不守舍"，造成"下笔千言，离题万里"。

五、应用文的语言与表达方式

（一）语言运用的模式

语言是人类最重要的交际工具，人类社会的相互沟通、信息传递，就是借助语言这一手段实现的。应用文体语言具有独特的风格，如惯用词语的大量运用，使得语言表达简洁、明快。常用的有称谓用语：本（局）、贵（公司）、该（处）；引述用语：前接、近接、悉；经办用语：经、业经、兹经；期请用语：即请照办、望遵照执行、恳请、拟请；表态用语：同意、不同意、可行、不可；征询用语：可否、是否可行、是否同意；期复用语：请批示、请核实、请函复、请回复；综述过渡用语：为此、对此、据此；结尾用语：为要、为盼、为荷、是荷、特此通知等。同时，适当运用专业术语，能准确地反映专业情况，如常用预算、支出、平衡、税率、赤字、滞纳金、信用、信托、资金平衡、票据交换、汇率、资金利润、资金占有额、资金周转率等专业术语。当然，为照顾更多的非本专业的读者对象，凡可用可不用的专业术语，尽量少用或不用，滥用专业语是应用写作之大忌。应用写作文体中的有些文种，特别是公文，许多词语的运用在一定程度上受古汉语的影响，沿用了古汉语中部分有生命力的文言词语，如兹、悉、拟、业经、欣逢等。文言词语具有庄重、简洁、凝练的特点，若使用得当能起到"文约意丰"的效果。另外，应用写作文体中常使用单音单纯词，其具有音节短、语义明了的特点，可使文章句子明快、语言简洁，又有节奏感，且往往是重读音节，能引起读者的注意。常用的单音单纯词有希、各、接、即、并、望、请等，它们往往用于各段落前的开头或结尾处的句首。在使用这类词语时注意行文关系，以保证行文得体。规范化的书面词表义严谨周密，在应用写作中被普遍运用。值得注意的是，不要使用口语词、方言词和土俗俚语，如在文件用语中，常使用商榷、会同、诞辰、不日等书面词语，而不使用商量、一道、生日、不几天等口语词。这样有利于保持文件的严肃性和权威性，保持文件用语的简洁、朴实、庄重和典雅。

（二）语言运用的特点

1. 准确 是指用含义精确清晰的词语，恰如其分地反映客观事物。要求作者对概念的内涵、外延有确切的理解；对所表达的对象有全面深入的认识，能客观科学地加以反映，对同义词、近义词的细微差别能辨别清楚。为使语言表达臻于准确，应注意以下几个问题：一是注意词义的确定性。行文中要摒弃那些模棱两可、含蓄晦涩、似是而非和易产生歧义的语言，尽量做到明白晓畅、通俗易懂。如"今借张三伍万元"，到底是"借给"还是"借到"？"李四还欠款捌仟元"到底是"hái"还是"huán"？二是讲究词语搭配。如下行文中"请严格遵照执行""希认真贯彻执行""可参照执行"等，"执行"的搭配词不同，对执行程度的要求就不同。三是讲究语法和逻辑性。如"将来随着医疗保险筹资和保障水平的不断提高，以及对新药、特药的安全有效性认可度的进一步提高，早就已将所有罕见病患者急需的特效药纳入医疗保险药品目录"，其中"早就已将所有"不符合逻辑实际，改成"逐步将"。四是恰当运用模糊词语。在客观事物中不是所有的事物都具有定性和定量的精确性。也就是说，客观事物中存在着许多模糊现象，这就决定了词语表达的模糊性。因此，在一定的语境条件下，运用模糊词语，也是一种准确。如在行政公文中常有"酌情处理""尽快答复""原则上""参照办理"等，都是模糊语言，但清楚准确地表达了公文制发机关的要求。

2. 简练 即言简意赅，文约而意丰。应用写作应以最少的文字表达丰富的内容，可谓"意则期多，字惟求少"，力求言简意赅。应用文写得简练是高速传递信息的需要，是节省时间、提高办事效率的需要。尽量采用应用文语体保留的部分文言词，如兹、悉、为荷、逾期等；也可以运用节缩词语，如经贸（经济贸易）、三无产品（无商标、无生产厂家、无生产日期）、入世（步入社会）、三农（农业、农村、农民）等；运用习惯用语，如本、贵、该、根据、按照等；删除套话、空话，避免重复啰嗦，要字斟句酌，去芜存菁，做到要言不烦、干净利落，如"望认真贯彻，务必按讲话的要求，扎扎实实地搞好工作"，其中的"望"是"希望"，"务必"是"希望一定要"，两者语义交叉，重复啰嗦，必须删改。

3. 规范 指应用写作的语言必须合乎语法、逻辑和各种文体的书写习惯，不能生造词语，故意标新立异。同时，应注意以下几个问题：一是要注意使用习惯用语，尤其是公文写作，在长期的写作实践中，人们逐渐形成了一些习惯用语，一般不能随意变换（前面已列举，不再赘述）。二是要注意书写规范，如正确使用简化汉字，不写繁体字、异体字、不规范的汉字。三是要正确使用标点符号。标点符号是书面语的有机组成部分，要严格按规范使用。另外，应用文中的数字、数据的书写都有规范和要求，不能滥写。

4. 庄重 是指写作中对客观事物的表达要得体、谨慎、严肃。应用文的语言使用和行文关系、文种紧密结合在一起，讲究庄严持重、适度得体，反对轻佻俏皮、随情任意，讲究刻意创造严肃的气氛并在行文中精心维护这种气氛。这与文艺作品追求的生动活泼有所不同。如在公文中，"你局来函收悉"一语不可以用"你们局发来的信件收到了，内容也知道了"这样口语化、较随意的语言表达，有损于公文的严肃气氛。

5. 平实 是指语言平直朴实。应用文的价值在于务实，阅读对象较固定。越是准确、简洁的语言，就越平实。应用写作以立足意思表达、阐释作者思想观点为基本宗旨，不以追求"语不惊人死不休"为语言目的，反对做作、浮夸，讲究朴素平实，做到语言标准规范、通俗易懂、朴实明白，追求"繁简适中，事辞相称"。同时，由于应用写作的种类繁多，所以写作时还应针对行文目的、写作受体、所用文种以及使用场合等确定选用什么词汇、采用何种语气、形成何种风格，以获得最佳的实用效果。

6. 得体 是指应用文的语言应适应不同文体的需要，讲究分寸、适度。要与作者的身份、读者对象、所要达到的目的以及客观环境和谐一致，恰到好处。还要注意发文机关的隶属关系、适合题旨、适合对象和适合语境。机关应用文的语言说什么，不说什么，说到什么程度，用什么语气，选择什么词汇，都要考虑最后的效果，应当与拟写文种体例相符。如请示性公文，用语要谦恭、讲究礼貌，结尾多使用"肯请""诚望"等词语，以表示下级对上级的尊重，不能用"必须""马上"之类生硬命令的词语；指示用语，则要严谨、周密、明确；命令用语，则必须斩钉截铁、毫不含混，避免出现模棱两可的问题等。

（三）应用写作的表达方式

一篇文章，有了丰富的材料、明确的主题、完整巧妙的结构是远远不够的，还要用一定的表达方式把内容表达出来，让读者明白了解。文章中，人们使用语言文字进行表达时，不论是反映客观事实、阐明观点，还是抒发感情、说明问题，都必须采取不同的语言方法和手段。最常见的表达方式有记叙、描写、抒情、说明和议论五种。鉴于应用文实用性的特点，故其较少使用描写与抒情，通常采用记叙、说明和议论的表达方式。

1. 记叙 是指把人物的经历和事物发展变化的过程表达出来的一种表达方式，是写作中最基本、最常见的一种表达方式。应用文中的记叙可以记录人物的事迹，叙述事件的来龙去脉，还可以为议论说明提供事实论据。记叙的方法多种多样，从不同的角度可以分为不同的类别。如根据记叙的详略程度可以分为详叙和略叙；根据记叙的先后次序可以分为顺叙和倒叙、插叙和补叙；根据记叙的线索可以分为总叙和分叙。应用写作文体的记叙要求直书其事，线索清楚，详略得当。记叙的人称有第一人称和第三人称。应用写作文体的记叙，要求作者有立足点和观察点，或从自我出发，或从与记叙对象的平行地位出发，因此，记叙时要确定人称。第一人称，是指作者以当事人的身份出现，记叙"我"的所见所闻、所经所历、所思所感，给人一种真实、亲切的感觉。第三人称，是指作者站在第三者立场，用记叙他人的口吻把人物的经历或事件的发展变化叙述出来，能够比较灵活地反映客观实际。

2. 说明 是指用简洁准确的语言，对客观事物进行解释、阐述的一种表达方式。由于说明的目的是向人们传授知识和技能，所以和其他表达方式比较起来，说明还有科学性和知识性的显著特点。应用写作文体的说明方法主要有以下几种：诠释，即用简练概括的语言给事物下定义。比较，即通过比较说明事物的性质特征。介绍，即对事物的性能、功用、成因等简要解释、介绍。举例，即举出一些典型事例说明事物。分类，即按照一定的标准把被说明的事物划分成不同类别加以说明。此外，比喻、问答、图表、数据等，也是常用的说明方法。

3. 议论 作者通过事实材料及逻辑推理阐明道理，表明自己的见解、主张或者驳斥别人观点的一种表达方式。其有三个要素，即论点、论据、论证。所谓论点，是作者对所论的问题提出的看法、主张。它可分为中心论点和分论点。中心论点可以在文章的开头提出，也可以在篇末归纳提出，常以一个判断性语句出现在文章的明显位置上。分论点是从中心论点分化出来的。它为中心论点服务，常在文章每一部分的开头提出。所谓论据，是证明论点的理论和事实依据。所谓论证，是用论据证明论点的过程，一般包括论点提出的原因及对论点的基本解说，说明论点的正确或错误，归纳论证的结果等几部分。论点、论据和论证既有根本区别，又有密切联系。论点是统帅，解决"要证明什么"的问题。论据是基础，解决"用什么来证明"的问题。论证是达到论点和论据统一的桥梁，解决"如何证明"的问题。议论分为立论和驳论两种形式。论证的方法主要有例证法、引证法、喻证法、对比法、反证法等。

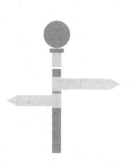

学习引导

日常事务文书是人们在日常生活、社会交际和工作中经常使用的一种文体。具有内容丰富、种类繁多、用途广泛、实用性强等特点。在长期的实践中，不同种类的日常事务文书又形成了各自不同的特点和规范格式。那么，日常事务文书有哪些类别？在具体的日常生活工作中，如何选用适当的文种写出规范格式的文书呢？

本项目主要介绍求职信、竞聘辞、申请书及条据等日常事务文书的含义、特点、分类等基础知识，结合例文分析，重点介绍各文种的格式、写法和写作注意事项等。

学习目标

1. **掌握**　求职信、竞聘辞、申请书、条据等日常事务文书的写作方法并能够熟练撰写。
2. **熟悉**　求职信、竞聘辞、申请书、条据等日常事务文书的写作要素。
3. **了解**　求职信、竞聘辞、申请书、条据等日常事务文书的含义、特点、分类及写作注意事项。

任务一　求职信

PPT

实训任务

一、任务情境

情境1：又是一年毕业季，为帮助毕业生顺利就业，××省教育厅开发了"云招聘"线上就业服务平台，为毕业生提供线上就业资讯、搭建线上求职渠道、发布个人求职信息等。今年即将毕业的药品经营与管理专业学生陈××，准备通过平台向心仪的公司投递求职信，并附简历来推介自己，毛遂自荐。那么，该如何写求职信和简历呢？

情境2：食品营养与检测专业毕业的林××，已在××食品集团公司一连锁分公司工作了6年，积累了一定的食品检测与管理方面的工作经验。近期，总公司发布了招聘信息，林××有意于应聘销售部经理。那么，这份应聘信该如何写才能成功展示自己呢？

二、实训要求

根据任务写求职信，分组进行作品评价与纠错。然后，每组选派一个代表依据求职信的有关内容要求，参与班级组织的应聘面试实训活动。

三、评价方案

评价权重，建议教师约占 60%，学生约占 30%，企业或其他专家约占 10%。评价等级，建议分为五等：优秀≥90 分、良好≥80 分、中等≥70 分、合格≥60 分、不合格＜60 分。参考标准见表 1-1。

表 1-1　求职信评价参考标准

评价项目	评价要点	分值	得分
求职信文稿 （50 分）	1. 文种选择正确，主题鲜明，重点突出	10	
	2. 求职人的基本情况、优势特长等内容齐全，符合岗位要求	10	
	3. 施政方略具有可操作性	10	
	4. 材料有针对性，有说服力，体现个性特色	10	
	5. 格式规范，条理清晰，文字简洁流畅	10	
求职面试活动 （20 分）	6. 面试者精神饱满，自信乐观，声音洪亮；语言表达准确流畅，熟练自然	10	
	7. 语速、语气、语调、节奏等语言技巧处理恰当，能较好运用肢体或表情，具有较强的现场感染力	10	
学习态度综合素养 （30 分）	8. 积极参与，态度认真，按时按质完成，富有责任心	10	
	9. 谦虚诚恳，礼貌大方，独立思考，具有团队合作和创新精神	10	
	10. 评改纠错者能够抓住文稿的典型错误，纠错能力较强	10	
参评对象：	评分人：	总分	

📖 例文导读

【例文一】

标题

自荐信。

自荐信

称谓及问候语

尊敬的××公司领导：

　　您好！非常感谢您在百忙之中翻阅我的自荐材料。

正文

（1）求职的缘由。

　　我是陈××，男，××卫生职业学院药品经营与管理专业学生，将于今年 7 月毕业。我怀着对贵公司的尊重和向往，投递自荐信，诚挚地希望能加入贵公司，为贵公司发展壮大贡献我的青春和智慧。

（2）求职人的基本情况。

　　我十分珍惜大学 3 年的求学时间，自律自强，刻苦学习，取得良好的学业成绩，考取多项技能证书，获得多项荣誉（见附件）。

（3）求职人的优势和特长。

　　作为新时代的大学生，我立志成为一个德、智、体、美、劳全面发展的高素质复合型技能人才，平时非常重视专业知识的学习，主要学习了药理学、药材商品学、药事管理、药店经营管理、药品经营质量管理、药品市场营销、医药电子商务、药学服务等课程的专业知识。同时还特别注意各方面能力的锻炼和培养，担任班长，架起学校、老师和同学之间的桥梁，主动组织和参与学校各种文娱和社会实践活动，培养自身综合素质和能力。曾利用暑假时间在药店担任药品导购员，在医药物流公司当过见习业务员。实习期间在医药公司当过医药信息沟通专员，负责公司经销药品的推广工作。这些工作使我积累了一定的实践工作经验。现在的我树立了正确的人生观、价值观，培养了不屈不挠的意志品格，具备了较为扎实的专业知识，以及一定的社会实践经验和工作能力，富有吃苦耐劳、顾全大局和团队合作精神。

在职场竞争日益激烈的今天，我坚信只有既熟练掌握专业知识又具备各种技能的人才，才会符合社会和用人单位的需求。因此，盼望您能给普通院校毕业但富有进取心的我一次机会，我会用我的知识和能力来回报贵公司的赏识！

（4）愿望和与决心。

为了方便您更详细地了解我的情况，随信附上我的毕业证书、成绩表、技能证书、获奖证书及简历等材料。期待您的回复！

恭祝贵公司事业蒸蒸日上，更上一层楼！

祝颂语

附件：相关资料及复印件（含毕业证书、技能证书、获奖证书、成绩表及简历等）

附件

自荐人：陈××
20××年×月×日

落款

签名与日期。

【例文二】

应聘信

标题

应聘信。

尊敬的××食品有限公司人力资源部总经理：

您好！

称谓及问候语

正文

通过浏览贵公司官网的招聘信息，本人获悉贵公司因业务拓展，需招聘营销管理等方面的人才。我对照自身条件，有意应聘××地区的销售部经理一职。

（1）信息来源与求职的缘由。

我叫林××，现年29岁，本市人。本科学历，第一学历为××省食品药品职业学院食品营养与检测专业大专毕业，通过自考获得了食品营养与检测专业本科文凭。本人勤奋上进，灵活乐观，坚韧自信，富有团队协作精神和管理能力，具备较强沟通交际和语言表达能力。从事食品检测工作已有7年之久，熟悉本行业相关岗位工作。现为××食品有限公司××省××地区销售经理，任职已3年，任职期间，我带领的团队销售业绩逐年递增，获得公司上下一致好评。因此我有能力、有信心胜任贵公司地区销售部经理一职。现因父母年事已高，且我成家后家人也在本市工作，希望我能回当地

（2）求职人的基本情况。

（3）结合应聘岗位，展示自己的经历、优势和特长。

工作。

（4）表达愿望和决心。 贵公司是食品检测行业知名企业，我渴望能成为其中的一员。我诚挚地希望贵公司能给我一次面试机会。如蒙录用，我将尽我所能，施展才华，与同事携手共进，共创辉煌，为贵公司的事业发展贡献自己的力量！

此致

祝颂语 敬礼！

附件 附件：相关资料及复印件（含毕业证书、技能证书、获奖证书、成绩表及简历等）

落款 应聘人：林××

签名与日期。 20××年×月×日

📖 知识要点

一、求职信的含义

求职信也叫求职函、自荐信、应聘书等，是指求职者向自己欲谋求职位的用人单位介绍自己的基本情况，表达求职意愿，以求录用的专用书信。

二、求职信的特点

1. 目的的明确性 求职信就是通过介绍自我的优势和专长，引起用人单位注意，获得用人单位认同和重视，最终为用人单位录用为目的。求职意向通常要直截了当、明确无误地表述出来，否则会直接影响求职者最终目的的实现。

2. 内容的针对性 求职信的内容必须是针对用人单位的实际情况、针对阅信人的心理、针对自己的实际情况，结合用人单位的需求来介绍自己的才能、专长等，特别阐明用人单位之所需，正是自己之所长。一切缺乏针对性的材料，必须坚决摒弃。否则不仅于事无补，还适得其反。

3. 材料的真实性 求职信的内容必须实事求是，如实客观地表述，不能夸大或缩小，更不能捏造，应以真实与坦诚来赢得用人单位的好感与信任。

4. 格式的程式性 求职信作为一种专用书信，在文体格式上有固定的要求。标题、称谓、正文、结尾的祝颂语、落款等书信的基本项目必须齐全。

三、求职信的分类

常见的求职信一般可以分为自荐信和应聘信两类。

1. 自荐信 是自我推销采用的一种形式，推荐自己适合担任某项工作或从事某种活动，以便对方接受的一种专用信件。

2. 应聘信 是在已获知用人单位公开招聘职位，应聘人根据用人单位招聘人员条件，比对自身的能力与特长，有针对性地进行自我介绍谋职而投递的求职书信。

四、求职信的格式与写法

求职信通常由标题、称谓、问候语、正文、祝颂语、落款、附件组成。

1. 标题 是求职信的眉目，应简明、醒目，在首页第一行居中写明"求职信"或"自荐信""应聘信"即可。

2. 称谓 是对求职信的致送对象的称呼，在标题之下可以空一行顶格书写，后加冒号。称谓可写用人单位全称或规范化简称，以示庄重、严肃。若是写给民营、私营、外企或合资企业，称谓一般写公司总经理或人事部门负责人。如果能够知道对方的姓名和职衔，那么写在求职信上往往能够产生意想不到的效果，因为大多数人对自己的头衔还是很敏感的。得体的称谓能体现求职者对对方的尊重和情感的亲和力，并自然导出下文。

3. 问候语 要简单明了，大方得体，一般写"您好"或"你们好"即可。有时也可以省略。

4. 正文 这部分是求职信写作的重点和核心。应介绍求职信息来源和所要求职的岗位和缘由、求职人的基本情况和优势特长，包含个人的学历、年龄、专长、经历、业绩等，并表达求职意愿和决心，以便用人单位据此做出考核录用的决定。这部分大致包括以下几方面内容。

（1）求职的目标与缘由：求职信通常要说明求职的目标与缘由。自荐信一般说明求职的原因，应聘信一般说明从什么渠道获知该用人单位的招聘信息，这样既有针对性，又表示对对方的尊重。同时，往往根据用人单位所需和个人所长，明确提出所要谋求的职位或岗位。要求用语精要，一语中的，力戒冗长。

（2）求职人的基本情况：即求职人的身份概况，包括姓名、性别、年龄、籍贯、政治面貌、就读院校、专业、文化程度、职业或简单经历等要素。要如实叙写清楚，切忌采用填表式的罗列方式，应将这些要素有机地融于一段完整的说明性文字中，并与下文自然地衔接起来。

（3）求职人的自我条件：这部分内容是求职人毛遂自荐的关键和重点。包括专业知识、专业技能、实践经验和成就，与求职岗位相符的个人特长、优势、兴趣爱好及自我评价等内容。要注意针对谋求的职位，突出重点，揭示出才能、专长与所取得的成绩之间的因果关系；要着力叙写求职人表现突出、不同凡响之处，用自身的"闪光点"吸引打动阅信人，让用人单位了解自己的优势，做出录用抉择。

毕业生求职，因为工作经历、业绩成果相对缺失，所以应以现有条件、爱好特长、潜力能力等作为重点介绍自己；社会成员求职，可以多突出自己的工作经验、成就业绩及各方面特色技能等。

（4）希望和决心。作为结束语，诚恳地表达感谢之情和求职的意愿，多数为希望用人单位接纳自己，有的还简要地说明自己想谋求（应聘）什么职位，除此之外还能从事何种工作，如被录用将如何做，表明期盼对方回复的愿望等。以积极肯定的语气表达出自己对此职业的热爱和乐观自信的精神状态。

5. 祝颂语 与一般书信的写法相同，虽然多用套语，但也应该认真斟酌，尽可能典雅得体，不落俗套。

6. 落款 包括署名和日期。署名通常要写明"求职人×××"或"自荐人×××""应聘人×××"，日期要年、月、日俱全。

7. 附件 求职信要附上足以证明自己的才能、专长的材料，如个人简历、学历证书、资格证书、技能证书、获奖证书、学术成果证书等的复印件或扫描件。切记原件不能寄出。

即学即练 1-1

答案解析

不管是新人入职还是入职后的跳槽，都离不开投递求职简历或求职信。它是给人力资源（HR）的第一印象，是求职的敲门砖，也是进阶的垫脚石。那么，如何在众多竞聘者中脱颖而出？有人说，最关键的一点就是求职简历或求职信要彰显个性。谈谈你对个性化求职简历或求职信的认识。

五、求职信的写作注意事项

1. 目的明确，重点突出 求职信针对自己求职目的和用人单位需求，来选择内容，布局谋篇，突出重点。最好能针对不同用人单位、不同应聘岗位设计不同的求职信，量身定做，精心设计，以期达到求职目的。

2. 内容真实，实事求是 求职信要恰如其分地介绍自己的基本情况、才能、专长、成绩等。实事求是，不必用华而不实的修饰语，不能随意吹捧自夸或胆怯缩小，更不能凭空捏造，无中生有。尽可能突出介绍与职位相关的内容，无关的可以不介绍。

3. 态度恰当，乐观自信 求职人在推荐自己时，要做到自信诚恳，尊重礼貌，不卑不亢。过于谦卑、自贬身价会给人以平庸无能的不良感觉；过于自傲、狂妄自大会给人轻佻浮夸的恶劣印象。因此，在用语上要力求准确，将自己的才能、专长通过具体的事实表现出来，展示自己的个性特点，增加求职的真实感和可信感，而不能囿于单纯的自我评价，要充分表现出你是一个乐观自信、有责任有担当的人，同时体现出你的个性和职业能力正是用人单位所需的。

4. 表达准确，格式规范 求职信格式要规范，字体要工整，要让对方读出求职人的尊重与诚意。写好后应多校对几次，切忌出现错字、漏字，否则会给对方留下马虎、草率、缺乏诚意等不良印象。

📱 知识链接

个人简历

个人简历是一种简要记录个人基本情况的履历书。一般在求职时作为求职信和应聘书的附件，也可以作为独立的求职文书单独呈递给用人单位。

个人简历的内容包括个人基本情况、个人履历、教育背景、个人能力（技能）、实践经历、优势特长、兴趣爱好、成果成就、自我评价、求职意向、联系方式、附件资料等基本要素。个人基本情况包括姓名、出生年月、性别、籍贯、民族、政治面貌等，也可以将学历、学位、毕业学校与专业、毕业时间等教育背景融入其中；个人履历，包括个人学习工作或实践等经历；教育背景，包括第一学历、学历提升情况、专业与学习时间等；个人能力，包括专业技能、职业资格证书获得情况、培训项目，学习工作中的语言表达、计算机应用技术、外语水平、团结协作、组织协调与沟通等能力。求职意向，应标明本人的求职目标方向、岗位职位及相关要求。联系方式，包括电话、电子邮箱、通讯地址等。具体内容的确立需根据自身实际情况灵活选择，扬长避短，特别要体现个人优势与鲜明特色。附件资料包括毕业证书、获奖证书、职业资格证、考级等级证书、论文与科研成果等资料的复印或扫描件。

个人简历的格式写法并不是特别固定，往往充分体现个性化的设计理念。常用的有条文式、表格式和条文表格兼用式，常常还制作封面。以下这篇表格式简历仅供参考。

个人简历（参考模板）

基本情况	姓名		性别		照片
	出生年月		籍贯		
	政治面貌		民族		
联系方式	电话		邮箱		
	通讯地址		毕业学校		
	毕业时间		学历学位		
	学历提升				
教育背景	毕业学校		专业		
	毕业时间		学历学位		
	学历提升				
求职意愿		待遇要求			
学习情况（专业课程与成绩）					
实践经历					
兴趣特长					
能力成果					
证书与获奖					
自我评价					

目标检测

答案解析

一、选择题（请将正确选项填写在题后的括号内）

1. 下列选项对求职信含义表述不恰当的一项是（　　）

    A. 也叫自荐信　　　　　　　　　　B. 只需向用人单位介绍自己基本情况

    C. 也叫应聘信　　　　　　　　　　D. 需向用人单位表达求职意愿

2. 下列哪一项不是求职信的特点（　　）

    A. 材料的真实性　　　　　　　　　B. 格式的创意性

    C. 目的的明确性　　　　　　　　　D. 内容的针对性

3. 求职信中称谓写法要得体。林××在写给某医药公司总经理吴××的求职信中，称谓写法正确的一项是（　　）

    A. 吴××同志：　　　　　　　　　B. 我最尊敬的公司吴经理：

    C. 尊敬的吴总经理：　　　　　　　D. 吴××经理：

4. 求职信正文是写作的重点。下列不属于求职信正文内容的是（　　）

    A. 求职的公司业绩　　　　　　　　B. 求职的意愿岗位

    C. 求职人的优势专长　　　　　　　D. 求职人的专业背景

5. 陈××同学在求职信结尾处写的内容，下列哪一项是错误的（　　）

    A. 要求招聘公司尽快答复　　　　　B. 表明若录用将努力工作

C. 请求给予面试机会，表示感谢　　　　D. 祝颂语

二、判断题（请在正确判断的括号内打"√"，错误的打"×"）

1. 求职信只能用于已知对方单位有招聘用人需求的时候。　　　　　　　　　　　（　　）

2. 求职中在介绍自己时，可以使用"最""极""一流"等字眼，用以极力表现自己"人有我优"。（　　）

3. 求职信中需诚恳地表达自己求职愿望，并表达如蒙录用将努力工作的态度。　　（　　）

4. 求职信的祝颂语与一般书信写法相同，多用两种形式：固定的正式的敬祝语"此致敬礼"；祝愿对方事业发展顺利、平安顺遂等的祝语。　　　　　　　　　　　　　　　　（　　）

5. 应聘信应依据用人单位的需求有针对性地写出自己的特长。　　　　　　　　　（　　）

三、纠错题（分析下面的求职信所存在的问题并修改）

自荐信

尊敬的×经理：

　　您好！我从贵公司网络平台上的招聘广告中获悉贵公司下属药店欲招聘导购员，特冒昧写信应聘。

　　我毕业于××学院健康管理系。在校期间，我系统地学习了药理学、药材商品学、药事管理、药店经营管理、药品经营质量管理、药品市场营销、医药电子商务、药学服务等课程，且成绩优秀，获得二等奖学金，还参加考证获得计算机应用四级等级证书、医药商品购销员证书。

　　求学期间我在校的成绩较好，但我相对比较内向安静，缺乏销售工作经验。实习时，在一家药店做过6个月的收银工作。但我想锻炼自己的口才和与人交往能力，所以想尝试导购员工作。如能被录用，我将竭尽全力做好工作。

　　附上我的简历和各项获奖、技能证书复印件。

　　此致

敬礼

四、写作题

1. 假设你即将毕业要找工作，建议从网络、报纸或亲朋好友介绍等渠道获得与自己所学专业相关的招聘信息，然后结合分析自身条件，拟写一份自荐信。

2. 依据自己所学专业背景，试制作一份求职简历。

任务二　竞聘辞

PPT

📝 实训任务

一、任务情境

情境1：××食品公司拟采用公开竞聘演讲方式，选拔电子商务部经理。林××5年前毕业于××省食品药品职业学院食品质量与安全专业，现任××分公司销售部经理。自认为具备一定的专业素养和管理能力，对拓展、洽谈电商合作平台、供应商、新媒体合作伙伴、品牌合作伙伴等也积累了经验。为了竞聘成功，他准备精心写一篇竞聘辞。那么，这篇竞聘辞该怎么写呢？

情境2：学生会公开招聘卫生部、外联部、纪检部三个部门的负责人，陈××有意竞聘外联部负责

人。那么，她该怎么写这篇竞聘辞呢？

二、实训要求

根据任务写作，模拟校学生会、校团委或班级学生干部竞聘开展演讲活动，分组进行纠错与评比。

三、评价方案

评价权重，建议教师约占 60%，学生约占 30%，企业或其他专家约占 10%。评价等级，建议分为五等：优秀≥90 分、良好≥80 分、中等≥70 分、合格≥60 分、不合格 <60 分。参考标准见表 1-2。

表 1-2 竞聘辞评价参考标准

评价项目	评价要点	分值	得分
竞聘辞文稿（50 分）	1. 目标明确，重点突出，优势展示，见解独到	20	
	2. 内容充实，典型新颖，自信感人，有竞争性	10	
	3. 或以情动人，或以理服人。体现演讲的口语性、现场性、鼓动性	10	
	4. 条理清晰，结构严谨，构思巧妙，引人入胜	5	
	5. 语句表达规范，文字简洁有力	5	
竞聘演讲综合素养（30 分）	6. 精神饱满，吐字清晰，声音洪亮，熟练自然，谦虚诚恳，礼貌大方	10	
	7. 语言技巧处理得当，较好运用肢体或表情以增强感染力	10	
	8. 具有较强的感染力、吸引力和号召力，能较好地与听众产生情感共鸣；演讲时间控制在 5 分钟之内	10	
学习态度综合素养（20 分）	9. 评改纠错者能够抓住要点，评改纠错能力强	10	
	10. 主动参与，按时完成，责任心强。独立思考，具有开拓创新精神	10	
参评对象：	评分人：	总分	

📖 例文导读

【例文一】

学校学生会外联部部长的竞聘辞

尊敬的各位领导、各位老师，亲爱的同学们：

下午好！很高兴、也很自豪，我能够站在这里参加这次学校学生会外联部部长的竞选。

我叫林××，来自健康管理系××级药品经营与管理专业 1 班。我性格活泼开朗，为人乐观向上，处事沉着果断，能够顾全大局。现在我是学生会外联部的成员。外联部是学生会对外交流与合作的重要窗口，是学生会成员最多、最重要的部门之一。犹记得入学之初纳新活动时，我怀着满腔热情应聘加入了外联部，而今经过 1 年多外联工作的锻炼，在黄××主席和武××部长的指导帮助下，我已经熟悉了外联部的活动流程、外联方法等各项工

标题

职位 + 竞聘辞。

开头

问候及竞聘目的。

主体

（1）介绍个人基本情况。

（2）对竞选岗位的认识。

（3）展示个人竞聘优势。

作，组织且参与过多次活动，取得了良好成绩。"长江后浪推前浪"，学长们即将离校踏上社会，现在正是我们挑起大梁、接力而上的时候！

（4）说明自己的任职态度和工作计划。

假如我能够得到大家的信任和支持，当选为学生会外联部部长，我将进一步严格要求自己，以更加饱满的工作热情投入学习和工作中，做到学习、工作两不误。同时，我将积极争取更多、更合适的资源，为学校、同学和企业之间架起一座沟通的桥梁，为同学和学校服务。我将在工作中负责担当，广纳贤言，锐意进取，将外联部工作推上一个新台阶。如果我当选，以下4方面就是我的工作计划。

第一，完善激励机制。制定奖励政策，激励成员发挥主观能动性，积极开拓和利用各方面资源开展工作。

第二，完善管理制度。修订外联工作管理制度，俗话说"没有规矩不成方圆"，在规范的管理制度下，每个成员对外与企业、兄弟院校交流时，按照规定程序，与之合作，诚信以待，互利共赢。

第三，定期开会交流。定期召开外联部成员会议，总结工作经验教训，扬长避短，取长补短，攻克难关，互相学习，提高工作效率；定期与其他部门协调沟通，互通信息，配合做好工作。

第四，主动改革创新。积极与兄弟院校、企业交流，不断改进工作方式方法，勇于创新。在学校允许的前提下，多站在企业的角度考虑，如在学校如何做好宣传才能更有效果，从这一点吸引企业，使之对我们举办的活动感兴趣，这样才会增加合作的机会。

结尾
表明决心和投票请求并鸣谢。

"是金子总要发光"，我期待我这颗小小的"金子"在老师、同学们的信任和支持下，闪闪发光，照亮我们外联部的前程！我将尽我所能带领外联部的同学们把外联部建设成为一个充满活力、运作高效的学生会机构。请大家投我一票！

谢谢大家！

落款
竞聘人姓名及日期。

竞聘人：林××

20××年×月×日

【例文二】

标题
点明主旨或内容。

天时地利人和共发展
——药店店长的竞聘辞

开头
称呼及表达诚挚的谢意。

尊敬的各位领导、亲爱的同事们：

大家上午好！

伴着似火的夏日骄阳，迎来了我在公司工作的第四个年头，今天我带着夏日骄阳般的热忱站在这里，竞聘公司的××分店店长一职。回首3年来，在公司领导、店长的带领和培养下，我不断成长，自认为具备了竞聘店长的条件。请让我深深感谢公司给我提供这样一次展示自我的机会。

我是××分店的领班陈××，今年26岁，大专学历，毕业以来一直在药店从事药品营销工作。从20××年实习开始，我就在公司旗下的药店工作，实习结束时因表现优秀入职公司留在分店从事药品导购工作。在公司六年多来，工作踏实负责，待人真诚热情，平时谦虚好学，工作业绩逐年增长。曾获得"优秀实习生""进步之星""年度业绩优秀之星"等一系列荣誉称号。我从一名初涉社会的实习生成长为一名有着较为丰富药店经营管理经验的药店领班，离不开公司领导的培养、同事的耐心帮助和悉心关照。如今，正是我回报公司的时候！

主体

（1）介绍个人基本情况。

两年多的领班工作，让我深深理解店长工作的重要性和责任重大。它是公司管理的具体执行者，更是业绩的实现者。目前医药零售市场发展势头正劲，可谓"天时"；我们公司是医药零售的知名企业，市场潜力巨大，在本地声誉颇高，可谓"地利"；多年的药店工作经验和良好的人际关系，此为"人和"。在这天时、地利、人和之中，我更有信心带领同事们共谋发展、共创未来！

（2）对竞聘岗位的认识。

我认为我的优势在于：热爱本职工作，有从事本职位工作的丰富经验；有较强的学习和适应能力，遇到困境和难处我总能想方设法灵活处理；有较强的人际沟通能力，工作中既能维护上级领导的权威，又能协调平衡上下级关系、与员工能融洽相处。

（3）展示个人竞聘优势。

如能应聘成功，我将主要从以下几个方面来促进药店发展：

一是优化商品重销售。药店开门营业，销售乃是首要工作。要提高销售，首先要根据不同类型门店经营品种的差异性进行品类分析、优化店内商品结构，在对周边市场做出正确分析后调整店内品类。如商业区型和医保门店价格梯度以中高档为宜，多是进口药品、品牌品种、医院开方品种、保健品和大中型医疗器械等；而社区店则可以中低档为主，普药、小型家庭常备器械品种要齐全，可适当备一些日化用品。这样优化后尽量减少滞销品种数量，在保证药品正常销售和周转率的同时，保证门店最大化销售。

（4）阐述个人任职设想。

二是提高服务重顾客。周到、热情的服务是我公司经营的亮点，药店要想做大做强，有稳定的销售业绩，离不开忠实顾客的支持。我们可深入周边商区或社区，定期在社区开展免费检测血压、钙、铁、锌、维生素等，为附近居民建立健康档案，定期回访，跟踪服务等。在门店条件允许的前提下，设立一些便民设施，如提供饮用水、放大镜、老花镜、休息椅等，真正关心身边的消费群体，扩大忠实顾客队伍。

三是开展促销重信誉。信誉是一个公司的立足之本，只有诚信宣传才能获得广大顾客的青睐。采取丰富多彩的营销活动来吸引消费者，让顾客在消费的过程中得到乐趣，得到实惠。我将发动团队的力量，勤调研、多动脑，收集各类有利于药店建设和发展的合理化促销建议，组织促销活动中，突出联合用药的重要性，如买降糖药满多少元赠蜂胶1瓶，买降压药满多少元赠鱼油1瓶等，这样既提升了销售额，同时也丰富了患者的用药知识。

四是培训员工重发展。"齐心协力其利断金"，只有积极发挥每一位员工的力量，才能使药店发展起来。尤其是新员工，要让他们快速成为公司的真正一员，不仅要从业务知识方面的培训入手，更要让新员工了解、融入我们的企业文化。同时增强所有员工的集体荣誉感和主人翁意识，以店为荣，让每位员工充分发挥各自的潜能。

结尾
表明态度、表达谢意。

各位领导，以上是我对药店管理的一些设想，希望能通过店长这个平台实现我的设想，我会用我的努力与成绩，回馈大家的信任与期望！

谢谢大家！

落款
竞聘人姓名及日期。

竞聘人：陈××

20××年×月×日

📖 知识要点

一、竞聘辞的含义

竞聘辞，也叫竞选辞、竞聘演讲稿，是竞聘者为了竞争某职位向领导、评委、同事或听众推介自己的一种演讲稿，是竞聘演讲的书面文字材料。它重在展示自己的优势以及假如受聘后的工作计划，使听众对竞聘者有充分的了解和认识，从而判断其是否能胜任该职位。

目前，随着竞聘上岗制度的普遍实行，竞聘辞写作越来越重要。一篇好的竞聘辞是竞聘成功的基础。它可以用来交流思想、沟通感情、发表主张、传播观点，具有宣传自己、鼓动听众的作用，是竞聘上岗的一个不可忽视的重要环节。

二、竞聘辞的特点

1. 目标的指向性 首先竞聘辞开头就要鲜明地表示出所要竞聘的职位；其次竞聘辞所选用的材料和运用的一切手法都是为了一个目标——竞聘成功。

2. 内容的竞争性 竞聘是竞聘者之间就个人经历、能力和工作计划等进行自我推介和评价的竞争过程，所选内容都要为实现成功受聘服务，表达志在被聘的愿望和自信。写作时要"知彼知己"，凸显"人无我有，人有我强，人优我特"的竞争优势。

3. 表达的准确性 竞聘辞毕竟是用来演讲并期冀听众认同的，因此表达时应具有演讲的交流性、现场感、口语化等要素；还要恰如其分地表情达意，选用真实的材料，注意表达分寸，客观公正评价自己，即不能夸大其词，也不要贬低缩小，更不能扭曲与捏造，应以真实与坦诚来赢得听众的好感、信任与支持。过分夸大引人反感，贬低缩小让人不信任支持，都会使竞聘失败。

三、竞聘辞的分类

一般按岗位属类进行分类。

1. 行政职务岗位竞聘辞 竞聘的岗位属行政岗位，重在表述自己的行政能力和工作计划的竞聘辞。

2. 技术岗位竞聘辞 竞聘的岗位技术含金量高，重在表述自己的技术能力和推进技术工作的方略的竞聘辞。

四、竞聘辞的格式与写法

由于竞聘演讲通常是有时间限制的，所以竞聘辞不能过长，不能把所有个人材料都罗列出来，只能选最精彩的部分，用最简洁的文字表达出来。一般由标题、称呼与问候语、正文、结束语和落款等组成。

1. 标题 通常有两种写法，一种是单行标题，点明文种，如《学生会外联部部长的竞聘辞》；另一种是双行标题，点明主旨或内容范围，如《用制度管理人——药店店长的竞聘辞》。

2. 称呼和问候语 称呼一般为"尊敬的各位领导""尊敬的各位领导，各位同仁""尊敬的各位评委"等，视现场情况可以酌情变化。问候语多用"大家好""上午好"等。

3. 正文 一般由开头、主体和结尾三部分组成。

（1）开头：一般是开门见山叙述自己竞聘的岗位和竞聘的缘由，接着用诚挚的言语表达自己的谢意。这种方法能使竞聘者和听众产生心理相融的效果。如"我非常感谢各位领导给了我这次竞职的机会"。

（2）主体：竞聘演讲的目的就是要把自己介绍给评选者，让评选者了解你的基本情况，了解你对竞聘岗位的认识和竞聘成功后的打算。竞聘演讲的主体内容应该包括四方面。

一是介绍竞聘的基本条件。所谓基本条件就是政治素质、业务能力和工作态度等。这一部分实际上是要说明为什么要来竞聘，凭什么来竞聘的问题。竞聘者在介绍自己的情况时，一定要有针对性，即针对竞聘的岗位来介绍自己的学历、经历、政治素质、业务能力、已有的成绩等等。不需要面面俱到，应根据竞聘职务的职能情况有所取舍。

二是表达对竞聘岗位的认识。对竞聘岗位的职能、职权、工作范围、权利义务等有客观深入而且独到的认识，才能做到"知彼知己百战不殆"。

三是介绍个人的竞聘优势。竞聘者要根据竞聘职务的情况，尽可能地展示自己的长处，竞聘的个人优势。但一定要适度，避免自我推销过度，同时遵循诚信的原则，对自身的不足之处，可简要提及，然后巧妙地化劣势为优势。

四是表明任职后的工作计划。评选者更关心的还是竞聘者任职后的工作打算。因此，竞职者在竞职演讲时，一定要用简明扼要的语言说明自己的工作设想，也就是说，要紧紧围绕着听众关心的热点、难点问题，提出明确的工作目标和切实可行的措施。

（3）结尾：好的结尾能加深评选者对竞聘者的良好印象，从而有利于竞聘成功。竞聘演讲常见的结尾方法有：一是表明对竞聘成败的态度，使评选者感受到竞聘者的坦诚，如"作为这次竞聘上岗的积极参与者，我希望在竞争中获得成功。但是，我绝不会回避失败。不管最后结果如何，我都将堂堂正正做人，兢兢业业做事"。二是表达自己对竞聘上岗的信心，如"我今天的演讲虽然是毛遂自荐，但不是

'王婆卖瓜，自卖自夸'。优秀而勤奋的我一定能把店长的工作做好。请各位领导给我一个机会，我会交上一份令您满意的成绩单"。三是表达自己希望得到评选者支持的愿望，如"各位领导、各位评委，请相信我，投给我你们庄严的一票！我将用工作业绩证明给你们看，你们的选择是正确的"。

4. 结束语　一般用"谢谢大家"礼貌结束自己的发言。

5. 落款　应写上竞聘人姓名和日期，但在竞聘演讲时不必说出来。

即学即练1-2

请指出以下这篇竞聘辞结尾的不妥之处并加以更正。

"综合以上所述，这个岗位非我莫属，除我之外没有人能胜任这个岗位，其他岗位我无法接受。"

答案解析

五、竞聘辞的写作注意事项

1. 内容要真实有用　竞聘演讲要在有限的时间内征服听众、获得支持，就必须选择真实感人、具有说服力的内容来突显自己，与竞聘岗位无关的一般不介绍，更忌哗众取宠、言之无物。

2. 优势要突出独特　优势往往是"人无我有、人优我特"的独特能力，只有展示自己的优势，才能更好地引起评委和听众的特别关注，获得支持。

3. 认识要深入到位　有了对岗位的充分认识才能承担好这个岗位的职责。

4. 目标要切实可行　工作目标要着眼现实，落点未来，切忌信口开河，必须切实可行，才能够让听众最大限度地认同。

5. 格式要规范全面　竞聘辞的各部分内容要按程序来写，要让听众听得清楚明白、易于接受，而不像演讲稿那么"自由"，可以有一些临场发挥。

📖 知识链接

常见的竞聘辞开头类型

俗语说"万事开头难"，好的开篇意味着成功了一半。怎样才能在众多竞聘者中脱颖而出呢？除了平时努力工作，表现出色，新颖别致的竞聘辞开头也能助你成功，一鸣惊人！

常见的竞聘辞开头类型包括如下。

1. 开门见山型　四平八稳，直奔目标。如"我今天竞聘的岗位是××分店店长一职"。

2. 欲扬先抑型　激起兴趣，凸显胆略。如"本人素来胆小，俗语说'胆小不得将军做'，这本人不敢苟同，有例为证：汉朝韩信曾忍胯下之辱，可谓胆小，但最终成了将军。所以，经过多年积累我信心满满，来竞聘销售部经理一职"。

3. 借用名言型　引人关注，增强气势。如"拿破仑说过，不想当将军的士兵不是好士兵，我是'好士兵'，现在要谨遵教诲，争取当个'好将军'，故在此登台亮相，竞聘店长一职"。

4. 坦诚质朴型　坦率质朴，打动人心。如"我今天斗胆上台，毛遂自荐，不是想当官指挥人，而是响应公司人事制度改革，公平竞争，实现愿望，希望借此，让大家认识我、了解我、支持我"。

答案解析

目标检测

一、选择题（请将正确选项填写在题后的括号内）

1. 下列哪一项不属于竞聘辞的特点（ ）

   A. 目标的指向性   B. 内容的竞争性   C. 表达的准确性   D. 内容的主观性

2. 竞聘辞的写作特点不包含（ ）

   A. 交流性   B. 多主题   C. 现场感   D. 口语化

3. 陈××在店长竞职演讲中采用了排比句，下列哪项不是排比句的优势（ ）

   A. 简洁明了   B. 掀起感情的高潮   C. 集中表达观点   D. 形成如虹的气势

4. 下列哪项不符合竞聘辞的写作要求（ ）

   A. 内容要真实有用   B. 工作计划可以随意设想

   C. 对竞聘岗位的认识要尽量到位，不出错   D. 竞聘辞比演讲稿更注重格式

5. 林××要竞聘销售部经理，写作竞聘辞时，要突出自己的经验、能力和曾经成绩，尽量不要选用下列哪个材料（ ）

   A. 成功销售工作经历   B. 获得年度"销售之星"荣誉

   C. 曾经兼职当过播音员   D. 任职过行政管理工作

二、判断题（请在正确判断的括号内打"√"，错误的打"×"）

1. 竞聘辞只要介绍好自己的基本情况和优势即可，不必提出自己任职后的工作目标、构想和措施。（ ）

2. 采用欲扬先抑型的竞聘辞开头，可以发挥引人入胜、凸显胆略的效果。（ ）

3. 陈××在竞聘辞中借用名人名言会给人故弄玄虚的感觉。（ ）

4. 竞聘时可以穿着奇装异服，这样能够显示标新立异，吸引听众的注意力。（ ）

5. 陈××在竞聘中可以大胆将别人的项目说成是自己主导完成的，以此来抬高自己、突出自己能力。（ ）

三、纠错题（分析下面这篇演讲稿不妥之处并修改）

竞选班长

Teachers and students：

Good afternoon！

   我今天上台竞聘就是为了当官——我们班的班长一职。我相信凭着我与同学们平时有福同享、有难同当的友情，这次竞选我一定会成功的。

   知道大家都认识我，但并不够了解我，鄙人先自我介绍一下，健康食品系 19 级食品质量与安全专业二班李明，尚无职务在身。

   常言道"无官一身轻"，我想这对年轻人来说是非常错误的，我们应当给自己一定的压力，才能在锻炼中健康苗壮成长，所以我勇敢参加竞聘。虽然我尚无任职经验，但"王侯将相宁有种乎"？哪个领导不是从小兵做起的呢？凭我与同学间的友情，我相信只要我登高一呼，必定影从云集，唯我马首是瞻，班级工作顺利完成。

这样的我还需要什么工作方略呢？一颗赤诚真心足矣。我奉上一颗心来为同学们服务，架起老师和同学之间的桥梁，凭着我全部的能力，以及在座各位对我的支持，我就可以凝聚力量组织开展一系列富有年青一代个性与特色的文体活动，让我们的校园生活多姿多彩、生动精彩。

不要错失机会，赶紧投我一票吧，这是你最棒的选择！

Thank you very much！

四、写作题

1. 假设你竞选校学生会某部门职位或班干部，请你根据自己的特长，写一份竞聘演讲稿。

2. 根据所学专业，选择你最感兴趣的企业职位，试撰写一份竞聘辞。

任务三　申请书

PPT

✍ 实训任务

一、任务情境

情境1：林××在××连锁大药房一分店工作，已满1年的见习期，符合转正条件。按照流程，林××转正需向分店提交申请书。那么，这份转正申请书应该怎么写呢？

情境2：陈××同学代表学校参加××省级职业院校技能大赛，获得了"企业沙盘模拟经营"赛项省级一等奖。按照学校关于学生参赛的奖励制度规定，陈××同学下学期的《医药ERP模拟管理》课程可以申请免修。那么，这份申请书该怎么写呢？

二、实训要求

根据情境任务写作申请书，分组互评与纠错，并在全班进行评比。

三、评价方案

评价权重，建议教师约占60%，学生约占30%，企业或其他专家约占10%。评价等级，建议分为五等：优秀≥90分、良好≥80分、中等≥70分、合格≥60分、不合格＜60分。参考标准见表1-3。

表1-3　申请书评价参考标准

评价项目	评价要点	分值	得分
申请书文稿 （80分）	1. 申请事项清楚、具体，且准确无误	20	
	2. 申请理由阐述正当、充分、合理	20	
	3. 格式完整、规范	20	
	4. 语言简洁、语气委婉、态度诚恳	10	
	5. 书写规范整洁、态度端正	10	
作品评改 综合素养 （20分）	6. 评改纠错者能够抓住文稿的典型错误，纠错能力强	10	
	7. 积极主动，热情参与，按时完成，责任心强；按要求完成任务，积极配合，具有团队合作精神	10	
参评对象：	评分人：	总分	

📖 例文导读

【例文一】

员工转正申请书

×× 连锁大药房含浦分店人事部：

我是林 ××，于 20×× 年 7 月进入药店担任导购员，工作已满 1 年。根据药店的相关制度规定，本人符合转正条件。现申请转为药店正式员工。

一年来，本人勤学好问，兢兢业业，工作认真负责。作为导购员，本人虚心请教，很快熟悉药店工作流程。总能及时完成领班、店长布置的每一项任务，工作积极主动。性格阳光开朗，乐意为他人分忧解难，与同事相处融洽。无论是工作为人，都深得领导同仁及顾客的好评和赞誉。公司宽松融洽的工作氛围，团结向上的企业文化，广阔的发展前景，也让我迫切希望继续留用。

能成为药店的一名正式员工，是我梦寐以求的期盼！在此我郑重提出转正申请，恳请批准！

申请人：林 ××

20×× 年 × 月 × 日

标题

称谓

正文

（1）提出申请事项。

（2）阐述申请理由。

结语

希望得到批准。

落款

申请人签名及申请时间。

【例文二】

免修申请书

尊敬的经济管理系主任：

您好！我是 20×× 级药品经营与管理专业的学生陈 ××，于 20×× 年 × 月参加我省职业院校技能大赛，获得了"企业沙盘模拟经营"赛项省级一等奖。按照我校《关于组织学生参赛的管理办法》第 ×× 条的规定，凡是参与了比赛项目 6 个月以上的赛前集训，并取得省级竞赛二等以上奖项的，经学生本人申请、系部批准，学生可以免修此门课程。

依据以上规定，下学期本专业开设的《医药 ERP 模拟管理》课程，我具备免修资格。现特提出免修申请，恳请批准。

附件：获奖证书复印件。

申请人：陈 ××

20×× 年 × 月 × 日

标题

称谓与问候

正文

陈述申请理由与申请事项。

结语

希望得到批准。

落款

申请人签名及日期。

📖 知识要点

一、申请书的含义

申请书是个人或集体向有关组织表达愿望、向单位或领导提出请求并希望得到解决时使用的一种文书。

申请书是一种专用书信，是表情达意的工具，其使用范围十分广泛。个人对党、团组织和其他群众团体表述志愿、理想和希望等需要使用申请书；个人在工作、生产、学习、生活等方面对单位或领导有所请求时，可以使用申请书；下级在工作、生产、学习、生活等方面对上级有所请求时，也可以使用申请书。但要求一事一请，内容单纯。

申请书把个人或单位的愿望、要求向组织或上级领导表达出来，让组织和领导加深对自己或下级的了解，争取组织和领导的帮助与批准，有助于加强上下之间、集体与个人之间的关系。

二、申请书的特点

1. 明确的请求性　申请，顾名思义是申述自己的理由并有所请求的意思。无论是个人在政治上入团入党的申请，还是个人、单位在其他方面的申请，均是一种请求批准的一种公用文书。

2. 内容的单一性　申请书的内容单一明确，形式较为郑重，一般是一事一文，即一份申请书只表达一个请求或一个愿望。

3. 上行的行文方向　这是申请书的性质决定的，个人向组织或下级向上级的行文方向都是"上行"的。所以，申请书在语言选择和使用上，要符合下对上的用语要求。

三、申请书的分类

从用途上划分，申请书可分为以下几类。

1. 社会组织方面　一般是指申请加入某些进步的党派和社会团体，如申请加入中国共产主义青年团、中国共产党、少先队、工会、军队等。

2. 工作学习方面　是指在工作或求学中因某项事情需要所写的申请书，如贷款申请书、带职进修申请书、工作调动申请书、辞职申请书等。

3. 日常生活方面　在日常生活中，我们常常会遇到需要个人申请才可以被组织、集体、单位考虑、照顾或着手给予解决的情况，如居民最低生活保障申请、福利性住房申请、困难补助申请等。

四、申请书的格式与写法

不同种类的申请书写法略有不同。但通常由标题、称谓、正文、结语和落款五部分构成，其格式和写法如下。

1. 标题　申请书的标题有两种形式。

（1）由性质加文种构成，如《工作调动申请书》《开业申请书》等。

（2）直接用文种"申请书"作标题。

2. 称谓　也称"抬头"。另起一行，顶格写明接收申请书的单位名称或领导人姓名，如"××团支部："" 系总支领导同志："等，可加敬语"尊敬的"，同一般书信。若不清楚具体阅信人的身份，可以称"尊敬的公司领导"等。

3. 正文 申请书的主体，核心部分，主要包含如下内容。

（1）申请内容：开篇自报家门后，就要向领导、组织提出申请的事项。要开门见山、直截了当，不要含糊其辞。

（2）申请理由：说明申请书的缘由、目的、意义及自己对申请事项的认识。理由要充分、客观，事项表达要简洁清楚。如果理由较多，可以归类分条来写，使人容易理解。申请书是表达愿望的载体，而愿望的达成是一门艺术，故申请理由要以情动人、以理服人。

（3）决心和要求：最后进一步表明自己的决心、态度和要求，以便组织了解写申请书人的认识和情况，应写得有分寸，语言要朴实准确。若是辞职申请书，在这里还会表达对现在单位和领导给予帮助、培养等的感激之情。

4. 结语 申请书的结语一般是表示敬意的语言，如"此致、敬礼"等。也可写表示希望的语言，如"特此申请""请组织考验""请审查""望领导批准""恳请领导帮助解决"等。

5. 落款 包含署名和日期。个人申请写申请人姓名，单位申请要写明单位全称并加盖公章。

即学即练 1-3

请指出下面这篇辞职申请正文内容的不足之处。

答案解析　　　"世界那么大，我想去看看。"

五、申请书的写作注意事项

1. 事项清楚无误 申请事项要清楚、具体，若涉及数据要准确无误。

2. 理由充分合理 申请理由要充分、合理，实事求是，不能虚夸和杜撰，否则难以得到上级组织、单位领导的批准。

3. 语言态度适当 语言要准确、简洁，态度要诚恳、朴实。

知识链接

国家秘密的范围和保密期限

第九条　下列涉及国家安全和利益的事项，泄露后可能损害国家在政治、经济、国防、外交等领域的安全和利益的，应当确定为国家秘密：（一）国家事务重大决策中的秘密事项；（二）国防建设和武装力量活动中的秘密事项；（三）外交和外事活动中的秘密事项以及对外承担保密义务的秘密事项；（四）国民经济和社会发展中的秘密事项；（五）科学技术中的秘密事项；（六）维护国家安全活动和追查刑事犯罪中的秘密事项；（七）经国家保密行政管理部门确定的其他秘密事项。政党的秘密事项中符合前款规定的，属于国家秘密。

第十五条　国家秘密的保密期限，应当根据事项的性质和特点，按照维护国家安全和利益的需要，限定在必要的期限内；不能确定期限的，应当确定解密的条件。国家秘密的保密期限，除另有规定外，绝密级不超过三十年，机密级不超过二十年，秘密级不超过十年。

（摘自 2010 年 10 月 1 日起施行的《中华人民共和国保守国家秘密法》）

目标检测

答案解析

一、选择题（请将正确选项填写在题后的括号内）

1. 下列哪项不是申请书的特点（　　）

　　A. 明确的请求性　　　　B. 行文方向要上行　　　C. 一文多事　　　D. 内容的单一性

2. 关于写作申请书理由的表述，哪一项是正确的（　　　　）

　　A. 面面俱到　　　　　　B. 点到为止　　　　　　　C. 令人信服　　　D. 委婉得体

3. 申请书的写作主体应该是（　　）

　　A. 申请对象　　　　　　B. 申请事项　　　　　　　C. 申请态度　　　D. 申请理由

4. 辞职申请书内容一般不写的内容是（　　）

　　A. 在本单位受到的不公正待遇而愤愤不平　　　　B. 辞职的请求

　　C. 辞职的时间及工作移交请求　　　　　　　　　D. 对单位的感谢和祝福

5. 申请书的结语使用不当的一项是（　　）

　　A. "此致　敬礼"　　　　　　　　　　　　　　　B. "特此申请"

　　C. "望领导批准"　　　　　　　　　　　　　　　D. "请领导一定批准"

二、判断题（请在正确判断的括号内打"√"，错误的打"×"）

1. 申请书是个人或集体对单位或上级组织表达愿望或提出请求，因而是上行文。（　　）

2. 转专业申请书只要是陈述理由得当、愿望恳切，可以限定时间要求学校一定要批准。（　　）

3. 申请书可以一文多事，表达多个请求或愿望。（　　）

4. 为使申请能够得到批准，可以适当夸大申请理由，弄虚作假。（　　）

5. 总公司员工宿舍不够住而分店宿舍空出来，总公司可以向分店店长申请住房。（　　）

三、纠错题（分析下面这篇离职申请书的不妥之处并修改）

申请书

××医药公司：

经慎重思考，我郑重向领导我的辞职申请。

我毕业于××学校药品经营与管理专业，2020 年 7 月进入公司，一直从事销售部内勤工作，深感与我的能力和外向型性格不符，使我发展空间十分受限，因而只有提出辞职申请。

望公司给予批准。

×××

20××年×月×日

四、写作题

1. 林××，××大药房××分店导购员。最近家里老人重病住院、孩子无人看管，药店与家里距离远且交通不便。林××拟向总店提交申请，希望能够调整到离家近一些的××分店上班。请你据此写一份申请书。

2. 我校药物营销专业新生倪××，自认为性格内向不适合从事药品营销工作。同时，他本人对艾灸、拔罐、刮痧、药膳食疗、中医功法、导引等中医养生保健知识有浓厚的兴趣。经过慎重考虑，征得家人同意，他准备申请转入中医养生保健专业学习。请你代他写一份转专业申请书。

任务四 条 据

📝 实训任务

一、任务情境

情境1：××医药辅料厂与××医疗器械公司签订了购销合同，并按约定收到了对方的全部货款。但是，约定的一批医用无纺布目前无法按期交货。那么，××医药辅料厂对未提交的货物，该出具哪种条据？该怎么写呢？

情境2：××医疗器械××分公司陈××，在附近社区租了门店，准备装修作为顾客体验店，以期扩大宣传效应，加大产品销量。因资金紧张，向朋友林××借款××元。双方约定月息2%，今年底连本带息一并还清。那么，陈××这份借条该怎么写呢？

二、实训要求

根据情境任务，分组撰写条据，小组内互相评改纠错，并选出优秀作品在全班展示。

三、评价方案

评价权重，建议教师约占60%，学生约占30%，企业或其他专家约占10%。评价等级，建议分为五等：优秀≥90分、良好≥80分、中等≥70分、合格≥60分、不合格＜60分。参考标准见表1-4。

表1-4 条据评价参考标准

评价项目	评价要点	分值	得分
条据文稿 （80分）	1. 标题书写准确、规范	10	
	2. 内容要素齐全，缘由、事项表达清楚，如涉及的单位或人名、地点、时间、数字、规格、钱款、事项或约定等应具体准确无误	30	
	3. 落款正确，署名、签章与日期齐全，完整规范	20	
	4. 语言表达准确严谨，无歧义	10	
	5. 书写工具正确，字迹端正清晰，版面规范整洁	10	
学习态度 综合素养 （20分）	6. 评改纠错者能够抓住文稿的典型错误，评改纠错能力强	10	
	7. 积极主动，热情参与，按时按要求完成，责任心强，富有团队合作精神	10	
参评对象：	评分人：	总分	

📖 例文导读

【例文一】

标题
居中。

欠　条

正文
基本要素：时间，欠货
品名称、数量、规格，
归还时间及承诺等。

　　20××年×月×日，我公司收到××医疗器械公司按双方签订的《购销合同》（合同编号××）约定的全部货款。收款后，陆续将大部分货品按质按量送达贵方。现因供货不及，尚欠总金额××万元的医用无纺布××吨（规格见合同），保证3个月内全部送达贵公司。并愿意按合同约定承担由此造成的相应损失和赔偿金。

结语
　　特立此据。

落款
欠货单位名称及印章，
经手人及时间。

××医药辅料厂（公章）

经手人：陈××

20××年×月×日

【例文二】

标题
居中。

收　条

正文
基本要素：时间、收到
货品名称。

　　今收到我校后勤资产处购置的扭力天平、分析天平、三角瓶、冷凝管、移液管、瓷蒸发皿、三角漏斗、水浴锅、干燥器、烘箱等实验器材，具体数量及规格见附件清单。

结语及附件
　　特立此据！
　　附：后勤资产处购置的实验器材清单

落款
部门及经手人、时间。

××省食品药品职业学院炮制实验室

经手人：黄××

20××年×月×日

📚 知识要点

一、条据的含义

　　条据是作为某种凭据或告知的便条。它是日常生活中最常见、最简便的一种应用文。常用的条据有借条、收条、领条、请假条、留言条等。便条式的字据应用广泛，寥寥数语却大意不得，特别是涉及人名、地点、时间、数字（包括电话号码）等内容，一旦错漏，于人于己都会增添麻烦。因此，写好各类条据意义重大。

二、条据的特点

1. 简便性　条据的内容一般很简单，通常一条一事，涉及的事也多半不复杂，写起来简单，用起来方便，体现"简"而"便"，往往纸小而作用大，需认真对待。

2. 凭据性　有些条据如借条、欠条等，一旦签订就具有一定的行政约束力或法律效力，往往作为收支、报销、保存查考的依据，起到条据的凭证性作用。

3. 告知性　有些条据如请假条、留言条等，主要是向他人解释、告知某一事情，或向他人发出请求，用来履行告知义务，发挥条据的告知性作用。

三、条据的分类

条据有多种，基本可分为凭证类条据和告知类条据两大类。

1. 凭证类条据　是单位之间、个人之间，或单位与个人之间发生财物往来时，一方写给另一方作为凭证的字据。如借条、收条、领条、欠条等。

2. 告知类条据　又称函件式条据，通常指用来传递信息、道明原委的条据。如请假条、留言条、托事条、便函等。

四、条据的格式与写法

条据虽有多种，但是它们都有固定的格式，通常由标题、正文、结语、落款四部分构成。以下介绍几种常用凭证性条据的写法。

（一）借条

借条又称借据，是指在日常工作和生活中，当事人一方向另一方借钱或借物时，由当事人一方向另一方出具的借钱或借物的凭证性文书。借条写法如下。

1. 标题　居中第一行写"借条"或"借据"，字体稍大。

2. 正文　常用"今（兹、现）借到"作为开头，然后写清楚向谁借什么、借多少、何时归还等内容。若是向单位借用财物，一般还应写明借用的缘由。钱物数量要用大写，钱的尾数后面要加"整"字，并注明币种，如"人民币叁仟元整"。若涉及利息、应注明年利息或月利息、支付的借款利息数额（包括大小写）以及支付日期。

3. 结语　另起一行空两格写"此据"二字，以示郑重，后面不加标点。也可省略此项。

4. 落款　包括署名和日期，居于借条的右下方。署名前加"借款人:"，若是代表单位借取钱物，则要写上单位名称，加盖公章，并在下面一行写明"经手人某某"。署名的正下方要写明借钱物的日期，年月日要齐全。

（二）收条

收条，又称收据，是收到单位或个人的钱物时，写给对方的凭证性文书。一般适用于以下场合：一是借方交还钱物时，借出方当事人不在场，只能由他人代收时，可写收条。若借出方当事人在场，则不必写收条，只需将原来的借条或欠条退回或销毁。二是个人向单位或某一团体上缴相关钱物时，对方须开具收条，以示证明。三是单位之间的各种钱物往来，均须开具收条。当然，在正式的场合下，一般都有国家统一印制的正式票据。收条写法如下。

1. 标题　第一行居中写"收条"或"收据"，字体稍大。

2. 正文　常用"今（兹、现）收到"作为开头，若是替人代收钱物，则用"代收到"开头，然后写清收到某单位、某人的什么钱物，数量是多少，是否完好等。

3. 结语　另起一行空两格写"此据"二字，以示郑重，后面不加标点。也可省略此项。

4. 落款　包括署名和日期，居于收条的右下方。若是个人开具的收条，可直接署名。若是单位开具的收条，则要写上单位的名称，并加盖公章，并在下一行写明"经手人某某"。署名的正下方写明收到钱物的日期，年月日要齐全。

（三）领条

领条，又称领据，是个人或组织机关、团体领取发放的钱物时，写给对方的一种凭证性文书。领条写法如下：

1. 标题　第一行居中写"领条"或"领据"，字体稍大。

2. 正文　常用"今（兹、现）领到"作为开头，然后写清领到某单位、某人的什么钱物，钱物的数量，物品的规格等。钱物数量均应大写。

3. 结语　另起一行空两格写"此据"二字，以示郑重，后面不加标点。也可省略此项。

4. 落款　包括署名和日期，居于领条的右下方。署名前面加"领取人"，署名的正下方写明领取钱物的日期，年月日要齐全。

（四）欠条

欠条，又称欠据，在日常工作或生活中，个人或单位在归还钱物或交付预定物品时，无法归还交付或尚有一部分拖欠，写给对方的一种凭据性文书。欠条写法如下。

1. 标题　第一行居中写"欠条"或"欠据"，字体稍大。

2. 正文　根据拖欠钱物的不同，欠条开头和正文的写法也不尽相同。对于赊欠钱物的情况，欠条正文一般以"今欠付××款……"作为开头。对于尚有部分拖欠的情况，欠条正文一般以"原借到……已还……尚欠……"作为开头。有时还可在前面略加说明拖欠钱物的原因，然后注明归还的日期。

3. 结语　另起一行空两格写"此据"二字，以示郑重，后面不加标点。也可省略此项。

4. 落款　包括署名和日期，居于欠条的右下方。若是个人欠款（物），可直接署名；若是单位赊欠、拖欠，则要写上单位的名称，并加盖公章，并在下一行写明"经手人某某"。署名的正下方写明出具字据的日期，年月日要齐全。

即学即练 1-4

请依据本节所学知识要点，判断以下欠条表述是否正确并加以改正。

　　今尚欠货××药店清开灵 1 箱。

答案解析

五、条据的写作注意事项

1. 切忌表述不清　条据的内容简单，一条一事，但要求用语一定要准确简练，不能产生歧义。如将

"订金"写成"定金"、"收"写成"付"、"借给"写成"借"等，可能会造成无法退款或颠倒是非等后果。

2. 切忌留白太多　条据的正文部分与签章署名之间的空白留得太大，容易被条据持有人增补其他内容。因此格式要完整，恰当使用结束语或标识。

3. 切忌姓名不完整　若条据上有姓无名或有名无姓，都会给对方留下行骗的口实和赖账的把柄。另外，可以要求借用人在条据上注明身份证号码，附上身份证复印件。

4. 切忌核对不认真　若是请别人或由对方写的字据，应斟字酌句、认真审核，不能稀里糊涂地签字盖章，以防留下隐患。签名处往往要求按手印。

5. 切忌使用铅笔、易褪色墨水　要用蓝色或黑色水笔，或圆珠笔，不要用铅笔、易褪色的墨水写条据，因为倘若保存不当、受潮或水浸时，字迹会变得模糊不清，并为某些别有用心的人用化学制剂涂抹留下可乘之机。

📱 知识链接

中华人民共和国民法典关于借款合同的有关条款

1. 借款合同是借款人向贷款人借款，到期返还借款并支付利息的合同。

2. 借款合同应当采用书面形式，但是自然人之间借款另有约定的除外。

借款合同的内容一般包括借款种类、币种、用途、数额、利率、期限和还款方式等条款。

3. 订立借款合同，借款人应当按照贷款人的要求提供与借款有关的业务活动和财务状况的真实情况。

4. 借款的利息不得预先在本金中扣除。利息预先在本金中扣除的，应当按照实际借款数额返还借款并计算利息。

5. 贷款人未按照约定的日期、数额提供借款，造成借款人损失的，应当赔偿损失。

借款人未按照约定的日期、数额收取借款的，应当按照约定的日期、数额支付利息。

6. 贷款人按照约定可以检查、监督借款的使用情况。借款人应当按照约定向贷款人定期提供有关财务会计报表或者其他资料。

7. 借款人未按照约定的借款用途使用借款的，贷款人可以停止发放借款、提前收回借款或者解除合同。

8. 借款人应当按照约定的期限支付利息。对支付利息的期限没有约定或者约定不明确，依据本法第五百一十条的规定仍不能确定，借款期间不满一年的，应当在返还借款时一并支付；借款期间一年以上的，应当在每届满一年时支付；剩余期间不满一年的，应当在返还借款时一并支付。

9. 借款人应当按照约定的期限返还借款。对借款期限没有约定或者约定不明确，依据本法第五百一十条的规定仍不能确定的，借款人可以随时返还；贷款人可以催告借款人在合理期限内返还。

10. 借款人未按照约定的期限返还借款的，应当按照约定或者国家有关规定支付逾期利息。

11. 借款人提前返还借款的，除当事人另有约定外，应当按照实际借款的期间计算利息。

12. 借款人可以在还款期限届满前向贷款人申请展期；贷款人同意的，可以展期。

13. 自然人之间的借款合同，自贷款人提供借款时成立。

14. 禁止高利放贷，借款的利率不得违反国家有关规定。

借款合同对支付利息没有约定的，视为没有利息。

借款合同对支付利息约定不明确，当事人不能达成补充协议的，按照当地或者当事人的交易方式、交易习惯、市场利率等因素确定利息；自然人之间借款的，视为没有利息。

（摘自 2020 年 5 月 28 日通过的《中华人民共和国民法典》）

目标检测

答案解析

一、选择题（请将正确选项填写在题后的括号内）

1. 条据虽然简便短小，也是属于（　　）

    A. 说明文   B. 议论文   C. 应用文   D. 记叙文

2. 对条据的表述，不正确的一项是（　　）

    A. 借款条只要注明借款数额、借款时间、借款人即可

    B. 必须是因为借款事实而产生，是借款时出具的证明存在借事实的书面凭证。因此它反映出来更多的是一种借款合同关系

    C. 欠条俗称"白条"，是基于多种原因、经济往来关系的一种结算凭证，是债务人不能如期或拒不履行债务的书面凭证。所以，借款肯定是欠款，但欠款不一定是借款

    D. 有些条据，如借条、欠条等，一旦签订就具有一定的行政约束力或法律效力，往往作为收支、报销、保存查考的依据

3. 以下哪项不是欠条正文必有的内容（　　）

    A. 欠的人   B. 欠的财物

    C. 已交付财物多少   D. 归还时间

4. 凭证类条据落款处日期的正确写法是（　　）

    A. 写明何月何日，不必写年   B. 写明何日即可，不必写年月

    C. 可以省略日期不写   D. 准确写明何年何月何日

5. 条据中的数字如果写错，更正后，应该（　　）

    A. 在更正处签名   B. 在更正处签名并加盖手印或印章

    C. 在条据后说明情况   D. 不做任何处理

二、判断题（请在正确判断的括号内打"√"，错误的打"×"）

1. 告知类条据的尾语一般用"此据""此凭"，以示慎重。　　　　　　　　　　（　　）

2. 凭证类条据可以在文后使用致敬语，以示谦逊、尊敬。　　　　　　　　　（　　）

3. 请假条属于告知类条据，是用来传递信息、道明原委的。　　　　　　　　（　　）

4. 写条据字迹要工整，不可以使用铅笔或圆珠笔，也不可以用红色墨水笔来写。（　　）

5. 陈某向林某借款 15000 元，出具借据一张："借到现金 15000 元。借款人陈某。"（　　）

三、纠错题（分析下面条据的不妥之处并修改）

领条

领到学校团委发给各系团支部的"五四"青年节活动缓带 30 条、小红旗 30 面、宣传单 200 份。

陈××

四、写作题

1. 我校本月举办第 38 届校园会，校医务室向各院系发放创可贴、过氧化氢（双氧水）、碘酒、止痛喷

剂等药品（详单见附件）。请你代本院系前往领取，并拟写一则条据。

2. ××超市于 10 月初与××食品有限公司进行了上一季度的货品核算，支付了部分款项，约定余下的 18.76 万元货款，在年终结算中一并付清全年款项。请你代××超市拟写一则条据。

书网融合……

知识回顾　　　　微课　　　　习题

学习引导

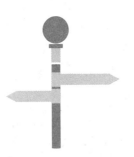

现代化的企业生产与经营理念要求管理者必须本着科学化、制度化、规范化的原则规范管理行为，促进企业健康发展。企业行政管理文书是企事业单位实施领导、履行职能、处理公务的具有特定效力和规范体式的文书，是传达贯彻党和国家的方针政策，公布法规和规章，指导、布置和商洽工作，请示或答复问题，报告、交流情况等的重要工具。按照《党政机关公文处理工作条例》规定，公文的种类有哪些？在具体的工作中，如何根据各文种的适用范围来正确选择公文文种行文？如何写出合乎规范格式与体式的公文？

本项目主要介绍通知、请示、报告、纪要的含义、特点、分类等基础知识。同时结合例文分析，重点介绍了各个文种的格式与写法、写作注意事项等。

学习目标

1. 掌握　通知、请示、报告、纪要等企业行政管理文书的写作方法并能够熟练撰写。
2. 熟悉　通知、请示、报告、纪要等企业行政管理文书的写作要素。
3. 了解　通知、请示、报告、纪要等企业行政管理文书的含义、特点、分类及写作注意事项。

PPT

任务一　通　知

实训任务

一、任务情境

情境1： 为了进一步宣传贯彻《中华人民共和国药品管理法》《中华人民共和国疫苗管理法》（以下简称"两法"），激发药品从业人员深入学习"两法"的热情，加深药品全行业对于"两法"的准确把握和全面理解，××大药房连锁有限公司制定了《关于开展"两法"知识竞赛的实施方案》，要求本公司下属的连锁店认真组织实施。那么，这则通知该怎么拟写呢？

情境2： 为贯彻落实全国医疗器械监管工作会议精神，迎接省药监局组织的本年度医疗器械飞行检查工作，××医疗器械集团有限公司准备下月初在总公司举办一次培训会议，重点学习国家药品监督管理局发布的《20××年国家医疗器械抽检产品检验方案》（药监综械管〔20××〕45号）文件精神，及《医疗器械监督管理条例》《医疗器械经营监督管理办法》《医疗器械使用质量监督管理办法》等法规规章制度。要求下属的各分公司经理及质检部负责人参会。另外，本通知下发3天内，各分公司将参会人员信息（报名表见附件《会议回执表》）报送指定邮箱。那么，这则通知该怎么拟写呢？

二、实训要求

根据任务情境，写作通知，相互进行作品评价与纠错，并分组评比。

三、评价方案

评价权重，建议教师约占60%，学生约占30%，企业或其他专家约占10%。评价等级，建议分为五等：优秀≥90分、良好≥80分、中等≥70分、合格≥60分、不合格<60分。参考标准见表2-1。

表2-1　通知评价参考标准

评价项目	评价要点	分值	得分
通知写作内容（60分）	1. 标题文种使用正确，要素齐全，语言表达准确（特别是"事由"项的内容），格式规范	10	
	2. 机关名称准确、规范，格式与标点符号符合要求	5	
	3. 通知的缘由阐述清楚，语言规范，衔接过渡自然	10	
	4. 正文的主要内容全面，事项清楚，注意条理与逻辑，表达准确	15	
	5. 执行要求具体明确。如有附件，应规范书写	10	
	6. 发文机关与成文日期书写准确规范	10	
语言逻辑文面处理（20分）	7. 条理清晰，逻辑性强，结构严谨；语言表达准确规范，文字简洁通畅	10	
	8. 排版格式规范，版面整洁干净	10	
评改纠错综合素养（20分）	9. 评改纠错者能够抓住典型，评改纠错能力力强	10	
	10. 学习态度认真，积极主动，参与热情高，责任心强；按时按质按要求完成任务。另外，具备一定的资料查阅整理、信息处理以及调研能力、独立完成任务能力及具有参与学习小组的团队合作精神等	10	
参评对象：	评分人：	总分	

📖 例文导读

【例文一】

××省药品监督管理局
关于开展 "全国医疗器械安全宣传周" 活动的通知

各市州监管局、省局机关各处室（局）、各直属单位：

　　医疗器械安全关系人民的生命健康。近年来，党中央、国务院高度重视医疗器械安全和高质量发展。为推进医疗器械科学监管，推动医疗器械行业

标题

发文机关＋事由＋文种。

主送机关

受文单位的全称或规范化的简称、统称。

正文

（1）开头：交代缘由或根据、通知事项。

（2）主体：分条列项交代通知的具体内容，包括主要事项和执行要求。

产业安全有序发展，切实保障公众用械安全，按照国家局、省局统一安排部署，市局将在全市范围内同步举办"全国医疗器械安全宣传周"活动。现将有关事项通知如下：

一、活动时间

10月19日至10月25日。

二、活动主题

"安全用械 守护健康"。

三、宣传重点

以"弘扬改革创新主旋律，提升产业发展新动能"为重点，在监管创新、产业发展、科普宣传、成果展示等四个方面开展宣传。围绕近年来全省医疗器械领域监管创新工作及监管政策，科普医疗器械相关知识，帮助公众进一步增加医疗器械常识认知，提高医疗器械安全使用意识，防范医疗器械使用风险。

四、活动要求

第一，加强组织领导。各单位要高度重视，精心组织，结合当地实际制定宣传工作方案，确保宣传活动顺利进行。

第二，营造浓厚氛围。各主管单位要通过多种途径多种方式，组织辖区内医疗器械生产、经营和使用单位积极开展医疗器械科普宣传活动，在各自经营场所醒目位置悬挂或张贴宣传标语，发放宣传资料，营造浓厚的宣传氛围。

第三，总结报告情况。要注重收集宣传活动影像资料，及时汇总活动情况，总结工作成效，并于今年11月15日前将活动总结和相关活动影像资料电子版报送至省局医疗器械监管处。

五、联系方式

省局医疗器械监管处联系人：陈××

联系电话：×××××××

（3）附件。

附件："全国医疗器械安全宣传周"重点活动方案

落款

署名、署时、盖章。

××省药品监督管理局（公章）

20××年×月×日

【例文二】

标题

发文机关＋事由＋文种。

××省市场监督管理局
关于举办冷链食品追溯管理系统应用培训会的通知

主送机关

受文单位的全称或规范化的简称、统称。

各市州市场监督管理局、各进口冷链食品生产经营单位：

按照《中华人民共和国食品安全法》《中华人民共和国传染病防治法》相关要求，为了严格落实食品追溯主体责任，保证对进口冷链食品全部实现追溯，我省建立了统一的"冷链食品追溯管理系统"。为迅速推进冷链食品追溯管理系统的应用，特举办本次培训会议。现就有关事项通知如下：

一、培训内容

本次培训内容的主题是"冷链食品追溯管理系统"的操作流程与方法，并让参培人员认识平台建设的意义以及冷链食品工作的相关要求。重点是针对企业备案、收发货登记、进口冻品申报等方面，现场学习系统的操作方法并接受解疑答疑。参培人员要通过冷链管理系统进行现场注册上线、赋码索码，完成冷链食品经营主体注册并上传冷链食品经营相关信息。

二、培训对象

各市州分管局长、进口冷链食品生产经营单位负责人及其电子监管系统管理工作人员等。

三、时间安排

20××年×月×日全天报到，×月×日—×日培训，×日离会。

四、培训地点及联系方式

××市××国际大酒店，联系人罗先生，电话×××××××。

五、其他事项

1. "冷链食品追溯管理系统"目前已上线运行并提供多种登录方式，可直接使用电脑访问网页。进口冷链食品生产经营单位在进行用户注册时，可下载用户操作手册、使用教学视频等资料。培训期间将现场发放系统操作说明书及相关设备。

2. 培训免费，交通与食宿等费用自理。

3. 请于×月×日前将参会人员会议回执（附表）电子版报邮箱×××。

附件：会议回执表

××省市场监督管理局（公章）
20××年×月×日

右侧批注：
正文
（1）开头：交代根据或目的。
（2）主体：通知的具体内容和执行要求。

（3）附件。

落款
署名、署时、盖章。

📖 知识要点

一、通知的含义

根据《党政机关公文处理工作条例》规定，通知是"适用于发布、传达要求下级机关执行和有关单位周知或者执行的事项，批转、转发公文"的公文。

二、通知的特点

1. 使用的广泛性 通知被誉为公文中的"轻骑兵"，不受内容轻重繁简的制约，也不受单位性质和级别的限制，是公文中使用频率最高、范围最广的文种。

2. 功能的多样性 通知可以用于发布、传达执行和周知的事项，批转、转发公文，布置工作，交流信息，任免聘用干部等。比较灵活、实用，其功能具有多样性。

3. 强制的执行性 通知多用于下行文，是要求下级机关执行或办理的事项，即使是会议或任免干部的通知，也同样要求受文单位服从通知的安排并执行。

4. 行文的简便性 通知的内容一般一文一事，简洁明了。撰写过程中应简洁清晰地表达通知的事项要求，便于知晓执行。

三、通知的分类

1. 发布、批转、转发性通知 发布性通知是用来颁发、发布行政法规、规章、条例、办法、细则或印发有关文件。如《国家卫生健康委员会、国家药品监督管理局关于印发疫苗储存和运输管理规范的通知》。

批转性通知是批转下级机关的公文，如《××省人民政府批转省药品监督管理局关于严格药品变更管理的通知》。

转发性通知是转发上级机关和不相隶属机关的公文，如新修订的《中华人民共和国药品管理法》经十三届全国人大常委会第十二次会议表决通过，于 2019 年 12 月 1 日起施行。国家药品监督管理局印发了《国家药监局关于宣传贯彻〈中华人民共和国药品管理法〉的通知》，各省药品监督管理局加以转发执行。

2. 指示性通知 是上级机关指示下级机关如何开展工作的通知。一般要求下级机关办理、周知或共同协助执行。如《××市关于开展中华人民共和国传染病防治法知识竞赛活动的通知》。

3. 知照性通知 用于安排一般具体事务的通知，如调整机构、启用印章、催报材料、变更作息时间、安排节假日值班等所发的通知等。如《××县关于成立疫情防控工作领导小组的通知》。

4. 会议通知 是各机关单位用以发布召开会议的通知。内容包括会议内容、主要目的、起止时间、与会人员、会议地点、报到日期、具体地点及注意事项等。如《××省药品监督管理局关于召开全省药品流通行业培训会议的通知》。

5. 任免通知 是上级机关任免下级机关的领导人员，或者上级机关的有关任免事项需要下级或平级机关知晓时所发出的通知。如《关于××同志任职的通知》。一般要求写明任免聘用人员的姓名和职务，以及时间、机关名称、根据等。

四、通知的格式与写法

通知种类繁多，但不论何种通知，其基本格式和写法如下。

1. 标题 一般要求采用"完整式"标题，构成的三要素是"发文机关＋事由＋文种"，如《国家药品监督管理局关于印发中药饮片专项整治工作方案的通知》《××省市场监督管理局关于开展餐饮服务提供者食品安全自查工作的通知》。如果是"紧急""重要""联合""补充"通知，标题中还要注意标明。

即学即练 2-1

请指出以下这则通知标题的错误之处并加以更正。

湖南省市场监督管理局批转《国家市场监督管理总局关于加强网络直播营销活动监管的指导意见的通知》的通知

2. 主送机关　在标题下、正文前顶格写受文的单位。无论受文单位有几个，都应该使用全称或规范化的简称、统称，且正确使用标点符号。

3. 正文　一般包括前言（背景、缘由、依据、目的等）、通知事项和执行要求三部分。但在不同类别的通知中，对其中某一项往往有所侧重，具体写法也有所不同。最后常用"特此通知"或"专此通知"之类的习惯语作结。若有附件，则另起一行写明其内容的标题即可。

4. 落款　正文末尾右下方另起一行署名、署时并加盖公章。发文机关要写全称或规范化简称。成文日期，一般署发文机关负责人签发的日期，联合行文时，署最后签发机关负责人签发的日期。注意要采用阿拉伯数字书写。

五、通知的写作注意事项

1. 依法行文　无论何种通知都要受机关职权的制约，不得超越权限发通知。

2. 内容具体　通知是发布、传达要求执行、周知或执行的事项，批转、转发公文的公文，因此要把相关的事项要求写明确具体，注意各项内容的准确性，以便受文单位贯彻执行。

3. 重点突出　通知的主要特点是告知性强，要把事项交代清楚，就要求在撰文时分清通知事项的主次。

4. 注意时效　通知的时间与执行时间要衔接好，有明确的时间限制，要求及时发送和办理，不容拖延。

知识链接

通知与通报的区别

通知与通报有些方面相同，如都有知照作用，文中所提出的要求受文单位都要照办。但它们毕竟是两类不同的公文，有着明显的区别。

1. 行文目的不同　通报的目的是使受文单位了解某一重要情况或典型事件，从而受到教育；通知的目的则是使受文单位了解发文单位要求做什么和怎样做，从而行动起来。

2. 行文效果不同　如表扬性通报是希望被表彰者更上一层楼并树立榜样，希望其他单位或个人学先进、找差距、添措施。批评性通报主要是对照自己，防患未然，起到警诫作用。通知的效果对所有受文单位都相同，不允许任何一个受文单位在行动上有不同表示。

3. 适用范围不同　《党政机关公文处理工作条例》明确规定：通报适用于表彰先进、批评错误、传达重要精神和告知重要情况。通知适用于发布、传达要求下级机关执行和有关单位周知或者执行的事项，批转、转发公文。

4. 事项构成不同　通报的事项是由情况或事例构成，要求对情况或事例作简明扼要的分析。通知的事项由要求受文单位做什么和怎么做两部分内容构成，直陈直叙，不用举例和议论。

目标检测

答案解析

一、选择题（请将正确选项填写在题后的括号内）

1. 转发党政机关公文应使用的文种是（ ）

  A. 通知   B. 通报   C. 报告   D. 批复

2. "××省药品监督管理局关于依法查处非法经营疫苗行为的紧急通知"属于（ ）

  A. 批转性通知   B. 转发性通知

  C. 发布性通知   D. 一般事务性通知

3. 下列有关通知的标题，完全正确的一项是（ ）

  A. 印发关于食品药品行政处罚文书规范的通知

  B. 药品注册受理工作的通知

  C. 国家局转发《省局关于进一步加强含麻醉药品购销管理》的通知

  D. 国家药品监督管理局关于进一步规范药品注册受理工作的通知

4. ××省人民政府转发国务院办公厅关于进一步加强食品药品监管体系建设有关事项的通知，此文的作者是（ ）

  A. 国务院办公厅   B. ××省人民政府

  C. 国务院办公厅起草秘书   D. ××省人民政府起草秘书

5. "通知要写明制发原因、依据和目的，也就是为什么要制发本通知。"这一段文字属于正文的（ ）

  A. 通知事项   B. 通知对象

  C. 通知导语   D. 通知结语

二、判断题（请在正确判断的括号内打"√"，错误的打"×"）

1. 完整的公文标题包括三部分，简称标题"三要素"，分别是发文机关、发文事由和文种。（ ）

2. 上级机关对下级机关的有关公文进行批示后，再转发至有关单位执行时用批转性通知。（ ）

3. 通知多用于下行文，也可以是上行或者平行文。大多是要求下级机关执行或办理的事项，即使是会议或任免干部的通知，也同样要求受文单位服从通知的安排并执行。（ ）

4. 通知的语言表达以议论说明为主，用词要有理论特色。（ ）

5. 通知的落款包括发文机关署名和成文日期两项内容。若在标题中反映了这两项内容，就可以不写，只盖上印章即可。成文日期采用中文小写数字书写。（ ）

三、纠错题（指出下文中的不妥之处并修改）

××医药有限公司任免伍庆春同志的通知

各部门：

    根据伍庆春同志本人的工作表现，经人力资源部多方考察，公司党委讨论研究，决定免去伍庆春同志销售部副主任职务，任命其为生产部主任。试用期一年。

二〇二一年九月六日

四、写作题

1. 为贯彻落实中共中央、国务院《关于深化改革加强食品安全工作的意见》的文件精神，保障广大师生"舌尖上的安全"，国家市场监督管理总局、教育部、公安部、国家卫生健康委员会决定联合开展校园食品安全守护行动，联合发布了《校园食品安全守护行动方案》。我省市场监督管理局及时将这一文件转发给主管的二级单位，并部署下个月初召开各单位主管相关工作的领导人会议，请你拟写这则通知。

2. 为落实《国家市场监督管理总局办公厅发布关于开展第四届中国质量奖评选表彰工作的通知》（市监质函〔20××〕366 号）的文件精神，我省市场监督管理局要求省质量工作领导小组成员单位，各市、省直管县（市）市场监管局，各有关单位，认真组织符合条件的组织和个人申报。申报者填写的申报表及资料（请登录省市场监管局网站下载），与经省有关部门、行业协会、各市及省直管县市场监管部门初审意见的扫描件，在下个月 10 日前提交至指定邮箱。

PPT

任务二　请　示

实训任务

一、任务情境

情境 1：××大学附属医院麻醉科欲购置 3 台多功能麻醉机。产品名称：麻醉机；品牌名称：×××；型号规格：WATO E×–1A、WATO E×–3A、WATO E×–5A 各一台；广告批准文号："粤械广审（文）第 240603–000×× 号"；注册证编号："国械注准 202130809××"。每台报价 6534 元。麻醉科的这份请示该怎么写呢？

情境 2：××医疗器械有限公司创建于 2002 年 1 月，坐落于美丽的××，占地面积 42600 余平方米，四季如春、风景怡人，被誉为花园式单位。作为独资企业，公司注册资金 900 万元，总资产 5000 余万元。其传统产品有手术室感染控制用品、患者护理防护用品、注射器、采血器、输液器、鼻氧管等 20 多个产品 40 多个产品型号。60% 的产品销往国内市场，40% 的产品出口到全球十多个国家。公司在生产中采用先进的工艺、一流的技术，吹膜、印刷、制袋一体化生产，配备了全自动生产设备和精密检测仪器，确保出厂产品合格率达 100%，顾客满意率达 95% 以上。公司适应市场需求，准备进行产品扩大化生产，现向省药品监督管理局申报Ⅱ类 6840–体外诊断试剂以及Ⅱ类 08–05 呼吸、麻醉、急救设备辅助装置等医疗设备的生产资质。若你来草拟这则请示，该怎么写呢？

二、实训要求

根据任务情境，撰写请示，并参与作品评价与纠错，进行分组评比。

三、评价方案

评价权重，建议教师约占 60%，学生约占 30%，企业或其他专家约占 10%。评价等级，建议分为五等：优秀≥90 分、良好≥80 分、中等≥70 分、合格≥60 分、不合格＜60 分。参考标准见表 2–2。

表2-2 请示评价参考标准

评价项目	评价要点	分值	得分
请示写作文稿内容（60分）	1 标题文种使用正确，要素齐全，语言表达准确（特别是"事由"项的内容），格式规范	10	
	2. 机关名称准确、规范，格式与标点符号符合要求	5	
	3. 请示的理由充分，阐述清楚，语言规范，衔接过渡自然	10	
	4. 请示事项合情、合理、合规，主要内容全面清楚，注意条理与逻辑，表达准确简洁，主题突出	15	
	5. 要求具体明确；如有附件，应规范书写	10	
	6. 发文机关与成文日期准确规范	10	
语言逻辑文面处理（20分）	7. 条理清晰，逻辑性强，结构严谨；语言表达准确规范，文字简洁通畅	10	
	8. 排版格式规范，版面整洁干净	10	
评改纠错综合素养（20分）	9. 评改纠错者能够抓住典型，评改纠错能力强	10	
	10. 学习态度认真，积极主动，参与热情高，责任心强；按时、按质、按要求完成任务。另外，具备一定的资料查阅整理、信息处理以及调研能力、独立完成任务能力及具有参与学习小组的团队合作精神等	10	
参评对象：	评分人：	总分	

📖 例文导读

【例文一】

标题
发文机关＋事由＋文种。

主送机关
只能一个，不得多头或越级请示。

正文
（1）请示缘由：阐述承担的职责及业务量增加，实验室面积不足等理由。
（2）请求事项：借用实验室。一文一事，具体明确。

××省医疗器械检验检测所
关于借用实验室的请示

××省市场监督管理局：

我所自成立以来，坚守"科学公正，准确诚信"的质量方针，认真履行职责，积极开展国家医疗器械监督抽验、省内医疗器械监督抽验等工作，为医疗器械监管提供技术支持，确保人民群众用械安全。主要职责是专业从事医疗器械产品、药品包装产品的注册检验、监督检验及委托检验等工作，参与和承担医疗器械国家标准、行业标准及地方标准的制修订工作，组织开展医疗器械的标准研究及安全监测和质量控制方法、技术研究。现有检验能力主要包括医疗器械、电磁兼容、药用包装材料（容器）、洁净区环境监测四大类，获得资质认定项目353项。已经拥有包括电磁兼容3米法半电波暗室、气－质联用仪、电感耦合等离子质谱仪、高效液相色谱仪、气相色谱仪、原子吸收分光光度计、眼科光学接触镜测试系统、轮椅车测试系统、电能质量分析仪、耐压测试仪、接地电阻测试仪、标准恒温槽、四通道便携式测温仪、呼吸机分析仪等各类检验检测仪器设备。随着业务量的增加，当前，我所实验室面积已无法满足正常检验检测的需要。为保障我所正常工作的运转，恳请将省食品药品职业学院老校区实验楼第五栋的全部实验室，暂借我所使用。

　　妥否，请批复。

××省医疗器械检验检测所（公章）

20××年×月×日

（3）结语：祈请语。

落款

署名、署时、盖章。

【例文二】

××县市场监督管理局
关于申报 "省级餐饮服务食品安全示范县" 的请示

标题

发文机关＋事由＋文种。

××省市场监督管理局：

　　我县版图面积 8796 平方公里，管辖 21 个镇，人口 99.45 万。而且历史悠久，文化底蕴丰厚。县政府一贯重视餐饮服务食品安全工作，把餐饮服务食品安全工作作为关注民生、解决民生问题、构建和谐社会、促进社会经济发展的"民心工程""德政工程""基础工程"来抓。建立和完善餐饮服务食品安全"地方政府负总责、监管部门具体负责、企业第一责任人"的责任体系；把餐饮服务食品安全工作纳入年度目标考核；建立健全覆盖全县、镇、村（居委会）的食品安全管理网络体系等。通过这些举措，取得了显著成效。全县餐饮服务市场秩序进一步好转，饮食安全保障水平进一步提升。目前，全县餐饮服务实现了"四个 100%"：一是许可证持证率 100%，我县共有各类餐饮单位 1210 家，其中大中型餐饮单位 121 家，小型餐饮单位 1026 家，学校幼儿园食堂 278 家。二是原料索证台账建立率 100%。三是餐饮服务量化率 100%，应量化 1173 家，其中 A 级 21 家，B 级 395 家，C 级 757 家。四是食品卫生监督信息（卫生许可证、卫生制度、健康证上墙等）公示率 100%。我县餐饮消费领域未发生三级以上重大食品安全事故和突发事件，也未发生因区域性食品质量问题被省级有关部门发布"红色警告"和"黄色警示"通报。

主送机关

只能是 1 个，不得多头或越级请示。

正文

（1）请示缘由：我县创建"省级餐饮服务食品安全示范县"的举措与成效。

（2）请求事项：申报将我县纳入下一年度"省级餐饮服务食品安全示范县"的评审范围。

　　为了更好地服务群众，巩固发展餐饮食品安全在内的食品安全工作成果，为群众创造一个良好的餐饮食品环境，根据我省《餐饮服务食品安全示范创建活动实施方案》和《餐饮服务食品安全示范创建评审考核管理办法》的文件精神，现特申请将我县纳入下一年度"省级餐饮服务食品安全示范县"的评审范围。

　　妥否，请批示。

××县市场监督管理局（公章）

20××年×月×日

（3）结语：祈请语。

落款

署名、署时、盖章。

📖 知识要点

一、请示的含义

根据《党政机关公文处理工作条例》规定，请示是"适用于向上级请求指示、批准"的公文。请示属于上行文，凡是本机关无权、无力决定和解决的事项均可以向上级请示，而上级则应及时回复。

二、请示的特点

1. 呈请性 请示必须是下级机关向上级机关的行文；请示的问题必须是自己无权做出决定和处理的事项；必须是为了向上级请求批准，因此请示的行文内容具有请求性。上级机关对呈报的请示事项，无论同意与否，都必须给予明确的"批复"回复。

2. 单一性 请示的事项应该单一，做到一文一事，且原则上主送一个上级机关，根据需要同时抄送相关上级机关和同级机关。

3. 针对性 只有本机关单位权限范围无权、无力决定和解决的事项才可以用"请示"行文。

4. 时效性 请示一般都是针对当前工作中急需明确和解决的事项，及时请示才会使问题得到及时解决。

三、请示的分类

根据请示的不同内容和写作意图分为以下几类。

1. 请求指示类 此类请示一般是政策性请示，如下级机关需要上级机关对原有政策规定做出明确解释，对变通处理的问题做出审查认定，对如何处理突发事件或新情况、新问题做出明确指示等。如《关于我区医保中心承接有关医疗保险定点医药机构服务协议管理工作问题的请示》。

2. 请求批准类 下级机关无权决定的事项，如机构设置、审定编制、人事任免、重要决定、重大决策、大型项目等，必须请求上级机关批准。如《××省食品药品学院关于增设中医养生专业的请示》。

3. 请求帮助类 下级机关为了解决某些实际困难和具体问题向上级机关请求批准，如《关于增加中药炮制实验室建设经费预算的请示》。

4. 请求批转类 下级机关就某一涉及面广的事项提出处理意见和办法，需各有关方面协同办理，但按规定又不能指令平级机关或不相隶属部门办理，需上级机关审定后批转执行，这样的请示就属此类。如国家市场监督管理总局向国务院行文《关于进一步加强电子烟市场整顿执法工作的请示》。

四、请示的格式与写法

请示主文部分的格式和写法要求如下。

1. 标题 一般要求采用公文"完整式"标题，构成的三要素是"发文机关 + 事由 + 文种"，如《××社区关于采购鼠疫防治物资装备的请示》。注意标题中不能出现"申请""请求"等词语，以避免与"请示"这一文种名重复。

2. 主送机关 是指负责受理和答复该文件的上级机关，应使用全称或规范化的简称、统称。只能写一个主送机关，不得多头请示，也不能越级请示。

3. 正文 一般由"请示缘由 + 请示事项 + 结语"三部分组成。"请示缘由"必须阐述具体、合情、合理、合规，条理清晰。它是请示事项能否成立的前提条件，也是上级机关批复的根据。原因讲得客观、具体，理由讲得合理、充分，上级机关才好及时决断，予以有针对性的批复。

"请求事项"是向上级机关提出的具体请求，也是陈述缘由的目的所在。这部分内容应单一，只宜请求一件事。请示事项要写得具体、明确、条项清楚，以便上级机关给予明确批复。

"结语"根据请示的目的选择祈请式的语句。习惯结语一般有"当否，请批示""妥否，请批复""以上请示，恳请批准"或"以上请示如无不妥，请批转各地区、各部门研究执行"等。

4. 落款　正文末尾右下方另起一行署名、署时，并加盖公章。发文机关要写全称或规范化简称。成文日期，一般署发文机关负责人签发的日期，联合行文时，署最后签发机关负责人签发的日期，注意采用阿拉伯数字书写。

五、请示写作的注意事项

1. **严守规则**　《党政机关公文处理工作条例》做出的明确规定，必须严格遵守。如关于主送机关，规定一般不得越级行文，特殊情况需要越级行文的，应当同时抄送被越过的机关。受双重领导的机关向一个上级机关行文，必要时抄送另一个上级机关。除上级机关负责人直接交办事项外，不得以本机关名义向上级机关负责人报送公文，不得以本机关负责人名义向上级机关报送公文。又如关于请示程序问题，规定党委、政府的部门向上级主管部门请示、报告重大事项，应当经本级党委、政府同意或者授权；属于部门职权范围内的事项，应当直接报送上级主管部门。下级机关的请示事项，如需以本机关名义向上级机关请示，应当提出倾向性意见后上报，不得原文转报上级机关。

2. **单独行文**　请示不仅要求一文一事，而且规定不得在报告等非请示性公文中夹带请示事项。

3. **事前请示**　请示必须在拟办事项之前行文，不允许先斩后奏。

4. **实事求是**　请示要实事求是、理由充分，提出的问题、意见或建议便于上级机关做出科学合理的决策。切忌为了获得上级机关批准，夸大困难、弄虚作假。

5. **语言得体**　语气要平实恳切，以期引起上级的重视，既不能出言生硬，也不要低声下气。一般不用"请马上""请立即"等词语。

即学即练 2 – 2

请分析带下划线语段存在的不当之处，并根据语义，拟写请示的标题。

答案解析

为进一步加强和规范我公司突发公共卫生事件及相关信息的报告管理工作，及时准确掌握突发公共卫生事件相关信息，快速有效地处置突发公共卫生事件，促进信息报告管理工作规范化、程序化和制度化，建立健全事故紧急处置指挥体系、保障体系和防范体系，使公司突发公共卫生事件处理工作做到信息畅通准确、反应及时快捷、应急准备充足，以保障公众身心健康与生命安全。<u>经公司党委决议，制定了《××分公司突发公共卫生事件应急预案》，现呈报，请总公司一定要批准。另外，我公司需要增设公共卫生应急处置指挥部机构，请求增加相应的经费拨款。</u>

📱 **知识链接**

批　复

一、批复的含义

根据《党政机关公文处理工作条例》规定，批复"适用于答复下级机关请示事项"。

二、批复的特点

1. 行文的被动性　批复是专门用于答复下级机关请示事项的公文，先有上报的请示，后有下发的批复，一来一往，被动行文，这一点与其他公文有所不同。

2. 内容的针对性　批复要针对请示事项表明是否同意或是否可行的态度，批复事项必须针对请示内容来答复，而不能另找与请示内容不相关的话题。因此，批复的内容必须明确、简洁，以利下级机关贯彻执行。

3. 效用的权威性　批复表示的是上级机关的结论性意见，下级机关对上级机关的答复必须认真贯彻执行，不得违背，批复的效用在这方面类似命令、决定，带有很强的权威性。

4. 态度的明确性　批复的内容要具体明确，不能有模棱两可的语言，以免使请示单位不知道如何处理。

三、批复的分类

根据批复的内容和性质不同，可以分为审批事项批复、审批法规批复和阐述政策批复三种。

四、批复的格式与写法

批复一般由标题、主送机关、正文和落款构成。

1. 标题　最常见的是完全式的标题，即由"发文机关 + 事由 + 文种"构成。"事由"中一般包括下级机关及请示的事由和问题；还有一种完全式的标题是"发文机关 + 表态词 + 请示事项 + 文种"，这种较为简明、全面和常用。

2. 主送机关　一般只有一个，即报送请示的下级机关。

3. 正文　包括批复引语、批复意见和批复要求三部分。

1. 批复引语　要点出批复对象，一般称收到某文，或某文收悉。要写明是对于何时、何号、关于何事的请示的答复，时间和文号可省略。

2. 批复意见　是针对请示中提出的问题所做的答复和指示，意思要明确，语气要适当，什么同意、什么不同意、为什么某些条款不同意以及注意事项等都要写清楚。

3. 批复要求　是从上级机关的角度提出的一些补充性意见，或是表明希望、提出号召。如果同意，可写要求；如不同意，亦可提供其他解决办法。

4. 落款　写在批复正文右下方，署单位名称、成文日期，并加盖公章。

五、批复的写作注意事项

1. 依法及时　批复既是上级机关指示性、政策性较强的公文，又是对下级单位请求指示、批准的答复性公文，因此撰写批复要慎重及时，根据现行政策法令及办事准则，及时给予答复。

2. 态度明确　撰写时，不管同意与否，批复意见必须十分清楚明白、态度明朗，不能含糊其辞、模棱两可，以免下级无所适从。

3. "一文一复"　批复必须有针对性的一文一批复，请示要求解决什么问题，批复就答复什么问题。

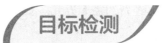

答案解析

一、选择题（请将正确选项填写在题后的括号内）

1. 请示应该（　　）

　　A. 按重轻顺序排列几件事

　　B. 按急缓顺序排列几件事

　　C. 列举几件事后，询问可以办理一些什么事情

　　D. 一文一事

2. 批复是针对以下哪个文种做出答复的公文（　　）

　　A. 请示　　　　　　　B. 报告　　　　　　　C. 总结　　　　　　　D. 函

3. 下列关于请示的描述正确的一项是（　　）

　　A. 主送一个主管机关　　　　　　　　　B. 直接主送领导者个人

　　C. 抄送下级机关　　　　　　　　　　　D. 主送所有相关机关

4. 有时请示事项涉及几个领导机关，但主送机关只能是一个，那么其他机关可采用（　　）

　　A. 抄报形式　　　　B. 抄发形式　　　　C. 抄送形式　　　　D. 寄送形式

5. 下列有关请示的结束语，最得体的一项是（　　）

　　A. 以上事项，请尽快批准

　　B. 以上所请，如有不同意，请来函商量

　　C. 所请事关重大，不可延误，务必本月10日前答复

　　D. 妥否请批复

二、判断题（请在正确判断的括号内打"√"，错误的打"×"）

1. 请示必须事前行文，不可以"先斩后奏"。　　　　　　　　　　　　　　　　　　　（　　）

2. 请示要实事求是，理由充分，运用政策得当，言之有理，动之以情。在报告中有时可以夹带请示事项。　　　　　　　　　　　　　　　　　　　　　　　　　　　　　　　　　　　　　　（　　）

3. 请示只能写一个主送机关，不能多头请示，可以越级请示。　　　　　　　　　　　（　　）

4. 请示的行文语气要谦恭，一般采用商请的口气。　　　　　　　　　　　　　　　　（　　）

5. 请示的内容单一，一文一事，结构也比较固定；而报告涉及的内容较为广泛，结构也比较灵活。　　（　　）

三、纠错题（请指出下文中的不当之处并修改）

市卫生健康委员会关于增加××医药有限公司为市基本药物配送企业的报告

省卫生健康委员会、省药品监督管理局：

　　××医药有限公司是我市网上药品集中配送中标企业，业务主要面向乡镇卫生院和村卫生室。由于该公司在我市公示《20××年市基本药物集中采购配送商招标实施方案》期间，未能及时看到有关公示而错过上报申请材料的时间。近期该公司提出了申请，我委对其上报材料进行了核实，并到现场进行了考察，认为该公司具备基本药物配送能力。

据此，特请示将××医药有限公司纳入市基本药物配送企业，使其能够更好地为我市基层医疗卫生机构做好基本药物配送工作。

另外，我委急需添置办公设备，预算经费约需 5 万元。

以上请示，请尽快批复为宜！

10 月 25 日

四、写作题

1. ××省康复保健医院呼吸科欲购买 3 台某品牌无创医用双水平老人慢性阻塞性肺疾病呼吸机，每台价格约 13400 元。产品型号为 S9 VPAPST，呼吸机类别为双水平 ST 模式，执行标准号为 YZB/USA 7670 – 201，产地为中国长沙。请你就此撰写一份请示。

2. 随着社会经济的发展以及我省食品药品行业对专业技能人才需求量的增加，学校近几年招生火爆，办学规模不断扩大，而现有的实验实训条件远远不能满足需要。经讨论，学校决定向省发展和改革委员会申请增建约 1500 平方米的实训楼，请你撰写这则请示。

任务三 报 告 微课

PPT

实训任务

一、任务情境

情境 1：××大药房连锁有限公司对各零售药店进行了 GSP 认证检查的自查工作，发现存在不少问题，提出了限期整改的意见。公司针对问题进行了整改，准备将整改情况汇总后上报××省药品监督管理局。那么，这份报告该怎么写？

情境 2：为了保障食品质量安全，着重生产细节控制，细化生产过程管理，搞好环境卫生，提升人员素质，加强巡检与出厂检验，杜绝不合格产品流入市场，杜绝安全事故的发生。根据《中华人民共和国食品安全法》《食品安全抽样检验管理办法》及省局关于食品安全监督抽检通知等文件规定的要求，××食品有限公司为了迎接上级检查，内部进行了自查自纠，并将自查情况拟写一份报告。那么，这份报告该怎么写呢？

二、实训要求

根据任务情境，撰写报告，进行作品评价与纠错，并分组评比。

三、评价方案

评价权重，建议教师约占 60%，学生约占 30%，企业或其他专家约占 10%。评价等级，建议分为五等：优秀≥90 分、良好≥80 分、中等≥70 分、合格≥60 分、不合格＜60 分。参考标准见表 2 –3。

表 2-3 报告评价参考标准

评价项目	评价要点	分值	得分
报告写作 文稿内容 （60分）	1. 标题文种使用正确，要素齐全，语言表达准确（特别是"事由"项的内容），格式规范	10	
	2. 机关名称准确、规范，格式与标点符号符合要求	5	
	3. 背景起因、根据目的、意义以及内容概括等清楚，语言规范，衔接过渡自然	10	
	4. 报告事项具体清楚、有主有次，注意条理与逻辑，表达准确简洁，主题突出	15	
	5. 结语表述准确；如有附件，应规范书写	10	
	6. 发文机关与成文日期准确规范	10	
语言逻辑 文面处理 （20分）	7. 条理清晰，逻辑性强，结构严谨；语言表达准确规范，文字简洁通畅	10	
	8. 排版格式规范，版面整洁干净	10	
评改纠错 综合素养 （20分）	9. 评改纠错者能够抓住典型，评改纠错能力强	10	
	10. 学习态度认真，积极主动，参与热情高，责任心强；按时按质按要求完成任务。另外，具备一定的资料查阅整理、信息处理以及调研能力、独立完成任务能力及具有参与学习小组的团队合作精神等	10	
参评对象：	评分人：	总分	

📖 例文导读

【例文一】

××县市场监督管理局
关于开展特殊食品专项监管整治工作的报告

××省市场监督管理局：

　　根据省局《关于进一步规范特殊食品及食盐生产经营风险分级管理工作的通知》精神，为进一步加强保健食品、婴幼儿配方食品、特殊医学用途食品、食盐等特殊食品（简称"特殊食品"，下同）监管工作，督促特殊食品生产经营者落实食品安全主体责任，指导特殊食品监管工作，严厉打击特殊食品制售假冒伪劣活动，我县积极开展了特殊食品专项监管整治工作，广泛宣传了国家关于特殊食品管理相关的法律法规，取得了良好的社会效应。现将有关情况报告如下：

　　一、加强领导，制定方案

　　为确保特殊食品市场监管工作取得实效，加强对特殊食品市场监管工作的领导，专门成立了由局长任组长、副局长为副组长、执法大队和业务科室领导为成员的特殊食品市场整治工作领导小组。制定了《20××年开展特殊食品专项整治工作的实施方案》，召开专题工作会议，传达学习了省局相关

标题

发文单位 + 事由 + 文种。

主送机关

一般只主送一个上级机关。

正文

（1）导语：交代报告的根据、目的以及内容概括等。

（2）主体：即报告事项，采用分条列项的方法逐层表达。

文件精神，并就如何开展好此次专项整治行动进行了周密部署和安排。

二、广泛宣传，示范引领

在监管整治过程中，依据"销售保健食品、特殊医学用途配方食品和婴幼儿配方食品等特殊食品的，应当设立专柜或者专区并在显著位置标示，不得与普通食品或者药物混放销售"等条例规定，分别录制保健食品、婴幼儿配方乳粉和特殊医学用途配方食品科普宣传片，并开展科普宣传网络直播推送，动员监管人员和经营企业进行收看。向广大食品生产经营户宣传国家关于特殊食品管理的法律法规，宣传不合格特殊食品给人民群众生命健康带来的危害。为监管工作顺利进行，向消费者公布市场监管部门的举报电话，方便群众举报和监督。

按照"定重点、明标准、抓示范、促提升"的工作思路，以超市、母婴店、药店和食杂店4种类型经营企业为重点，以"四有四无"即有证、有照、有台账、有专区（专柜），无假冒、无过期、无变质、无过错投诉为内容，从经营资质合法、经营环境达标、经营产品合格、产品陈列规范、索证索票齐全、无违规违法行为等6个方面明确提升行动标准。全县各级市场部门分层组织开展特殊食品专区（或专柜）经营示范店评选活动，共培育特殊食品经营示范企业48户。在提升行动开展过程中，各级市场部门注重宣传和解释，通过开展培训、约谈、观摩学习等多种形式，为经营者和基层监管人员详细解释了专区专柜提升行动要求，普及了特殊食品经营相关知识，有效促进了我县特殊食品经营者依法经营和规范管理。

三、严格执法，依法行政

强化特殊食品执法队伍的建设。加强学习培训，提高执法人员自身素质和执法能力，提升执法队伍的整体素质，做到"严格依法办事，坚持文明执法"。在行政执法过程中，杜绝了以罚代管的错误观念，在查处每个案件中，都依照法律程序办事，做到了公开、公正、公平，以理服人，以法服人。在执法过程中，执法人员从上到下，一直坚持廉洁从政、秉公办事，拒绝营私舞弊、徇私枉法。严格执法，依法行政，才能最大限度地保证人民群众的利益不受侵害。

四、问题与成效

截至目前，共检查保健食品经营单位药店7户，一共售卖保健食品172个批次；食盐经营单位44户，批发食盐单位3户，婴幼儿配方乳粉经营单位超市、商城7户，一共售卖婴幼儿配方乳粉50个批次。检查中发现，有个特殊食品经营户存在购货索证、索票不齐全，储存方式不规范等现象。检查人员当即下达限期整改意见书，对相关负责人进行批评教育。市场监督管理局还运用约谈手段，从源头规范经营要求，约谈2家婴幼儿配方乳粉、特殊医学用途配方食品××代理商，通报各级监管部门在日常监管中发现的问题，组织对特殊食品经营者进行法律法规学习，要求经营单位加强对部分门店发现问题的督促整改，从代理商源头规范约束门店经营行为。通过监管行动，进一步摸清和掌握了我县特殊食品市场基本情况，规范了经营行为，保证了优质食盐和特殊食品的市场供应，确保广大人民群众用盐和特殊食品安全，有力地促进了食品生产经营户的自律意识，督促规范了食品生产经营户的台账建立，保证了我县特殊食品市场的安全。

××县市场监督管理局（公章）

20××年×月×日

【例文二】

××大药房连锁有限公司××分店
关于实施 GSP 认证工作及自查情况的报告

××市药品监督管理局：

根据《中华人民共和国药品管理法》、新版《药品经营质量管理规范》及《药品经营质量管理规范实施细则》的要求，对照《药品零售企业 GSP 认证检查评定标准》，我店对实施 GSP 工作高度重视，进行了认真准备和全面检查，现将实施 GSP 认证工作及自查情况报告如下。

一、基本概况

我店成立于 2013 年 10 月 20 日，位于××科技园，营业面积 206 平方米。经营范围有处方药与非处方药、中成药、化学药物制剂、抗生素、生化药品、生物制品（除疫苗）、生物制品（除血液药品）零售等，经营品种有近千种。负责人××，质量管理负责人章××。现有职工 12 人，全部取得上岗证，其中执业药师 1 人，从业药师 2 人。我店自成立以来，按照 GSP 要求制定了一套适合自己实际情况的药品经营质量管理文件，经营过程中严格按照 GSP 要求执行。在营业的初期，存在有些制度执行不到位、工作不规范的现象，经过几次整改后，制度已完全得到落实，并符合新版《药品经营质量管理规范》的要求。

二、设施与设备

根据新版 GSP 要求配备了电脑及符合相关管理要求的药品进销存管理软件，在营业场所配置了检测温湿度的设备，现备有温湿度计、空调，并配置了防鼠、防虫、防火设备等。对设备能进行定期检修更换，非处方药与处方药分货架存放，非药品也另设货架。营业场所清洁、明亮，营业货架、柜台齐备。特别是计算机系统，为国内知名大公司开发，相关模块符合新版 GSP 应用要求。

三、药品进货与验收管理

根据我国《药品管理法》和《药品经营质量管理规范》等有关法律法规要求，对购进药品进行质量与合法资格的审核，并索取加盖企业公章的药

落款
署名、署时、盖章。

标题
发文单位 + 事由 + 文种。

主送机关
一般只主送一个上级机关。

正文
（1）导语：交代报告的根据、目的以及内容概括等。
（2）主体：即报告事项，采用分条列项的方法逐层表达。分别介绍了基本情况、设施与设备、药品进货与验收管理、药品储存、养护与陈列管理、销售与售后服务等方面的自查情况。

品 GSP 认证书、药品经营许可证（批发）和营业执照复印件，委托书应明确规定授权范围和授权期限；药品销售人员的身份证复印件；购进进口药品，向供货单位索取《进口药品注册证》《进口药品检验报告书》复印件，并加盖供货单位质量管理机构的印章；进口药品应有中文标识的说明书。建立药品购进台账，真实、完整地记录药品购进情况，做到票、帐、物相符，再根据相关程序录入电脑，做好各项基础工作。验收管理方面，验收人员对购进的药品，根据原始凭证及税票，严格按照有关规定逐批检查验收并记录。主要检查验收的药品是否符合相应的外观质量标准规定等。

四、药品储存、养护与陈列管理

我店在始建时就严格按 GSP 要求，高标准地营造了储存及陈列环境，按市局最新标准装修了营业区，做到了营业场所宽敞明亮。购物方便，标志醒目，根据经营情况和 GSP 的要求，对药品进行了分类。药品与非药品、外用药与内服药分区存放，便于操作，防止差错、污染事件发生。添置了货架、温湿度仪、避光设施（窗帘），防鼠设施（门缝密封）达到了"七防"（防尘、防虫、防鸟、防鼠、防潮、防霉、防污染）要求。安装了符合照明要求的照明设备。营业区都置有空调，可保证合适的空气湿度和温度。在工作中按照本店的《药品储存、养护与陈列管理制度》进行管理，如药品与非药品分开陈列、非处方药品与处方药分开陈列、内服药与外用药分开陈列等"四分开原则"分类陈列，含麻黄制剂类特殊制剂专柜陈列，并标明警示标语，拆零区专柜配备相关拆零工具。另外，每天上、下午测量营业区及库房的温湿度，出现不符合要求的则及时采取措施进行调控；每月定时对库存及陈列药品进行养护检查，并按要求记录，等等。

五、销售与售后服务

为了给消费者提供放心的药品与优质的服务，企业对从事药品零售工作的营业员进行业务培训考核。销售药品时，针对顾客要求所购药品，核对无误后将药品交与顾客，并开具销售凭证，同时详细向顾客说明药品的服用方法及禁忌等；在营业场所明示服务公约，公布监督电话，设置顾客意见簿。对顾客的评价和投诉及时加以解决，对顾客反映的药品质量问题认真对待、详细记录、及时处理。

通过 GSP 自查，我们认为已初步达到标准要求。特此报告！

落款
署名、署时、盖章。

×× 大药房连锁有限公司 ×× 分店（公章）

20×× 年 × 月 × 日

📖 知识要点

一、报告的含义

根据《党政机关公文处理工作条例》规定，报告"适用于向上级机关汇报工作、反映情况，回复上级机关的询问"。

二、报告的特点

1. 汇报性　报告是下级机关向上级机关或业务主管部门汇报工作，一般都是将正在进行或已经做过的工作报告给上级，让上级掌握基本情况，以利于对工作进行指导。所以，汇报性是报告同请示的根本区别。

2. 陈述性　报告是向上级汇报做了什么工作或发生了什么情况、为什么这么做、是怎样做的以及做的结果成绩、经验体会、存在的问题和今后打算等。因此其内容和语言都是陈述性的，即向上级机关或业务主管部门陈述其事，而不是像请示那样使用祈请语。

3. 单向性　报告属于典型的上行文，一般不需要受文单位批复，属于单向行文。

4. 事后性　多数报告是在工作进行或结束、情况发生后，需要向上级机关汇报。这一特征决定了报告一般是事后或事中行文。

5. 沟通性　报告虽无须批复，却是下级机关取得上级机关支持、指导的桥梁；也是上级机关获得信息、了解下情、形成决策的依据。

三、报告的分类

按报告内容和形式可以分为以下几种类型。

1. 工作报告　是向上级机关汇报正在进行或已经完成的工作情况的报告。主要陈述工作的进展、措施与办法、成效与问题、经验与教训、意见与建议、打算与设想等。其又分为综合性的报告和专题报告。综合性的报告往往有一文数事的特点，内容多范围广，详尽具体，有主有次，写作难度大，如政府工作报告、年度或月季度工作报告等。专题报告往往有一事一报、迅速及时的特点，是针对某项活动某一方面的工作、某个问题、某一事件而写的，涉及面窄，内容专一，如零售药店中秋节促销活动总结等。

2. 情况报告　是向上级机关汇报新情况、新问题，特别是突发事件、特殊情况、意外事故及处理情况的报告，如医疗事故、食品药品安全事故等。下级机关有责任做到"下情上达"，隐而不报是失责的表现。

3. 答复报告　是答复上级机关的询问或汇报所交办事情办理结果的报告。往往是针对一些重大事项的答复，对一般性事项用"函"作答即可。内容针对性强，上级问什么就答复什么，不能答非所问，必须深入调查研究后实事求是作答。

4. 递送报告　是以报告的形式，向上级呈报其他文件、物件的说明性公文。

四、报告的格式与写法

报告一般包括标题、主送机关、正文和落款四部分。

1. 标题 一般要求采用"完整式"标题，构成的三要素是"发文机关 + 事由 + 文种"，如《××医药有限公司关于20××年度安全生产的报告》《市药品监督管理局关于××药品不良反应情况的报告》。

即学即练 2－3

答案解析

请根据以下材料，拟写一则年度情况报告的标题。

根据国家、省、市关于建立疾病应急救助制度有关文件精神，我市逐步完善疾病应急救助制度，坚持应急为主、合理救助、责任共担、协同推进，不断规范救助行为，进一步提高救助服务水平，切实保障人民群众健康安全。现将今年我市疾病应急救助工作开展情况汇报如下：

2. 主送机关 一般只送一个上级机关即可。但行政机关受双重领导的情况比较多见，因此，有时主送机关可以不止一个，则报告应报送自己的直接上级机关，一般情况下不要越级行文。另外，要使用全称或规范化的简称、统称，且要正确使用标点符号。

3. 正文 一般由导语、主体和结语组成。

导语也是发文缘由，指报告的开头部分，它起着引导全文的作用，所以称为导语。一般交代报告的背景根据、目的意义以及内容概括等。

主体也就是报告事项，一般包括基本情况、措施与办法、成效与问题、经验与教训、意见与建议、打算与设想等。报告的形式多采用分条列项的方法逐层表达。不同报告的写法各异，常见的写法有以下几种。

（1）总结式 这种写法主要用于工作报告。主体部分的内容以成绩、做法、经验、体会、打算、安排为主，在叙述基本情况的同时，有所分析、归纳，找出规律性认识，类似于工作总结。

（2）指导式 这种写法多用于专题建议报告。希望上级部门采纳建议，批转给有关部门执行、实施。为此，建议要针对某项工作提出系统完整的方法、措施和要求，对工作实行全面的指导。

（3）"情况—原因—教训—措施"四步式 这种写法多用于情况报告。先将情况叙述清楚，然后分析情况产生的原因，接着总结经验教训，最后提出下一步的行动措施。

报告的结语比较简单，可以重申意义、展望未来，也可以采用模式化的套语收结全文，如"特此报告""以上报告，请审阅""以上报告，请指正"等。

4. 落款 正文末尾右下方另起行署名、署时，并加盖公章。发文机关要写全称或规范化简称。成文日期，一般署发文机关负责人签发的日期，联合行文时，署最后签发机关负责人签发的日期。注意要用阿拉伯数字书写。

五、报告的写作注意事项

1. 专题专报 围绕情况或工作进行汇报，不得在报告中夹带请示事项。

2. 真实及时 及时汇报，不拖延；实事求是、如实反映情况。不能弄虚作假、夸大虚构，也不能报喜不报忧。

3. 主旨鲜明 不可泛泛而谈，要观点鲜明，材料充实，有理有据，主次分明。

4. 重点突出 报告事项较多的，应该有条有理、突出重点、先主后次。主要内容应该详细又概括，尽量以数据和事实材料说话。

5. 不越级行文　向上级主管部门报告重大事项，应当经本级党委、政府同意或者授权；属于部门职权范围内的事项应当直接报送上级主管部门。受双重领导的机关向一个上级机关行文，必要时抄送另一个上级机关。

📱 知识链接

请示与报告的区别

报告与请示虽然文种不同，但两者有某些相同之处，如都属于上行文，都是下级机关向上级机关呈送的报请性公文，都是下级机关处理问题、指导工作的依据。因此，我们在公文实践活动中，要明辨报告和请示的区别，以免造成混乱和失误。两者的主要区别有如下几个方面。

1. 行文时机不同　报告是向上级机关汇报工作和反映情况，一般是事后或事中行文。请示是向上级机关请求指示、批准或答复，必须事前行文，不能先斩后奏。

2. 行文目的不同　报告用于向上级机关汇报工作、反映情况、提出建议，为上级提供信息和经验，上级机关收文后无须回复，是一种呈报性公文。请示用于向上级机关请求指示、批准，上级机关收文后一定要给予批复，是一种呈请性公文。

3. 内容繁简不同　报告的内容较广泛，可一文一事，也可反映多方面情况，但不能在报告中写入请示事项，也不能请求上级批复。请示的内容具体单一，要求一文一事，必须提出明确的请求事项。

4. 结束语不同　请示与报告都要在结尾处提出希望和要求，但请示是向上级机关请求批准急需得到解决的问题，行文用语应恳切谦恭，一般用"当否，请批示""以上请示如无不妥，请批准""可否，请指示"等固定结语，且结语应单独成段。而报告是向上级汇报反映情况，无须批准。常用的结语有"特此报告""以上报告，请审阅""以上报告如有不妥，请指正"等，但绝不能使用类似"请批示、批准"等结语。

5. 归档处理不同　作为收文机关，请示应该归于"批办类"，供有关领导及时批阅、审查，给予回复。报告则应归于"传阅类"，相对于请示来说，有关领导可以先办紧要事，后看报告一类的公文，主要了解情况，不用回答。

答案解析

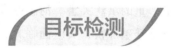

一、选择题（请将正确选项填写在题后的括号内）

1. 适用于向上级机关汇报工作、反映情况，回复上级机关的询问的文种是（　）

　　A. 请示　　　　　B. 申请　　　　　C. 通报　　　　　D. 报告

2. 以下对"报告"这一文种的表述，正确的一项是（　）

　　A. 报告可以要求上级领导表明态度

　　B. 可以要求上级对某个问题作出答复

　　C. 报告不得夹带请示事项

　　D. 报告可以向上级提出解决某个亟待办理问题的申请

3. 完整的综合性工作报告，其正文部分可以包括（　）

A. 基本情况与成效，今后的工作安排

B. 进程与成效、措施与经验（体会）、缺点与不足、打算与设想等

C. 工作情况，经验体会

D. 工作措施与经验（体会），工作中的缺点与不足

4. 关于报告，下列说法错误的一项是（　　）

A. 报告可以分为工作报告、总结报告、调查报告和答复询问的报告

B. 报告是下级机关向上级机关反馈信息，沟通上下级机关纵向联系的一种重要形式，因此，为各机关普遍经常使用

C. 报告以议论为主要表达方式例如撰写总结报告

D. 报告与请求不能结合使用，在报告中不得夹带请求事项

5. 报告结尾如果是谈今后打算的，其内容一般是（　　）

A. 提出要求，发出号召　　　　　　B. 表达愿景，抒写豪情

C. 展望未来，描绘宏图　　　　　　D. 分析问题，找出弊端

二、判断题（请在正确判断的括号内打"√"，错误的打"×"）

1. 情况报告是向上级机关汇报新情况、新问题，特别是突发事件、特殊情况、意外事故及处理情况的报告。　　　　　　　　　　　　　　　　　　　　　　　　　　　　　　　（　　）

2. 报告可以要求上级机关及时给予回复，以便更好地开展工作。　　　　　　　（　　）

3. 报告和请示一样，也应遵守"一文一事"的原则，一份报告只能报告一项工作。（　　）

4. 报告允许适当的艺术加工，以增强材料的形象性和感染力。　　　　　　　　（　　）

5. 报告是陈述性公文，重在呈报，行文宗旨是"下情上达"，使上级机关及时了解情况，掌握动态。　　　　　　　　　　　　　　　　　　　　　　　　　　　　　　　　　　（　　）

三、纠错题（请指出下文中的不当之处并修改）

××县疾病预防控制中心

洪灾医疗救治和卫生防疫工作的请示报告

县卫生健康委员会，县政府：

今年暑期，长江沿岸发生了史上最严重的洪涝灾害。河湖爆满、大量动物尸体漂浮，江河井水、自来水及环境污染问题凸显。高温下病原菌繁殖加快，灾区面临着高温防疫、监测及医疗救治工作的挑战与考验。我中心及时启动了对洪涝灾区的肠道传染病以及登革热、疟疾、急性血吸虫病等重点传染病疫情的监测和风险评估工作。下面，将灾区医疗应急救治和卫生防疫工作情况报告如下：

一、成立组织，精心部署。我中心高度重视这次灾害的医疗应急救治和卫生防疫工作，切实加强领导、健全机构。成立医疗救治组、防疫组、宣传信息组、卫生监督等工作小组。拟定下发了《关于迅速开展洪灾医疗救治和卫生防疫工作的紧急通知》，对灾区医疗应急救治和卫生防疫工作做了精心部署。

二、成立应急救治队伍，明确职责和分工。选派了一批年资高、技术精、经验丰富的医护人员，成立应急救治队伍。根据职责进一步完善突发事件应急救治预案，储备足够的药品和必要的抢救设备，确保需要时能及时有效启动预案。

三、开展宣传，落实任务。制定《××县疾病预防控制中心洪灾医疗应急救治和灾后卫生防疫工作实施方案》，明确具体的医疗服务任务。开展饮用水安全检查，宣传普及"防疫防病指南""汛期急性

血吸虫病防治要点""环境清理、消毒和饮用水消毒指南"等卫生防病知识，提高受灾群众自我保健意识。加强了疫情监测，最大限度地减少了灾区疾病的传播和流行。

　　现急需各类肠道抗菌药品、饮用水消毒杀菌漂白粉以及卫生防病宣传材料，请求上级予以支援。

　　以上报告如无不妥，请批准。

20××.×.×

四、写作题

1. 近期，我市××学校学生出现发热、咳嗽、头昏、乏力等症状，有的还出现呕吐、腹痛、腹泻。经初步认定，这是一起流行性感冒疫情，目前疫情有蔓延趋势。因此，学校一面积极救治患者、采取防治措施，一面按规定将情况向市教育局汇报。请你综合这次疫情及防治情况，撰写一份报告。

2. 根据我省药品监督管理局《关于开展20××年全国安全用药月活动的通知》精神，市药品监督管理局召开了专题会议，进行了动员部署。我省××大药房连锁有限公司按照规定进行了宣传发动，制定了活动方案，高效有序地开展了系列活动，成绩显著，效果明显。上级部门充分肯定了该公司的做法和成绩，并要求其总结推广。请你撰写一份报告。

任务四　纪　要

PPT

📝 实训任务

一、任务情境

情境1：××大药房连锁有限公司今天上午9时在本公司第三会议室，由赵总经理主持召开了零售药店新版GSP认证培训会议。各零售药店店长、质量管理人员及其他相关中层以上管理人员参加了会议，党委书记出席会议。会议主要学习新版《药品经营质量管理规范》，针对新版GSP的实施要求，找出实施过程中存在的问题，研究解决方案，稳步推进零售药店GSP认证工作的开展。会议结束后要求秘书整理一份纪要，该怎么写呢？

情境2：为了迎接省市场监督管理局开展的全省医药企业安全生产大检查活动，××医药有限公司召开了专题会议，进行了动员部署。会上还要求各部门就安全管理制度、员工培训、安全记录、安全隐患、排查台账，特别是实验室、危化品储备室等方面进行自查自纠，并根据会议情况撰写一份纪要。那么，该怎么写这份纪要呢？

二、实训要求

根据任务情境，拟写一份纪要，并参与作品评价、纠错及分组评比活动。

三、评价方案

评价权重，建议教师约占60%，学生约占30%，企业或其他专家约占10%。评价等级，建议分为五等：优秀≥90分、良好≥80分、中等≥70分、合格≥60分、不合格<60分。参考标准见表2-4。

表2-4 纪要评价参考标准

评价项目	评价要点	分值	得分
纪要写作 文稿内容 （60分）	1. 文种正确，要素齐全，语言表达准确，格式规范	10	
	2. 成文日期规范准确	5	
	3. 导言部分即会议概况如名称、议题、成果等内容，以及组织情况如时间、地点、主持人（单位）等交代清楚，语言规范，衔接过渡自然	15	
	4. 主体部分即会议事项（议定事项、做出的决定、讨论意见、布置的工作、提出的要求、主要观点及争鸣情况、领导的指示等）交代清楚，注意条理与逻辑，表达准确	20	
	5. 尾部参会人员情况，如会议出席人、列席人、请假人员等	10	
语言逻辑 文面处理 （20分）	6. 条理清晰，逻辑性强，结构严谨；语言表达准确规范，文字简洁通畅	10	
	7. 排版格式规范，版面整洁干净	10	
评改纠错 综合素养 （20分）	8. 评改纠错者能够抓住典型，评改纠错能力强	10	
	9. 学习态度认真，积极主动，参与热情高，责任心强；按时按质按要求完成任务。另外，具备一定的资料查阅整理、信息处理以及调研能力、独立完成任务能力及具有参与学习小组的团队合作精神等	10	
参评对象：	评分人：	总分	

📖 例文导读

【例文一】

标题 事由+文种。	<div align="center">**凝心聚力打赢脱贫攻坚战** **××药业有限公司产业扶贫工作推进会纪要**</div>
成文日期	<div align="center">20××年×月×日</div>
正文 （1）导言：概述会议的基本情况（包括会议的名称、目的、内容议题、时间、召集与参与单位等）。	×月×日，××药业有限公司在杏林楼第三会议室召开了产业扶贫工作推进会。公司董事长徐××出席会议并讲话，副董事长唐××主持会议。扶贫办及相关部门负责人、全体党员参加了会议。会议传达学习了省市有关会议及文件精神，审议了相关文件，总结了前段时间精准扶贫工作开展情况及取得的成效，对下一步工作进行再动员、再部署，也梳理了当前扶贫工作中尚存在的问题。会议达成了共识，现纪要如下：
（2）主体：采用条项式介绍会议事项，也是纪要的核心部分。包括议定事项、做出的决定、讨论意见、布置的工作、领导的指示等。	会议指出，脱贫攻坚事关全面建成小康社会、事关"两个一百年"奋斗目标的实现。今年是全面建成小康社会目标实现之年，也是我国全面打赢脱贫攻坚战收官之年。公司响应号召，结合自身特点，探索出产业精准扶贫新模式，积极践行企业社会责任，将自身的产业、品牌、渠道、资金优势与贫困地区资源进行对接，通过产业扶贫、健康扶贫、对口扶贫等多种模式，带动贫困山村经济发展，帮扶贫困群众创收脱贫。 会议肯定了公司精准扶贫已取得的成效。近几年来，公司将××省××州15个深度贫困县作为重点帮扶地区，引进适合当地自然条件的特色中药

材培育种植，创新"公司＋支部＋合作社＋基地＋农户"的组织模式，实施"公司为农户提供良种，给予技术培训指导，签订保底价订单合同回收产品"等一系列精准措施，帮助支持高寒山区彝族同胞发展中药材增加经济收入。同时，还投资 9000 多万元修建了特色中药材精准扶贫现代化加工厂，把农民种植的中药材收购进厂，进行初级和深度加工后，成为合格的市场需求产品销售，增加附加值和农民经济收入。该厂正式投产后，年处理附子 4000 吨、苦荞 1000 吨、其他中药材 3000 吨，年产值 1.3 亿元，利税 3500 万元，安置就业数百人，形成了种植、加工、销售、科研、品牌一条龙格局。公司以此为起点，已在当地建设了 9 家工厂，安置就业 2000 多人，其中彝族就业人员占 30% 以上，基本实现一人就业，全家脱贫。

会议强调，下一步必须举公司全力继续做好精准扶贫工作。准备用 10 年时间在××地区发展 10 万亩中药材百草园基地规划，在全国建立 30～50 个共 50 多万亩中药材 GAP 种植基地规划，从源头上把控中药材质量，组建中药材营销队伍，形成种植、加工、销售、研发、品牌全产业链的精准扶贫体系，为决战决胜脱贫攻坚、巩固脱贫成果，助推乡村振兴和全面建成小康社会做出更大贡献。

会议要求，公司全体人员一定要思想上高度重视，深刻认识到扶贫工作是一项重大的政治任务，要继续深入学习贯彻习近平总书记关于扶贫的重要论述，落实党中央、国务院的决策部署，将精准扶贫方略贯穿始终，把责任履行贯穿始终，推动产业扶贫工作再上新台阶。保证在已有成效的基础上，进一步拓展扶贫方式，加大党建扶贫、消费扶贫、产业扶贫、行业扶贫等，为打赢打好脱贫攻坚战做出更大贡献。

（3）结尾：提出要求，也可以提出意见和建议。

【例文二】

××市市场监督管理局
关于全力帮扶药品、医疗器械等企业复工复产会议纪要

20××年×月×日

×月×日，××市市场监督管理局召开疫情防控期间药品、医疗器械等相关行业复工复产安全生产工作会议。市局副局长陈××主持会议，药品监管科、医疗器械监管科、质量监督科、质量发展科等科室相关人员参加会议。根据全省药品监管工作视频会议部署，我市市场监督管理局迅速行动，采取六项措施贯彻落实会议精神，全力帮扶全市药品、医疗器械等企业复工复产，促进企业有序健康发展。现纪要如下：

会议指出，复工复产关乎打赢疫情防控阻击战大局，要全力支持企业复工复产。各区县局要在地方党委政府的领导下，抓好政策学习宣传，分类推动复工复产。提升登记许可便利化，营造宽松的生产经营环境，优化、细化

标题
单位名称＋事由＋文种。

成文日期

正文
（1）导言：概述会议的基本情况（包括会议的名称、目的、内容、时间、地点、议题、参会人员等）。
（2）主体：纪要的核心部分。采用条项式，交代议定事项、做出的决定，讨论意见，布置工作，提出要求等。

服务举措，扎实履行好市场监管职能职责，全力帮助市场主体应对疫情影响，有序复工复产，稳定扩大就业。同时，要增强红线意识、底线思维，扎实抓好复工复产期间的安全监管和社会稳定，继续加强药品、医疗器械安全，特种设备安全，重点产品质量安全监管，筑牢安全防线，切实维护好人民群众生命健康安全和社会稳定。坚决防止复工复产期间发生重大安全事件或社会稳定事件，坚决防止疫情问题和安全问题、稳定问题交织叠加。

会议要求，在具体举措上，首先，要优化服务流程，推动药品、医疗器械企业复产复工。实行行政许可"网上办""零见面"服务，简化审批流程，继续推行网上预约服务，做好企业登记注册和变更许可等业务办理，结合工作实际出台便民、便企举措。第二，及时回应企业诉求，认真处理投诉举报问题，助推企业复产复工。第三，鼓励扶持药品、医疗器械生产企业转型转产。帮扶有条件的生产企业生产口罩、医用防护服等防护用品，有效缓解防控一线防控物资的紧缺现状。第四，紧抓疫情防控期间医疗机构制剂应急审评审批和应急调剂使用的政策机遇，充分挖掘我市得天独厚的中医药文化资源，发挥中医药在防疫中的作用，把在治疗实践中具有临床疗效的处方、验方加以论证，积极申报医疗机构制剂备案，满足疫情防控需要，促进中医药产业更好更快发展。

会议强调，保障疫情防控物资供应，各药品、医疗器械等企业要主动担当作为，勇于承担社会责任。各企业要继续发挥防控物资生产销售主渠道作用，认真落实主体责任，确保产品质量安全有效，严防假劣产品流入市场。同时，既要确保市场供应需求，又要在市场防控物资价格上起到稳定的作用，做到不囤积、不抬价，降低价格，让利百姓。

📖 知识要点

一、纪要的含义

根据《党政机关公文处理工作条例》规定，纪要"适用于记载会议主要情况和议定事项"。

纪要是根据会议记录、会议文件及其他有关材料加工整理而成的一种公文。记载会议主要情况、议定事项和重要精神的归纳整理，上传下达，统一认识，并要求有关单位执行。

纪要可以作为向上级机关汇报的材料，取得上级机关的指导，也可以作为本机关工作的档案记载，是进一步开展各项工作的凭证和依据，还可以作为向下级和有关单位分发的文件，以便传达和贯彻执行。

二、纪要的特点

1. 纪实性与指导性 所谓纪实性，就是纪要根据会议记录作为原始材料整理而成，是对会议成果如实的记载，不能有所阐发或发挥，要全面、真实、准确地反映会议的主要精神和宗旨；纪要记载的会议精神或工作措施是有工作导向性的，一经下发，便对有关单位和人员具有指导作用和约束力，起着类似于指示、决定或决议等指挥性公文的作用。

2. 概括性与简要性　纪要必须"精其髓，概其要"，以极为简洁精练的文字高度概括会议的内容和结论。重点说明会议的主要参加者、基本议程，与会者有哪些主要观点，最后达成了什么共识，形成了什么决定或决议。同时，纪要用墨省俭，表述简要，大多是通过摘要式将会议的主要内容、议定事项写出来。

3. 发布方式的独特性　纪要没有独立行文功能，一般是形成其他执行性文件的原始文件，所以纪要不能像其他行政公文那样单独传送，往上传送时，要写报送报告，把它作为附件；往下发送时，要有一则发文通知，也把它作为附件。

4. 格式制作的特殊性　纪要一般只由标题和正文组成，没有文头和主送机关，不需标落款，可以不写成文日期或将成文时间写在标题下方，无须加盖印章。

5. 备查性　一些纪要主要不是为了贯彻执行，而是向上汇报或向下通报情况，必要时可作查阅之用。

三、纪要的分类

根据纪要的内容和作用，一般将其分为以下四种类型。

1. 决策型纪要　大多是各级党政机关的高层领导集体开会，就重大事项的工作重点、步骤、方法和措施做出安排，并要求遵守或执行，然后以会议形成的决定、决议或者议定事项为主要内容形成纪要。这种纪要有很强的工作指导性。

2. 协调型纪要　是由某项工作的牵头单位召集有关各方面开会，讨论协商解决该项工作的意见，各方面应该做的工作和承担的责任的纪要。制发纪要，作为与会各方开展工作的依据和承担责任的凭据。

3. 交流型纪要　是以思想沟通或情况交流为主要内容的纪要。其主要特点是以统一思想、达成原则共识或树立学习榜样为目的，有明显的思想引导性，但没有明显的工作指导性。一些理论、经验交流会形成的纪要，大多属于这种类型。

4. 研讨型纪要　会议研究讨论主要为了交流情况、交换看法、反映各种意见，但是并没有形成统一意见，当然更谈不上确定什么议定事项，所以这种纪要并不以共识和议定事项为主要内容，而是以介绍各种不同的观点和争鸣情况为主。

四、纪要的格式与写法

会议纪要的内容一般包括标题和正文两部分。

1. 标题　主要有如下三种写法。

（1）会议名称＋文种　如《食品药品监管安全工作会议纪要》。

（2）单位名称＋事由＋文种或事由＋文种　如《市药品监督管理局召开药品电子监管推进会纪要》《药品注册研讨会纪要》。

（3）文种即标题或由正标题＋副标题构成的复合式标题　正标题反映会议的主要精神和内容，副标题写会议名称和文种，如《探讨基层医疗卫生医保体制改革之路——农村医疗保险制推进会纪要》。

2. 成文日期　可以写在标题下，如属会议通过的纪要，应该注明通过日期，如"20××年×月×日第二届职代会通过"；也可以与其他公文相同，写在文尾。

3. 正文　会议纪要的正文由导言、主体和结尾三部分组成。

$$
导言 + 主体 \quad
\begin{cases}
①条项式写法 \\
②综合式写法 \\
③摘要式写法
\end{cases}
+ 结尾（可有可无）
$$

（1）导言　即会议概况，包括名称、议题、成果等会议内容，以及会议的组织情况，如会议时间、地点、主持人（单位）等。其中时间、地点、主持人和会议议题四者不可缺少。

（2）主体　即会议事项，是纪要的核心部分。包括议定事项、做出的决定、讨论意见、布置的工作和提出的要求、主要观点及争鸣情况、领导的指示等。主体的写法一般有三种：①条项式：大中型会议或议题较多的纪要，一般要把会议讨论和决定的事项分条分项、依主次轻重有序地写出。这种纪要一般用于需要基层全面领会、深入贯彻的会议。②综合式：即把会议的基本情况，讨论研究的主要问题，与会人员的认识、议定事项等综合概括、整体阐述和说明。往往不加小标题，篇幅短小，扼要反映会议精神，适用于小型会议或内容单一的会议。③摘要式：即把会上具有典型性、代表性的发言加以整理，提炼出内容要点和精神实质，按照发言顺序或内容性质，分别加以阐述说明。这种写法比较客观、具体地反映会议讨论的情况和每个发言者的意见，以此体现会议的主要精神和基本内容，适用于小型座谈会、研讨会。

（3）结尾：参会人员情况，如会议出席人、列席人、请假人员等。

五、纪要的写作注意事项

1. 真实、准确、客观　纪要要真实、客观地反映会议的宗旨、基本情况和主要精神，要掌握会议的真实情况，弄清楚会议的目的、任务和内容，忠实于会议的实际内容，不随意更改或增删，更不能借题发挥。

2. 抓住要点，突出中心　纪要是对会议记录的加工整理和摘要撰写，而不是照搬会议记录，所以应该围绕会议主题，抓住要点，突出重点，把会议的主要情况简明扼要地反映出来，把会议议定的事项一一叙述清楚。做到主次分明、中心突出、详略恰当。

3. 高度理论化、条理化　纪要应该对会议讨论的意见进行分析研究，给予理论上的概括与提高。对会议讨论的意见分门别类进行归纳和系统整理，使问题明确，条理清晰。

4. 语言通俗简洁　在语言表达上，尽可能语句简短通俗，切忌长篇大论。常使用"会议认为""会议确定""会议指出""会议强调""会议听取了""会议讨论了"等惯用语。

即学即练 2-4

答案解析

今天全市卫生健康系统召开了宣传贯彻《疫苗管理法》工作会议。会议主要议题是以"四个最严"要求，做好疫苗全过程监管工作，加强预防接种信息化和冷链建设工作，突出抓好人员队伍特别是基层预防接种单位人员队伍建设。会后形成纪要，直接加盖公章，发送相关单位。那么，你觉得有什么不妥之处呢？

📘 知识链接

纪要与会议记录的区别

纪要与会议记录，二者都是会议的产物，记载会议情况和议定事项，具有很强的纪实性。两者区别主要体现在以下几方面。

1. 文体性质不同　会议记录是机关内部记录发言的事务性原始文字资料，只作为资料凭证保存，不是正式文件，也不外发；纪要则是对会议记录加工整理，摘要撰写的正式公文，外发后对有关部门具有约束力。

2. 内容不同　会议记录是发言的原始记录，全面、客观、真实；纪要则是对会议记录的综合归纳，更为理论化和条理化。

3. 形式不同　会议记录没有统一的格式，且正式会议必有；纪要作为正式公文则有固定的格式，且并非每次会议必有，只有当会议结果需正式行文外发时才撰写制作。

4. 保存发布方式不同　会议记录仅作为内部资料保存，不予发布；纪要则按公文程序发文，按公文处理办法保存。

目标检测

答案解析

一、选择题（请将正确选项填写在题后的括号内）

1. 关于纪要特点的表述，正确的一项是（　　）

　A. 纪要有交流会议信息，介绍经验的作用，但没有约束执行的效用

　B. 撰写纪要以叙述为主要表达方式，也可叙议结合

　C. 纪要的性质取决于会议的内容性质与印发会议纪要的目的与要求

　D. 撰写纪要可以根据工作需要，进行各种调查，广泛选取材料

2. 以下关于纪要标题的说法，正确的一项是（　　）

　A. 标题可以写明会议名称与文种

　B. 标题必须写明发文机关名称、事由与文种

　C. 标题必须写明会议名称、事由、文种

　D. 副标题必须简明扼要地揭示会议的主要内容

3. 下面有关纪要或会议记录的表述不正确的一项是（　　）

　A. 会议记录是机关内部记录发言的事务性原始文字资料，纪要则是对会议记录加工整理，摘要撰写的正式公文，外发后对有关部门具有约束力

　B. 会议记录全面、客观、真实；纪要则是对会议记录的综合归纳，更为理论化和条理化

　C. 会议记录没有统一的格式，纪要作为正式公文则有固定的格式

　D. 纪要可以对外发布，也可以与会议记录一样作为内部资料保存，不予发布

4. 要求贯彻执行的纪要是（　　）

　A. 协调性纪要　　　　B. 决策性纪要　　　　C. 交流性纪要　　　　D. 研讨性纪要

5. "大中型会议或议题较多的纪要，一般要把会议讨论和决定的事项分条分项、依主次轻重有序地写出。这种纪要一般用于需要基层全面领会、深入贯彻的会议。"这种写法属于（　　）

  A. 摘要式　　　　　　　B. 综合式　　　　　　　C. "总—分"式　　　　　　D. 条项式

二、判断题（请在正确判断的括号内打"√"，错误的打"×"）

1. 纪要在会议记录的基础上进行加工整理，更条理化理论化。   （　　）

2. 纪要的精髓在于"要"，即掌握会议要点，抓住与会人员达成的共识和议定的事项。 （　　）

3. 纪要与一般公文最大的不同是纪要不单独行文。   （　　）

4. 有些会议记录如果不完整，那么据此整理的纪要，若出现某些偏差或断章取义的现象是可以理解的，也是允许的。   （　　）

5. 撰写纪要时常常使用一些习惯用语，如"会议认为""会议强调""会议要求""会议传达""会议号召"等，其目的在于突出会议主旨。   （　　）

三、纠错题（分析下文不妥之处并修改）

  ××医药有限公司上午9时在四楼会议室召开了第二季度总结会，新来的记录员欧××草拟了一份纪要。请你指出标题、成文时间、导言部分存在的瑕疵或错误，并修改。

20××年第二季度××医药有限公司工作总结会纪要

（贰零××年×月×日）

  今天，副厂长陆××主持召开了会议。参加会议的有各部门正副经理、各车间正副主任及班长。会上听取了各部门经理的汇报，分析了半年来公司的生产情况，肯定了取得的成绩，指出了存在的问题，也对下半年的重点工作做了科学部署。

  一、半年来，在大家齐心协力的努力下，克服了资金极度短缺的困难，确保了各项工作任务和管理目标的全面完成；成功申报了省重大科技攻关项目"连翘基地建设项目"；大孔树脂吸附法生产山楂叶总黄酮项目成功申报为国家级星火计划项目，并且已将本项目启动省专利推广资助项目的申报工作。

  二、成绩的取得主要是因为采取了以下行之有效的措施，如全面加强内部管理，增强公司的核心竞争力；实施经济指标分解，推动目标责任落实制；提高服务水平，千方百计保障外部市场供应；拓宽融资渠道，全力保障公司的正常经营等。

  三、本次会议，提出了今后的努力方向。首先，要采取多种机动灵活的管理监督检查方法和措施，确保各项管理工作的实效。同时，要积极引入竞争机制、激励机制和约束机制，真正将公司的管理工作纳入科学化、规范化、标准化的轨道上来。其次，是要根据公司事业发展的需求，进一步加强对公司员工队伍整体素质的提升工作。通过行之有效的教育培训方式和切合实际的教育培训内容，真正将公司的各项管理知识和各专业岗位的业务技能灌输到员工的心目当中，变成员工自觉的行为规范和行为标准。第三，进一步强化服务市场的意识，提高市场保障工作的质量和效率，当好公司市场开拓的后勤。第四，积极服从和服务公司国家级高技术产业化示范项目工程实施的需要，加强与各金融部门的沟通与协调，加大融资工作的力度，保障公司基本运营资金的需要。

××医药有限公司

20××.×.×

四、写作题

1. 请搜集某一会议材料,撰写一份纪要。

2. 根据以下提供的材料,撰写一份纪要。

今天上午,××县医保局组织召开了20××年全县医疗保障工作会议。各定点医药机构主要负责人,县卫生健康局局长××、医改办主任××,县医保局全体干部职工参加此次会议。会上组织观看了国家医疗保障局条例宣传片,传达了全国全省医疗保障基金监管专题工作电视电话会议精神,解读了《医疗保障基金使用监督管理条例》《医疗机构医疗保障定点管理暂行办法》《零售药店医疗保障定点管理暂行办法》文件,安排部署了下一年度全县医疗保障重点工作。

会议强调,"十四五"时期是卫生健康事业发展的关键时期。医保系统干部职工要深刻认识新时代医疗保障工作新形势,坚持以人民为中心,不断夯实医保基础工作,管好用好医保基金,努力打开医疗保障事业新格局。一要把《条例》《意见》宣讲透彻,掌握精髓要义,全面深化医改,提高医疗效率效能。二要优化医疗资源配置,完善医疗服务体系,把握产业发展趋势,落实项目建设提质。继续加快推进我县人民医院暨康养中心项目建设、卫生院医养结合项目建设,合理配置并整合各类医疗和养老等服务资源,实现以医带养、以养促医、医养结合的工作目标。三要保障公共卫生安全,强化公共卫生体系。改革完善疾病防控治理体系,全面提高防控治理能力。四要切实加强总额控制管理,把握好医保支持全县定点医疗机构创新发展的方向不动摇,把握好各医疗机构的发展定位,提供与评定等级相匹配的医疗服务。五要坚持中西医并重,推进中医药传承创新。继续健全中医药服务建设,融汇中医"治未病"理念,构建完善具有中医养生为特色的预防保健服务体系。六要提高妇幼服务水平,积极应对人口老龄化。强化妇幼健康服务体系建设,提升危重孕产妇救治能力,继续做好出生缺陷防治工作。七要不断优化医保经办服务,加强医疗保障自身建设、医保科室自身建设。八要扎实推进党风廉政建设,严防严控医保领域廉洁风险,坚决铲除腐败土壤,持续纠治侵占群众利益、欺诈骗保和贪污侵占、吃拿卡要等违纪违规行为,推动党风廉政建设走深走实。

书网融合……

知识回顾　　　　微课　　　　习题

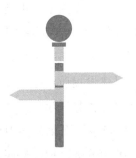

学习引导

市场经济环境中，现代企业在实现其生产经营目标时，需要科学管理企业事务，同时做好企业之间的沟通与协作，生产经营管理文书在其中起着重要的作用。那么生产经营管理文书有哪些类别？写作中应该注意哪些事项？

本项目重点介绍总结、规章制度、招标书和合同四种与企业经营相关的文书，要求能正确界定各文种的适用范围，熟练掌握各类文书撰写的规范格式，会运用应用文语言进行文书的规范撰写和纠错，以应对今后的实际工作。

学习目标

1. **掌握** 总结、规章制度、招标书、合同等生产经营管理文书的规范格式，能够根据情境任务，采用恰当的文种撰写各类规范的生产经营管理文书。

2. **熟悉** 总结、规章制度、招标书、合同的写作要求及写作注意事项等。

3. **了解** 总结、规章制度、招标书、合同的含义、特点、分类等基础知识。

PPT

任务一 总 结 微课

实训任务

一、任务情境

情境1： 按照惯例，××连锁大药房每个季度及年终，均召集各分店店长开会，会议的一个重要议题就是总结上一阶段、部署下一阶段的工作。李××作为某分店店长，准备将优化管理制度、创新经营模式和策略、拓展线上销售、服务社区及应对突发公共卫生事件的举措等情况作为今年年终总结的重点和亮点。李店长要求办公室文员起草这份工作总结，该怎么写呢？

情境2： 我校食品质量安全与检测专业学生曾××，进入××健康集团有限公司实习已半年。其扎实的专业知识、娴熟的动手能力、踏实肯干的工作作风、强烈的求知欲、阳光快乐的个性等各方面均得到了公司带教师傅及领导、员工的高度评价，公司决定录用曾××为正式员工。按照学校规定，曾××结束实习应写一份个人实习总结（需经公司带教师傅签字并加盖公司印章）。假如你是这名实习生，你该怎么写这份实习总结呢?

二、实训要求

根据个人学习工作情况或以上情境任务,撰写一份总结,然后进行班级或小组纠错评比。

三、评价方案

评价权重,建议教师约占60%,学生约占30%,企业或其他专家约占10%。评价等级,建议分为五等:优秀≥90分、良好≥80分、中等≥70分、合格≥60分、不合格<60分。参考标准见表3-1。

表 3 - 1 总结评价参考标准

评价项目	评价要点	分值	得分
总结文稿 (60分)	1. 主题鲜明,重点突出,内容全面具体	20	
	2. 材料充实,数据详实	20	
	3. 条理清晰,逻辑性强,结构严谨	10	
	4. 语句表达规范,文字简洁流畅	10	
总结发言 评议纠错 (30分)	5. 发言者精神饱满,普通话标准,吐字清晰,声音洪亮,语言表达准确流畅,熟练自然	20	
	6. 具备一定的评判和纠错能力;评议时能抓住重点,准确评议优缺点、提出合理的修改建议	10	
学习态度 综合素养(10分)	7. 积极主动,热情参与,按时完成,责任心强;谦虚诚恳,礼貌大方,独立思考,具有一定的开拓创新精神	10	
参评对象:	评分人:	总分	

例文导读

【例文一】

××医药公司营销一部
20××年度销售工作总结

标题

单位名称+时限+事项+文种。

鼠去牛来辞旧岁,回首这一年,是播种希望的一年,也是收获硕果的一年。工作上紧跟公司领导层的步调,与各部门密切合作,在全体同仁的共同努力下,营销一部取得了令人满意的成绩。今年2亿的任务量完成了1.85亿,销售任务完成率达92.5%,相较于去年1.4亿的销售任务增长了30%以上,达到公司的考核要求。

作为营销一部负责人,我深感责任重大,这一年我带着我的团队主要从以下几个方面来努力完成我们的销售任务。

一、市场网络建设方面

营销一部主要负责华中、华南、西南市场,包括湖南、湖北、河南、江西、广东、广西、海南、云南、贵州、四川、重庆、西藏12个省。到今年9

正文

(1)前言:开宗明义,概述工作的基本情况、取得的成绩与总体评价。

(2)主体:采用横式结构从6个方面写这一年都"做了什么""做得怎么样",并指出存在的问题、分析原因。

月完成所有省区网络建设，各省区经理招聘、审核工作都已完成，为第四季度冲刺完成全年任务奠定了坚实基础。

二、市场控制方面

配合公司加大力度严查省区间的窜货，处理利用网络平台低价挂网现象。本年度处理省区间窜货 8 起，处理本区域市场低价平台挂网 5 个品种 121 条。基本上遏制了窜货、低价冲货现象，为本区域市场稳定发展提供了保障。

三、费用与回款方面

本年度销售费用主要有各省区经理回总公司进行半年度总结、各省区的培训、各省区计划内的出差费用。总之，公司在市场投入较少。

回款方面：营销一部负责的市场片区一般是以预付款形式进行结算；湖南省区的××药店连锁（全国配送）月销实结，云南省区××医药商贸有限公司月结，这两家公司非预付款结算都能按合同要求按时回款。

尽管今年的任务圆满完成，面对明年严峻的市场环境和公司对本部门的更高要求，我们对市场问题进行了必要分析，改进不足，开拓进取。

四、目前市场分析

营销一部所辖省区的销售网络已建设完成，但因我部门负责的是公司的 5 个新品销售，尽管有总公司的品牌效应，但仍需要进行大量的开发工作。然而，由于新品利润空间过小，代理商或业务员对新品市场拓展力度不够，所以需要公司适当增加市场开拓费用。

五、营销手段分析

我们现在主营 5 个新品，并且是独家医保品种，为了保护市场，必须实行控销模式。第一，配合未投标省区做好招投标工作，同时对已中标省区加大部分品规终端市场开发力度，迅速提高市场占有率。第二，加强网络营销模式管理，维护好各平台的价格。第三，对恶意窜货、低价挂网销售的代理商一律取消其代理资格。

六、管理方面分析

企业发展，一定需要人力资本的充分发挥，企业文化应加强对员工的绝对吸引力与凝聚力。我部大部分员工对公司管理保有信任，但个别新进业务员对企业文化、企业发展愿景了解不够，加上试用期没有工资、费用支持，只有提成，使得他们没有归属感、安全感，因此需要公司加大对新进业务员的企业文化培训。

（3）结尾：表决心，简短利索。

在新的一年，我们将在公司的正确领导下，继续向纵深开拓市场，充分发挥营销一部所有员工的能动性，提高各省区经理及业务员对企业的信任感与忠诚度，在和谐共进的良好工作氛围中奏响新的胜利凯歌。

落款
单位名称和成文日期。

××医药公司营销一部

20××年×月×日

【例文二】

××省食品药品职业学院驻村工作队
关于20××年驻村帮扶的工作总结

标题

单位＋时限＋事项＋文种。

今年以来，我驻村工作队认真贯彻落实省政府关于开展驻村帮扶的工作要求，坚持解放思想，开拓创新，牢牢把握脱贫攻坚的工作总任务，切实履行工作职责。一年来，结合驻村实际，扎实开展工作调查，联系协调与指导各项工作，积极为民办实事，带领××村贫困户及群众努力脱贫致富奔小康，为××村的社会稳定、村集体经济发展做了一些工作，取得了一些成绩。现将今年以来的工作总结如下：

正文

（1）前言：概述工作基本情况。

一、深入村户了解基本情况

××村共有216户679人，党员21人，全村常住人口117户，现建档立卡贫困户22户72人。总土地面积0.85万亩，其中耕地1200亩，山地2360亩。村民以传统农业耕作、养殖、外出务工为主要经济来源。20××年，××村建成100千瓦的村级光伏扶贫电站，极大地推动了全村的脱贫攻坚事业。

（2）主体：采用横式结构，就开展的工作从5个方面总结"做了什么""做得怎么样""今后的打算"。

二、摸准扶贫对象，确定帮扶措施

我队驻村后，逐户走访22户建档立卡贫困户，了解其贫困程度及原因。与村中国共产党支部委员会和村民自治委员会（简称"村两委"）、村民代表共同商讨脱贫计划，同时上报帮扶机构。在乡党委、政府的带领下，在大家的共同努力下，结合驻村帮扶队的特色服务，制定了有针对性的帮扶措施。最终，依据××村的地理、气候条件，确定将脐橙种植、中药材种植作为主打帮扶产业。同时，极力协助村两委切实把村民组织起来，着力培育致富能手，尤其是发挥党员在脱贫致富中的模范作用，动员党员先行掌握致富技术。

三、紧抓产业、技术帮扶，促进农民脱贫增收

20××年，××村在××县乡党委政府扶持指导下，依托××苗木种植合作社，以合作社＋农户（土地入股＋效益分红）模式，建成180亩脐橙种植基地。3~4年脐橙可以挂果，第四年亩产预计在250公斤左右，之后逐年增多，到盛果期亩产可达1000公斤以上。入股农户土地入股69户，其中贫困户22户全部入股，入股农户从第四年开始均有20000元左右的收入。

同时，与村两委积极推进中药材种植项目。年初，我队召集有入股意愿的村民多次协商土地入股事宜，并最终与98户村民签订土地入股分红合同。中药材种植项目依托××药材种植专业合作社，××制药有限公司提供技术及种子，采用农户、合作社、公司三方合作模式发展中药材种植，今年种植中药材白术120亩。今年××药材种植专业合作社种植的白术已全部被××

制药有限公司收购，共计收购白术 42 吨，按现在市场价 30 元/公斤计，除去成本开支，可实现销售收入 84 万元左右，入股农户今年均有 8500 余元分红。

在选择扶贫项目、联系项目技术支持、项目管理与组织指导等方面，我队都发挥了不可替代的作用。今年通过这两个主要项目有力带动了贫困户及其他村户增收致富，促进了本村产业经济发展。

四、落实乡村振兴战略，建设美丽乡村

我队积极配合村两委班子推进美丽乡村建设。首先，推动村文化建设，进行思想帮扶。推动建设一个村级文化室，定期组织村民开展文化活动，丰富村民的业余生活，切实提高村民的生活质量，以增强村民之间的凝聚力和协作力，如组织留守儿童读书活动、组织妇女舞蹈队、组织村民进行球类比赛，对五保户进行筛查并定期走访，以解决他们的实际生活问题，让全村的孤寡老人能老有所依等。其次，加强村环境卫生整治等。如配合村两委对村庄范围内的露天粪坑全部拆除，推动人居环境整治；发动群众主动参与户内及周边环境卫生整治，将建设美丽乡村落到实处。

五、抓住契机，做好长远规划

这一年来，我队与××村两委班子通力协作，多项扶贫帮扶工作有序推进。来年的工作将主要在以下几个方面展开：第一，配合村党支部抓好党员队伍建设。按照党章要求，帮助党村支部培养文化层次高、视野开阔的优秀村民成为入党积极分子。第二，配合村两委规划好产业结构。今年果木和中药材的产业化经营已初显成效，曾经各户分散种植、销售的脐橙，今年实行合作社经营，农业产业化经营还可加大力度，实行连片规划建设，形成有特色的区域性主导产业。同时，产业结构调整方面，可大力发展白术等中药材的种植，建设出"一村一品"，并将这"一村一品"打造成农民增收、农业增效的亮点、品牌。

(3) 结尾：表决心，简短利索。

我们将一直以习近平新时代中国特色社会主义思想为指导，牢记扶贫的使命，继续深入群众，把广大村民最关心、最直接、最现实的利益放在首位。鼓励村民改变思路，从传统单打独斗模式向产业化、规模化、效益化发展，最终实现村民从思想到经济上的完全脱贫，让更多的外出务工村民自愿返回家乡参与美丽乡村建设。

落款
单位名称和成文日期。

××省食品药品职业学院驻村工作队
20××年×月×日

📖 知识要点

一、总结的含义

总结是单位或个人就过去某一阶段或某一方面的工作、学习、生活、思想等进行系统回顾，针对得失，认真分析研究，归纳出经验教训，得出规律性认识，用以指导今后工作和学习的事务性文书。

总结并不只是"例行公事"，其在实际工作中作用不小。一是提供信息，一份全面的总结可为上下级单位、相关部门或个人提供某一时期、某一方面的工作情况。总结中所包含的原始资料全面综合，便于存档，长久保存，以备查询。二是提供借鉴，工作总结不仅仅是总结成绩，更重要的是总结经验，发现规律，评估得失。这些经验教训用以指导今后的工作，也可为其他单位或个人的社会实践起到借鉴和指导作用，有利于趋利避害，减少失误。

二、总结的特点

1. 客观性　总结是对过去工作的回顾和评价，因而要尊重客观事实，以事实为依据。所列举的事例、数据都必须真实可靠，任何杜撰、歪曲事实的做法都会使总结失去其应有的价值。

2. 实践性　总结反映的是本地区、本单位或作者自身的实践活动，总结的对象是自身而非他人。因此，总结的材料完全来自自身的工作实践，而不是东拼西凑，到处"借用"。总结的观点完全是从自身的工作实践中概括出来的认识和规律，而不是随意套用文件、报刊上的观点。

3. 指导性　总结从回顾开始，通过对实践过程进行分析综合，将得出的经验和教训形成规律，上升为理论，用以指导今后的实践活动。

4. 理论性　总结不仅要陈述情况，摆工作成绩，找出工作中存在的问题，对整个工作做出估计和评价，更重要的是要对工作中各方面情况进行分析研究、综合概括，把零散的、肤浅的感性认识上升为全面的、本质的理性认识，找出规律性。能否进行理性分析、找出规律，是衡量一篇总结是否合格、成功的标准。

三、总结的分类

总结从性质、内容、时间、范围等角度可划分出以下不同类型。

1. 按性质划分　可分为综合总结和专题总结。

2. 按内容划分　可分为工作总结、学习总结、思想总结、科研总结、教学总结、会议总结等。

3. 按时间划分　可分为年度总结、季度总结、月度总结、阶段性总结等。

4. 按范围划分　可分为全国性总结、地区性总结、部门性总结、本单位总结、班组总结、个人总结等。

总结也有各种别称，如自查性质的评估及汇报、回顾等都具有总结性质，常用的小结、体会，也属于总结的范畴。

四、总结的格式与写法

总结一般是由标题、正文、落款三部分构成。

1. 标题　总结的标题可分为两种。

（1）公文式标题　完整的公文式标题一般由"单位名称、时限、事项、文种"组成。如《××省药品监督管理局××年度工作总结》。

省略结构的公文式标题可由"时限＋事项＋文种""时限＋文种"或"事项＋文种"构成。如《××年度工作总结》《半年度总结》《安全生产总结》。

（2）新闻式标题　有单行与双行式标题。有的单行标题概括主要内容或基本观点，不出现"总结"字样，但对总结内容有提示作用。如某企业的专题总结《科学规范管理是企业发展的关键》。有的点明总结的内容，如《××蛋糕店提高生产质量管理之策略》。

双行标题，由正、副标题构成，正标题揭示观点或概括内容，副标题与公文式标题类似。如《抓创新促管理增效益——××制药厂××年度工作总结》《强医德树新风——××医院精神文明建设经验总结》。

即学即练 3 – 1

请指出下面总结标题的错误之处并加以更正。

我的 2021 年度工作总结

答案解析

2. 正文　一般分为前言、主体和结尾三部分。

（1）前言　一般概述情况，总体评价，提纲挈领，总括全文。或概括说明总结的时间、指导思想、形势背景、事情的大致经过等；或总括提示总结的中心内容，如主要经验、成绩与效果等，或简要说明工作的过程、基本情况、突出的成绩等。不管以何种方式开头，都应力求简洁，开宗明义。

（2）主体　主体是总结的主要部分，需要写得详细具体。通俗来讲包括"做了什么""做得怎么样"。具体来说，包括工作的内容、做法、成绩、经验与教训、存在的问题及原因、今后的打算等几个方面。

内容和做法：要具体到做了哪些工作，采取了什么措施、办法或步骤，有何效果等。但切忌罗列事件，记流水账。

成绩与经验：可运用具体事例、统计数据，通过对比方法来说明成绩、经验，找出规律性的东西，使感性认识上升到理性认识，用以指导今后的工作实践。

问题及原因：可从主客观两方面来进行分析，要把原因上升为理论，以便对下一阶段的起借鉴作用。

今后的打算：主要写清楚将来怎样发扬成绩，改进不足，以取得更大的成绩。

写作时，要把握好内容的逻辑结构关系，一般有三种结构模式。

横式结构：按事物性质和规律，就所有工作分门别类依次来写，各部分之间是相互并列的关系。如一药店店长进行年度总结，可通过对店员的管理、药店销售策略、药店成本控制等方面写，使得并列的几个方面内容划分得当，分类后各部分内容鲜明集中。

纵式结构：按工作进程的时间顺序分阶段来安排内容，分别叙述每个阶段的成绩、做法、经验与体会，以便体现事物发展或社会实践活动的全过程。

纵横式结构：写作时先按时间顺序体现工作的进程，不同阶段要注意内容的逻辑关系，从几个不同方面来进行总结。通常以总结经验教训为主，用工作回顾说明经验教训。

（3）结尾　总结的最后一部分，或概括全文，或表决心，或针对存在的问题提出切实可行的改进措施，以及奋斗目标。这部分语言要有概括性，应写得简短利索。有时，也可不写结尾，主体内容结束即结尾。

3. 落款　包括单位名称和成文日期。如在标题中已写明总结单位，或标题下已个人署名，则文末不需再写；如没写则署名在文末正文右下方。最后还要在署名的下一行写明成文日期。

五、总结的写作注意事项

1. 材料充分全面、实事求是　总结是总括事实、得出结论，没有事实就无法得出结论。所以要尽可能多地搜集原始材料，客观地反映事实和问题的本来面目，不弄虚作假，使材料丰富、典型且准确。

2. 内容主次分明、详略得当　总结反映几个方面的内容，要分清主次、突出重点，对重点工作或工作中的重要环节应详写；同时体现本单位、本人特点的做法的材料也可详写。

3. 找出规律、兼顾个性　写作总结的目的是反映事物特点、找出工作规律，用以指导今后的实践。好的总结应能回答和解决工作中的问题，并对同类工作具有普遍指导意义。

知识链接

计划的别称

计划是单位或个人为未来一定时期内的工作，制定目标、任务、要求、实施方法、步骤等的一种事务性文书。计划与总结是一对相关的事务性文书，从某个角度来讲，计划是总结的依据，因此必须具体、明确，以便实施和检查。

计划是一个统称。按内容涉及的范围大小、期限长短和实施步骤的详略程度不同，计划有不同的名称，如设想、纲要、规划、方案、安排、要点、打算等。

1. 设想　通常它只是某一领导机关或个人提出的初步的、不成熟的、富有创新性的假设，是一种非正式的计划，供讨论、制定计划时做参考。

2. 纲要　是提纲挈领的要点，具有较强的政策性、思想性、指导性的计划性文种。时间上跨度大，内容上多为经济、社会发展方面的事项，文字表述多为条款式。通常纲要是规划的依据。

3. 规划　是指个人或单位拟定的比较全面长远的发展计划，通常是一个大轮廓。规划与计划是包含关系，"规划"里包含多个"计划"。如《国民经济和社会发展第十四个五年规划》《药学专业职业生涯规划书》。

4. 方案　是对某项工作从目的、要求、方法、具体进度等做全面的计划，具有很强的操作性。目标、步骤、具体措施等3个主要内容是保证方案具有可操作性的必要条件。方案比计划更完善，是可用于实施的。

5. 安排　比计划的内容更为单纯、详细。是为完成某项任务而制订的具体方法、步骤、措施，具有较强的操作性。

6. 要点　通常是上级对下级布置阶段性工作或重要任务时，提出的工作重点。是内容简明、原则性强的计划。

7. 打算　是一种粗线条的、想法不太成熟的、基于未来的非正式计划。

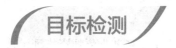

答案解析

一、选择题（请将正确选项填写在题后的括号内）

1. 总结的基本格式包括（　　）

　A. 标题　正文　结尾　　　　　　B. 标题　正文　落款

C. 标题　前言　正文　　　　　D. 前言　主体　结尾

2. 总结的主体部分要写清（　　）

　　A. 要做什么　做得怎样　　　　B. 要做什么　何时去做

　　C. 做了什么　做得怎样　　　　D. 要做什么　如何去做

3. 总结通常用第（　　）人称来写

　　A. 一　　　　　　B. 二　　　　　　C. 三　　　　　　D. 一、三

4. 总结的双行标题一般是（　　）

　　A. 副标题揭示观点或概括内容，正标题点明单位、时限、性质和总结种类

　　B. 正标题揭示观点或概括内容，副标题点明单位、时限、性质和总结种类

　　C. 一般由单位名称、时限、内容、文种组成

　　D. 以单行标题概括主要内容或基本观点，不出现总结字样

5. 总结的结尾要写得（　　）

　　A. 条理分明　层次清楚　　　　B. 条理分明　内容翔实

　　C. 简洁自然　干脆利落　　　　D. 简明扼要　开宗明义

二、判断题（请在正确判断的括号内打"√"，错误的打"×"）

1. 总结可以分为专题总结、个人总结、综合总结等。　　　　　　　　　　　　　　（　　）

2. 总结主要是对未来一段时间内要做的工作进行设计安排。　　　　　　　　　　（　　）

3. 总结的主体部分可以写未来的改进措施和奋斗目标。　　　　　　　　　　　　（　　）

4. 写作总结时应报喜不报忧，对缺点要轻描淡写，尽量回避缺点。　　　　　　　（　　）

5. 写作总结时主要运用叙述、议论的表达方式。　　　　　　　　　　　　　　　（　　）

三、纠错题（对照总结的写作要求，指出下面这篇文章存在的问题，并提出修改意见）

我的实习工作总结

技能学习

　　第一个月上班，店长让我熟悉药品，不用跟顾客打交道，主要工作是摆放、整理、清点商品，并整理价签，把调价和没有价签的商品打印更换价签。电脑收银、入单，新品建档，机打发票，近效期盘点等。

专业知识学习

　　我从第二个月开始接待顾客，在为顾客进行"问病荐药"之前，我会先翻看常用感冒药、消炎药、肠胃药的说明书，学会把学校学的知识与现在的实践结合起来。至今还记得第一次给顾客服务时那份忐忑不安的心。

沟通技巧学习

　　我是一个比较内向的人，与人沟通是我的最大难题，与形形色色的顾客进行沟通更是难上加难。我只能以微笑面对顾客。

　　即将踏入社会，我要努力学习，早日考取执业药师资格证，成为一个有担当、有责任的医药人。

四、写作题

1. 写一篇大学学习生活的个人总结。

2. 我校学生范××参加今年的全国中药传统技能大赛，荣获一等奖。学校希望他将赛前强化培训、获奖经验加以总结，请你代为拟写。

PPT

任务二 规章制度

实训任务

一、任务情境

情境1：××连锁大药房为迎接上级部门的 GSP 验收，各部门负责起草新的管理制度。李××作为公司仓储部主管，他的这份仓储部管理制度该怎么写呢？

情境2：××食品有限公司××分店即将开业，为充分调动店员的积极性和创造性，规范员工的行为，切实维护公司的利益，店长彭××拟制定一则店员工作守则。你认为守则有什么作用？该如何拟写呢？

二、实训要求

根据本寝室或班级情况，拟写一份寝室公约或班级管理制度，然后分组制作海报，公开张贴宣传评比。

三、评价方案

评价权重，建议教师约占60%，学生约占30%，企业或其他专家约占10%。评价等级，建议分为五等：优秀≥90分、良好≥80分、中等≥70分、合格≥60分、不合格<60分。参考标准见表3-2。

表3-2 规章制度评价参考标准

评价项目	评价要点	分值	得分
规章制度写作文稿内容（60分）	1. 主题突出，观点鲜明，思想正确	20	
	2. 条理清晰，结构严谨	15	
	3. 语言表达准确，文字简洁流畅	15	
	4. 文种正确，格式规范	10	
综合能力与素养（25分）	5. 具备一定的评判和纠错能力；评议时能准确评议优缺点，并能提出合理修改意见	15	
	6. 积极主动，热情参与，按时完成，责任心强；团结协作，开拓创新精神好	10	
展示效果（15分）	7. 排版合理、制作美观、色彩和谐、鲜明简洁、引人入胜。能够利用标志、字体、色彩、构图等设计理念，体现个人设计风格；吸人眼球，关注度高，评价好	15	
参评对象：	评分人：	总分	

例文导读

【例文一】

标题

事由＋文种。

标题

事由＋文种。

正文

（1）引言：阐述目的、依据、使用范围。

（2）分条逐一写出制度的具体内容。

药品质量事故处理及报告制度

为保障人民健康、安全使用药品，加强本药店对所经营药品发生质量事故的管理，有效预防重大质量事故的发生，依据《药品经营质量管理规范》《药品经营质量管理规范实施细则》第70条，制定药品质量事故处理及报告制度。质量管理人员、采购员、营业员对本制度的实施负责。

药品质量事故是指药品经营过程中，因药品质量问题而导致的危及人体健康或造成企业经济损失的情况。质量事故按其性质和后果的严重程度分为：重大事故和一般事故两大类。

一、定义

1. 重大质量事故

违规销售假、劣药品；非违规销售假劣药品但造成严重后果；

未严格执行质量验收制度，造成不合格药品入库；

由于保管不善，造成药品整批虫蛀、霉烂变质、破损、污染等不能再供药用，每批次药品造成经济损失2000元以上；

销售、发货出现差错或其他质量问题，并严重威胁人身安全或已造成医疗事故；

购进"三无"产品或假劣药品，受到新闻媒体曝光或上级通报批评，造成较坏影响或经济损失在5000元以上。

2. 一般质量事故

购销"三无"产品或假冒、失效、过期药品，造成一定影响或损失在2000元以下。

保管、养护不当，致使药品质量发生变化，一次性造成经济损失200元以上、2000元以下。

二、质量事故报告

（1）一般质量事故应12小时内报告质量管理部，并在1周内将事故原因、处理结果报质量管理部门。

（2）重大质量事故，造成严重后果的，应在6小时内由质量管理人员向当地药品监督管理部门汇报，查清原因后作书面汇报，一般不得超过1天。发生事故后，质量管理部门及相关人员应及时采取必要控制、补救措施，以免造成更大的损失和后果。

（3）质量管理部接到事故报告后，应立即前往现场，查清事故原因，对事故责任者和员工进行教育，让其制定整改措施；了解掌握第一手资料，协助各有关部门处理事故，做好善后工作。

三、质量事故处理

（1）发生一般质量事故的责任人，经查实，在季度质量考核中处理；

（2）发生重大质量事故的责任人，经查实，轻者在季度质量考核中处理。重者将追究其行政、刑事责任，除责任人外，事故发生所在部门也必须承担相应责任；

（3）发生质量事故隐瞒不报者，经查实，将追究经济、行政、刑事责任；

（4）对于重大质量事故，质量管理部门负责人与公司主要负责人应分别承担一定的质量责任。

四、制度实施时间

本制度自发布之日起实施，实施之日起每 3 个月考核 1 次。

（3）补充说明具体实施方式。

×× 医药有限公司

20××年×月×日

落款

单位名称及成文日期。

【例文二】

食品添加剂新品种管理办法 （卫生部令第 73 号）

部长　陈　竺

二〇一〇年三月三十日

标题

（1）事由＋文种。

（2）发布人及日期。

《食品添加剂新品种管理办法》已于 2010 年 3 月 15 日经卫生部部务会议审议通过，现予以发布，自发布之日起施行。

第一条　为加强食品添加剂新品种管理，根据《食品安全法》和《食品安全法实施条例》有关规定，制定本办法。

第二条　食品添加剂新品种是指：

（一）未列入食品安全国家标准的食品添加剂品种；

（略）

第三条　食品添加剂应当在技术上确有必要且经过风险评估证明安全可靠。

第四条　使用食品添加剂应当符合下列要求：

（一）不应当掩盖食品腐败变质；

（略）

第五条　卫生部负责食品添加剂新品种的审查许可工作，组织制定食品添加剂新品种技术评价和审查规范。

第六条　申请食品添加剂新品种生产、经营、使用或者进口的单位或者个人（以下简称申请人），应当提出食品添加剂新品种许可申请，并提交以

正文

（1）制定目的和依据。

（2）采用条文式逐一写出办法的具体内容。

下材料：

（一）添加剂的通用名称、功能分类，用量和使用范围；

（略）

第七条　申请首次进口食品添加剂新品种的，除提交第六条规定的材料外，还应当提交以下材料：

（一）出口国（地区）相关部门或者机构出具的允许该添加剂在本国（地区）生产或者销售的证明材料；

（略）

第八条　申请人应当如实提交有关材料，反映真实情况，并对申请材料内容的真实性负责，承担法律后果。

第九条　申请人应当在其提交的本办法第六条第一款第一项、第二项、第三项材料中注明不涉及商业秘密，可以向社会公开的内容。

（略）

第十条　卫生部应当在受理后 60 日内组织医学、农业、食品、营养、工艺等方面的专家对食品添加剂新品种技术上确有必要性和安全性评估资料进行技术审查，并作出技术评审结论。

（略）

第十一条　食品添加剂新品种行政许可的具体程序按照《行政许可法》和《卫生行政许可管理办法》等有关规定执行。

第十二条　根据技术评审结论，卫生部决定对在技术上确有必要性和符合食品安全要求的食品添加剂新品种准予许可并列入允许使用的食品添加剂名单予以公布。

（略）

第十三条　卫生部根据技术上必要性和食品安全风险评估结果，将公告允许使用的食品添加剂的品种、使用范围、用量按照食品安全国家标准的程序，制定、公布为食品安全国家标准。

第十四条　有下列情形之一的，卫生部应当及时组织对食品添加剂进行重新评估：

（一）科学研究结果或者有证据表明食品添加剂安全性可能存在问题的；

（略）

（3）施行时间。　　**第十五条**　本办法自公布之日起施行。卫生部 2002 年 3 月 28 日发布的《食品添加剂卫生管理办法》同时废止。

📖 知识要点

一、规章制度的含义

规章制度是机关、团体、企事业单位为了维护正常的工作、劳动、学习、生活秩序，依照法律、政策而制订的，在一定范围内具有强制性或指导性、约束力的文书，是各种行政法规、章程、制度、公约的总称。

规章制度的使用范围极其广泛，大至国家机关、社会团体、各行业、各系统，小至单位、部门、班组。它是国家法律、法令、政策的具体化，是人们行动的准则和依据。

建立、健全各项规章制度对创造良好的环境有重要作用，现代企业注重科学规范的管理，规章制度的制定尤其重要。企业的规章制度是企业内部的规范性文件，是企业经营活动的体制保证，是企业有序运行的体制框架，也是企业员工的行为准则，在维护企业利益和保障员工的合法权益方面发挥重要作用。

二、规章制度的特点

1. 约束性 规章制度明确规定了应该做什么，不应该做什么。它是人们的行为准则，一经生效，有关单位或个人就必须严格遵守或遵照执行。如果违反有关条例，就要受到相应的处罚。

2. 权威性 规章制度的权威性来源于机关单位的权威性。规章制度的作者是法定的，即依法能以自己的名义行使权力与承担义务的组织。规章制度是这些法定作者根据自己的职责和权限制订，是本级机关权力意志的反映。

3. 稳定性 规章制度既然是人们的行为准则，就不宜经常变动和修改，应具有相对稳定性。因此，不能将脱离实际的条文，属于临时性、个别性的问题，暂还没有条件实行的问题引入规章制度。但并不是说规章制度是一成不变的，在条件成熟的时候或环境发生变化时，我们应该及时修改并使之完善。

4. 规范性 首先是形式上规范，规章制度一般是以条文方式表达的；其次是内容上规范，一般规章制度由假定、处理、制裁三部分组成；最后是程序上规范，一般规章制度从制定、颁布、修改及废止都要按规定的程序进行。

三、规章制度的分类

规章制度包括行政法规类、章程类、制度类、公约类四种。不同的类别反映不同的需要，适用于不同的范围，起着不同的作用。现代企业管理中经常使用制度类规章制度，社会生活中常用公约类规章制度。

制度类规章制度可分为两类，一类偏重对工作的要求，如制度、规则、规程等；一类偏重于工作职责和约束行为、规范道德，如守则、准则、规范、须知等。

四、规章制度的格式与写法

规章制度种类繁多，但一般遵照以下格式和写法。

1. 标题 规章制度的标题主要有三种组成形式。

（1）"单位名称＋事由＋文种"，如《××药厂安全生产制度》。

（2）"单位名称＋文种"，如《××医药公司章程》。

（3）"事由＋文种"，如《软胶囊的工序工艺操作规程》。

如规章制度是暂行或试行，应在文种前加"暂行"，如《××医药公司质量管理暂行规定》。或在标题后加括号标明"试行"，如《中小学教育惩戒规则（试行）》。

规章制度一般具有一定的法规性，需要通过制订、批准、公布等一系列程序才具有权威效力，因此许多规章制度类文书在标题下正中位置会有标识制发机关、批准（或发布）日期等，如：

生物制品批签发管理办法

（2020 年 12 月 11 日国家市场监督管理总局令第 33 号公布）

即学即练 3-2

请指出下列标题的不规范之处并加以更正。

××医药股份有限公司 20××年关于药品采购管理的（暂行）规定

答案解析

2. 正文 规章制度类文书种类较多，不同文体的写法会有所不同，正文内容一般要包含制定的依据、目的、意义、适用范围、主管部门、具体规定、法律责任或奖惩办法、施行日期、解释权限等。写作顺序有很强的规律性，一般先总后分，由原则到具体，从主要到次要，从一般到特殊。正文写作通常有以下三种形式。

（1）条文式 将全部内容逐条排列，不设章节。一个具体问题用一个条文说明，从头到尾序号依次排列。如一个问题有多种情况，则在"条"下列"款"（项、目），且"条"的序号相连，"款、项、目"在所属"条"下列序。条文式写法多用于内容较简单、层次也不复杂的制度类、公约类规章制度，如守则、须知等。

（2）章条式 全文分若干章，有的为彰显内容，可给章加小标题。章是规章制度类文书中常见的结构单位，格式为"第×章"。每章下又分条，应用格式为"第×条"，各章下"条"的序号从头到尾依次排列。通常第一章为总则，最后一章为附则，中间为分则。这种写法适应于内容复杂、层次较多的规章制度类文书。层次较多的规章制度类文书章下可分"节"，"条"下可分"款、项、目"，但"节、款、项、目"不按全文依次排序，只在各自所属的"条"下排序。

（3）序条式 写法与条文式相似，全文开头为引言或导语，用来阐述根据、目的、意义、适用范围等。然后逐条写明分则内容，结语补充说明其他未尽事宜的处理办法及执行时间。

3. 落款 落款写制发单位和日期。如果标题下方正中已加括号反映了这方面内容，末尾则不必重复出现。

五、规章制度的写作注意事项

1. 针对性 内容是规章制度的内核和基础，除了必须真实准确之外，还必须有明确的指向性。同样一种规章制度，在不同的部门和单位里往往有不同的侧重点和不同的内容要求。

2. 依据性 任何规章制度都必须有法律依据或政策依据，必须符合党和国家的政策、法令，不允许与之相抵触或违背。要符合本单位或部门的实际情况，只有依据实际情况制定的规章制度才是切实可行的。

3. 协调性 为确保规章制度的可行性，写作时必须十分注重与同类规章制度的联系与协调，如规章制度从什么时间开始执行、各级有什么权限、衡量的标准是什么等。标准要统一，口径要一致，步调要协调，避免出现矛盾或混乱。

4. 规范性 规章制度属于法规性文书，具有一定的约束力，因而其文字表述必须严谨、周密、规范。既要体现严肃性，又要考虑稳定性。

📱 知识链接

规章制度相关公文

1. 规定　是党政机关、企事业单位或社会团体对某项具体工作、活动提出一定要求、制订相应措施，要求下级机关或有关部门贯彻执行的指令性文书，如教育部、国家市场监督管理总局和国家卫生健康委员会联合发布的《学校食品安全与营养健康管理规定》，某企业发布的《××制药厂实验室安全管理规定》。

2. 制度　制度是党政机关、企事业单位或社会团体为加强对某项工作的管理而制定的要求有关人员共同遵守的规范性文书，如《安全生产制度》《销售人员管理与考核制度》。

3. 守则　是机关团体或企事业单位制定的要求其内部成员共同遵守的行为准则，是规范人们行为的制度类事务管理文书。守则的使用范围很广，适用于各行业的事务管理活动中。又因为守则是面向一定范围内的全体人员，所以守则内容要求有较强的适用性、包容性和概括性，如《值班人员守则》《高等学校学生守则》等。

4. 公约　是一定范围内的社会成员为保证良好的生活、工作、学习、娱乐环境，在自愿协商的基础上制定的行为准则和道德规范，要求大家自觉遵守，如《市民健康公约》。公约往往强调社会公德，其约束力没有其他规章制度类强。

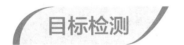

目标检测

答案解析

一、选择题（请将正确选项填写在题后的括号内）

1. 规章制度写法一般不采用（　　）

A. 图表式　　　　　　B. 条文式　　　　　　C. 序条式　　　　　　D. 章条式

2. 规章制度结构一般为（　　）

A. 标题、规定条款、施行时间　　　　　　B. 标题、正文、施行时间

C. 标题、正文、落款　　　　　　D. 标题、前言、落款

3. 规章制度的特点不包括（　　）

A. 约束性　　　　　　B. 权威性　　　　　　C. 普发性　　　　　　D. 规范性

4. 规章制度必须对（　　）做出具体明确的规定

A. 原因　　　　　　　　　　　　　　B. 依据

C. 规定内容和实施说明　　　　　　　D. 起草日期

5. 下列哪项不属于规章制度（　　）

A. 章程　　　　　　　B. 守则　　　　　　C. 公约　　　　　　D. 命令

二、判断题（请在正确判断的括号内打"√"，错误的打"×"）

1. 规章制度明确规定了应该做什么，不应该做什么。它是人们的行为准则，一经生效，有关单位或个人就必须严格遵守或遵照执行。如果违反有关条例，就要受到相应的处罚。（　　）

2. 任何规章制度都必须有法律依据或政策依据，必须符合党和国家的政策、法令，不允许与之相抵触或违背。（　　）

3. 规章制度的落款写制定机关单位和日期必须放在文末。　　　　　　　　　　（　　）

4. 规定作为一种公文，不能用命令或通知的方式来发布。　　　　　　　　　　（　　）

5. 已成文的规章制度可以随时依据单位或部门的实际需要而作修订。　　　　　（　　）

三、纠错题（请指出下文中的不当之处并加以改正）

考勤管理

第一条　为规范公司考勤管理，严肃工作纪律，有效提升员工敬业精神，作为员工工资核算依据之一，结合我公司实际情况，特制定本制度。

第二条　本制度适用于公司全体员工。

第三条　公司员工除因公外出人员外，均应准时上下班打卡。

第四条　行政人事部每月1~3日统计上月考勤，各部门须在每月2日前交部门考勤确认情况上报行政人事部，同时附请假条和加班表。员工可在每月2日前查阅本人考勤情况。

第五条　迟到、早退

1. 按月统计，不论迟到/早退时间多少，每次均记迟到/早退一次，累计三次以上（不含三次）者，开始累计惩罚。

2. 迟到/早退30分钟以内，累计罚款每次扣50元。

3. 迟到/早退30分钟到4小时以内，每次按半天事假计算。此项单独累计三次计旷工一天。

第六条　旷工

以下行为为旷工：（略）

旷工处罚：（略）

××公司

四、写作题

1. 根据你所在班级的具体情况，制订一份班级公约。

2. 学校周一至周五（18：00~22：00）、双休日（9：00~22：00）向学生有偿开放室内体育馆，由学校勤工俭学部负责管理。为规范室内体育馆的管理，请你以学校勤工俭学部的名义写一份室内体育馆管理制度。

PPT

任务三　招标书

📝 实训任务

一、任务情境

情境1：××连锁大药房××分店准备对店面进行提质改造，报请总店同意，决定通过面向社会公开招标的方式选择一家资质高、质量好、重信用的设计装修公司承建。你知道招标书的基本内容、要求和写作方法吗？这份招标公告该怎么写呢？

情境2：××医院准备采购一批应急医疗物资，预算约200万元，拟发布一则招标书，要求投标人满足《中华人民共和国政府采购法》第二十二条规定；落实政府采购政策需满足的资格要求；同时满足本项目的特定资格要求：①提供医疗器械经营许可证或医疗器械经营备案凭证；②单位负责人为同一人或者存在直接控股、管理关系的不同单位，不得同时参加本项目投标；③提供与所投产品一致的医疗器械注册证或医疗器械备案证（如属医疗器械）；④本项目不接受联合体投标。这份招标书该怎么写呢？

二、实训要求

根据任务情境，以小组为单位撰写一份招标书，参与作品评价与纠错，分组评比。

三、评价方案

评价权重，建议教师约占60%，学生约占30%，企业或其他专家约占10%。评价等级，建议分为五等：优秀≥90分、良好≥80分、中等≥70分、合格≥60分、不合格＜60分。参考标准见表3-3。

表3-3　招标书评价参考标准

评价项目	评价要点	分值	得分
招标书 文稿 （70分）	1. 标题准确、精炼、概括性强	10	
	2. 正文要素完整，内容简洁明确	40	
	3. 条理清晰，结构严谨	10	
	4. 语言表述周密严谨，格式规范，无错别字	10	
作品评改 综合素养 （30分）	6. 具备一定的评判和纠错能力，评改纠错者能够抓住文稿的典型错误	15	
	7. 学习态度认真，积极主动，参与热情高，责任心强；按时按质按要求完成任务，具有团队合作和创新精神等	15	
参评对象：	评分人：	总分	

📋 例文导读

【例文一】

××医药健康产业有限公司招标公告
——20××—20××年展会设计搭建服务

××医药健康产业有限公司（以下称"招标人"）拟对本公司医药展会设计搭建服务进行公开招标，欢迎具备条件的投标供应商前来报名参加。

1. 采购编号：20××-SC-GK-002

2. 采购内容

招标内容	服务期	服务地点
医药展会设计搭建服务	2年	全国范围内

3. 投标人具备条件

3.1 具有独立法人资格；

3.2 具有良好的商业信誉和健全的财务会计制度；

3.3 具有履行合同所必需的设备和专业技术能力；

标题

双行标题，正标题标明招标单位和文种，副标题点明项目内容。

正文

（1）前言：招标目的。

（2）主体：文件编号、招标内容、投标条件，标书发售时间、地点，开标时间、地点，联系方式等。

3.4 应有依法缴纳税收和社会保障资金的良好记录；

3.5 参加此项采购活动前 3 年内（20××年×月×日至今），在经营活动中没有重大违法记录；

3.6 公司成立 2 年以上且注册资金 500 万以上；

3.7 承接过药交会特装展台（120 平米以上）设计搭建工作；

3.8 具有中国展览馆协会颁发的展览陈列工程设计与施工一体化二级（含二级）以上资质；

3.9 本次招标不接受联合体；

3.10 投标者应购买本项目招标文件。

4. 招标文件的获取

4.1 时间：20××年×月×日至 20××年×月×日，每天 9：00～11：00 及下午 13：00～16：00（北京时间，法定节假日除外）。

4.2 售价：¥500.00 元。

4.3 地点：××市××中心 B 座 707。

5. 标书提交截止时间、开标时间和地点

5.1 标书提交截止时间：20××年×月×日 09：30。

5.2 开标时间：20××年×月×日 09：30。

5.3 地点：××市××中心 B 座 709。

联系人：李××

手机：1871107××××

电话：010－8463××××

邮箱：×××@dlzb.com

落款

单位与日期。

××医药健康产业有限公司

20××年×月×日

【例文二】

标题

文种名称。

招标邀请书

称谓

顶格书写被邀请单位全称。

主体

交代报名时间、地点、方式，对投标单位的基本要求，开标时间、地点，开标形式，联系方式等。

致：×××单位

近期××省医科大学附属医院将对一批医用耗材进行咨询遴选。为了解各种品牌的产品情况，体现公平、公正原则，邀请贵单位参与。

一、报名时间、地点、方式

1. 参会单位请于 20××年×月×日上午 11：00 前将报名表和医用耗材明细表电子版（盖公司章的扫描件）发至邮箱×××@qq.com。

2. 参会单位请于 20××年×月×日上午 11：00 前将产品资料书（要求详见附件 2）的电子文档发至邮箱×××@qq.com。

3. 开会当天上午 9：30 前请把产品资料纸质版交到医用仓库 3 楼 606 室。

二、对参会单位要求

1. 报名单位必须与参会单位一致，包括公章。

2. 不按要求提供材料者或不按要求现场汇报者不得参加会议。

3. 厂家人员必须到场。

4. 报名单位须对其所提供的资料的真实性负责，如有作假，一经发现，立即取消资格，在 2 年内禁止参与我单位的所有项目邀请。

5. 参会企业提交的医用耗材明细表纸质版和电子版不相符合时，以电子版为准。在医用耗材明细表电子版提交日期截止后，纸质版上内容须和电子版内容一致（即医用耗材明细表纸质版不能随意增加耗材的品种、规格型号等）。

三、会议时间、地点

1. 时间：20××年×月×日上午 10：00。

2. 地点：××省××市××号 905 室。

3. 会议以 PPT 形式介绍。讲解时间 5 分钟。内容包括厂家简介、产品介绍、产品性能与优势（重点）、销售情况、售后服务等。

4. 注：医用耗材遴选报价表（附件 1）于开会当天提交，请勿放在产品资料书里。

5. 联系方式：咨询电话：0759 - 88××××李老师

6. 注：医用耗材的相关资料请点击"参会资料"和"用户需求"压缩包下载。

××省医科大学附属医院资产管理部
20××年×月×日

落款
单位名称与日期。

📖 知识要点

一、招标书的含义

招标是当今经济活动中广泛采用的一种方法，为某项工程建设或大宗商品买卖，邀请愿意承包或交易的单位出价，以从中选择承包者或交易者的行为。

招标书是招标者就招标项目对外公布标准和条件，提出招标程序安排，以征召承包者或合作者对招标项目投标，而制作的一种告知性文书。

《中华人民共和国招标投标法》2000 年 1 月 1 日正式施行，2017 年 12 月 28 日第十二届全国人民代表大会常务委员会第三十一次会议修正。

招标书一般采用公告、通知等形式在广播、报纸、电视、网络等媒体上发布出来，如《××省××市××区人民医院 20××年进口医疗设备采购项目公开招标采购公告》《××省房建监理××第一附属医院国际陆港医院工程监理项目招标通知》。

二、招标书的特点

1. 规范性 招标文件基本内容和制作过程应符合《中华人民共和国招标投标法》的要求。《中华人民共和国招标投标法》第八条：招标人是依照本法规定提出招标项目、进行招标的法人或者其他组织。

2. 公开性 招标书一般采用公告、通知、启事等形式在广播、报纸、电视、网络等媒体上发布，公开征召承包对象或贸易对象，这些活动需要置于有关部门和群众的监督之下；招标书要将招标条件、要求、注意事项公之于社会，引起关注，从而征召竞标单位参与竞争。

3. 明确性 招标书为涉及具体经济活动的应用文书，它涉及招投标单位的经济利益，并且要承担经济责任和法律责任，因此，它的语言和内容要求准确、明晰，不可模棱两可，更不能产生歧义。对招标项目的基本情况、质量要求、工程工期、人员素质等内容都必须清楚、明确地表述。

4. 时效性 招标书是招标单位为了完成工程项目、买卖商品，优选投标人而制作的，招标单位都希望在短时间内获得结果，因此，具有时效性。

三、招标书的分类

1. 按招标标的物分类 可分为货物、工程、服务。根据具体标的物不同还可进一步细分。货物标书如医疗器械、计算机网络等。

2. 按招标范围分类 可分为国际招标书（一般以建设或采购方所在地的语言为准，如国外企业进行国际招标，一般以英语或当地语言为准。如果是中国单位进行国际招标，招标文件中一般注明，当中英文版本产生差异时以中文为准）和国内招标书。

3. 按招标时间分类 可分为长期招标书和短期招标书。

4. 按招标方式分类 可分为公开招标书（指招标人以招标公告的方式邀请不特定的法人或者其他组织投标）和邀请招标书（指招标人以投标邀请书的方式邀请特定的法人或者其他组织投标）。

四、招标书的格式与写法

通常招标文件需要购买，而且专业性很强，本节主要介绍招标公告和招标邀请书的写法。

（一）招标公告的写作

招标公告是招标单位向外宣布承包或承购的告示性文书，一般由标题、正文、结尾三部分组成。

1. 标题 招标公告的标题是对招标主要内容的概括和提炼，通常有四种写法。

（1）"招标单位 + 招标项目 + 文种"，如《××市第三人民医院采购医疗设备招标项目国际招标公告》。

（2）"招标单位 + 文种"，如《××市中心医院招标公告》。

（3）"文种"，如《招标公告》。

（4）双行标题，正标题标明招标单位和文种，副标题点明项目，如《××省监狱管理局中心医院招标公告——监管区围墙建设项目规划方案、可研、初步设计》。

2. 正文 分前言和主体部分。

（1）前言 又称为引言，主要交代招标项目名称、目的、依据。

（2）主体 这部分是招标公告的核心，内容包括：①招标项目情况：一般包括项目名称、规模、数量、技术规格或技术要求。②招标人的资质：投标人应当提供的有关资格和资信证明文件。③招标步骤：一般包括招标文件发售时间、地点、价格，投标截止时间，开标、评标、定标的日程安排；投标文件的编制要求。有的还说明签约时限，项目计划开工时间和完工时间。

3. 落款 又称结尾，要详细而具体写明招标单位的名称、地址、联系方式、成文时间，以便外界与之联系招标事宜。

（二）招标邀请书的写作

招标邀请书是招标单位在选择招标方式时，由招标单位向有关单位发出邀请其参加投标的一种文书。与招标公告相比，招标邀请书发布对象为特定的几个，属于书信文书。其通常由四部分组成。

1. 标题 一般标题形式为"招标邀请书"。

2. 称谓 即主送单位，顶格写出被邀请的单位名称。

3. 正文 这部分为招标邀请书的核心，主要用来说明招标目的、内容及具体事项。如果随函已有"招标公告"，就不必对具体事项再作赘述，只需说明"随邀请书附招标公告"即可。

4. 落款 详细而具体写明招标单位的名称、地址、联系方式、成文时间，以便外界与之联系招标事宜。

即学即练3-3

请在空格处填上正确的答案。

　　从按招标方式来看，招标书常用（ ）和（ ）的形式来写。

答案解析

五、招标书的写作注意事项

1. **内容合法合理** 招标书的内容要符合国家有关法律、法规、政策的规定。招标书中涉及的技术质量标准，要清楚注明国际标准、国家标准、部颁标准或企业标准。招标方案要科学、具有可行性。

2. **表述周密严谨** 招标书是用来向投标单位说明有关项目基本情况的文书，而且还是以后招标单位和中标单位签订合同的依据。因而，它是一种具有法律效力的文件，因此写作时要周密严谨。

3. **语言准确简洁** 招标书不需要长篇大论，只要把有关项目的内容简要进行介绍，突出重点即可，切忌没完没了地叙述、堆砌。

知识链接

投标书

投标书又称为"投标申请书"或"投标说明书"，是投标人为了中标，按照招标书中提出的标准和要求，结合自己的主客观条件制作的、在规定时间内报送招标单位的一种书面材料。

投标是比实力、比技术、比信誉、比策略、比价格的市场竞争行为，对投标来说，投标书就是投标单位提供给招标单位的备选方案。投标书写作注意事项包括以下三方面。

1. 有针对性地认真研究招标文件　根据招标项目的情况和要求来写，要"投其所需"。

2. 要实事求是　投标书对自身单位竞争优势的阐述，对招标项目的分析与承诺，都应求真务实。

3. 有竞争性地表达投标意愿　投标书书写的最终目的就是为了让投标单位能在众多参与者中脱颖而出，顺利中标。因此投标书要突出本单位的实力、优势和特色。

目标检测

答案解析

一、选择题（请将正确选项填写在题后的括号内）

1. 在投标过程中，单位或个人按照招标文件提出的标准和条件，向招标单位递送的书面材料是（　　）

　　A. 合同条款　　　　B. 投标书　　　　C. 技术规格　　　　D. 合同格式

2. 招标书是（　　）性文书

　　A. 说明　　　　　　B. 解释　　　　　C. 告知　　　　　　D. 申请

3. 下列哪一项不是招标书的特点（　　）

　　A. 公开性　　　　　B. 规范性　　　　C. 时效性　　　　　D. 针对性

4. 投标书可以叫作投标（　　）

　　A. 申请　　　　　　B. 规则　　　　　C. 广告　　　　　　D. 公告

5. 下列哪一项不是招标公告的组成部分（　　）

　　A. 标题　　　　　　B. 称谓　　　　　C. 正文　　　　　　D. 落款

二、判断题（请在正确判断的括号内打"√"，错误的打"×"）

1. 投标书为凸显竞争优势，增加中标机会，介绍本单位实力时可适当拔高。　　　　　　（　　）

2. 招标书一般是告知性文书。　　　　　　　　　　　　　　　　　　　　　　　　　（　　）

3. 招标书如果前文已介绍项目，落款可以省略。　　　　　　　　　　　　　　　　　（　　）

4. 招标书为吸引投资者参加投标，因此尽可能篇幅长，内容越详细越好。　　　　　　（　　）

5. 投标书需在阐述自身单位的内部和外部优势的情况下，清晰地描绘出企业的竞争地位。（　　）

三、纠错题（分析下面这篇招标书不妥之处并修改）

××市妇幼保健院智慧医院设计服务项目招标公告

1. 采购内容

（1）项目编号　AHGH－20200915

（2）项目类型　服务类

（3）资金来源　自有资金

（4）项目预算　80万元

2. 采购文件内容及获取办法

（1）采购文件获取方式　需携带加盖公章的法人授权书、符合招标公告供应商资格要求的证明文件至代理公司现场报名，并领取本项目采购文件，地址：××市××大厦2单元1404；

（2）采购文件获取时间：自公告发布之日起至文件提交截止时间止。

3. 招标时间、地点

（1）招标方式　现场磋商

（2）投标磋商时间　×月×日上午9∶00

（3）投标磋商地点　××市妇幼保健院会议室

4. 联系方式：李工1811076××××

四、写作题

1. ××市中心医院拟采购一台高端CT，向社会公开招标，请你写一份招标公告。

2. 我校准备进行智慧教室项目改造，现委托招标代理机构××设备招标有限公司向社会公开招标。请大家分别以招标方和投标方的身份研究如何拟制相关文书，最后每组推选出一位代表谈谈文书制作的思路。

任务四　合　同

PPT

✎ 实训任务

一、情境任务

情境1：××连锁大药房一分店准备订购一批枸杞原浆作为"庆中秋·迎国庆"促销礼品。店长邱××与××健康饮品公司经过多次协商，达成了购销意向，确定了购货数量、供应价格、供货日期及付款时间等。那么，这份购销合同该如何签订呢？

情境2：为了全面贯彻《医疗器械经营质量管理规范》，明确运输过程中的质量责任，确保运输过程中的质量安全，安全有效地把医疗器械产品按期送到客户所在地，××医疗器械有限公司与××物流公司经过周密磋商，就委托运输医疗器械产品事宜，达成一致意见。那么，这份委托运输的服务协议该怎么草拟呢？

二、实训要求

根据任务情境拟写合同，参与作品评价与纠错，分组评比。

三、评价方案

评价权重，建议教师约占60%，学生约占30%，企业或其他专家约占10%。评价等级，建议分为五等：优秀≥90分、良好≥80分、中等≥70分、合格≥60分、不合格<60分。参考标准见表3-4。

表3-4　合同评价参考标准

评价项目	评价要点	分值	得分
合同文稿 （60分）	1. 标题准确、精炼、概括性强	5	
	2. 合同要素齐全清楚	15	
	3. 合同条款所列内容齐全，符合要求，具体明确	20	
	4. 条理清晰，结构严谨	10	
	5. 语言表述周密严谨，简洁清晰；格式规范，无错别字	10	

续表

评价项目	评价要点	分值	得分
作品评改 （30分）	6. 具备一定的评判和纠错能力	15	
	7. 评议时能抓住重点，准确评议优缺点、提出合理的修改建议	15	
学习态度 综合素养 （10分）	8. 积极主动，热情参与，按时完成，责任心强；团结协作，开拓创新精神好	10	
参评对象：	评分人：	总分	

📖 例文导读

【例文一】

约首

（1）标题：事由 + 文种。

（2）合同编号与签约地点。

（3）合同当事双方。

购销合同

编号：××××

签约地点：××××

供货方（以下简称"甲方"）：××××

购货方（以下简称"乙方"）：××××

正文

（1）引言。

（2）合同条款：标的物、规格、数量、价款，质量要求，交货期限、交货方式，结款方式，违约责任，解决纠纷方式等。

本着互惠互利、平等自愿、长期合作的原则，经甲乙双方友好协商，签订本购销合同。

一、甲方授权乙方为甲方以下规格产品在××药店的经销商。

二、产品通用名、规格、结算价格、数量、金额等。

通用名	规格	单位	结算价格 （元/盒）	数量（盒）	金额 （元）
××软胶囊	0.5g×12粒	盒	12.90	6000	77400.00
合计金额（大写）：柒万柒仟肆佰元整					

三、质量保证：甲乙双方均应向对方提供全部真实有效的合法资质、资料。

1. 甲方提供的药品必须符合该产品法定的质量标准并提供相关资料。

2. 甲方对销售中出现的质量问题承担相应责任，但货到乙方后，乙方以及其他方因储存、运输、保管等不善造成的质量问题除外。

3. 甲方不接受乙方任何非甲方原因引起的质量问题以及近效期、过期药品的退换货。

四、交货期限：乙方确认打款后7个工作日内送货到甲方仓库。

交货方式：甲方负责安排货物到达乙方所在地车站、码头，相关运杂费和保险费由甲方承担；到达乙方所在地车站、码头后的费用由乙方负担。

收货人：<u>×××</u>；联系电话：<u>0731 - 8888××××</u>；

收货地址：<u>××省××市××号</u>。

五、验收：乙方在收到货物当日对数量、包装、品种等进行验收。若有异议，则应在验收后当日内向甲方提出，逾期视为甲方交付产品符合合同约定。

六、结算方式及付款期限：<u>预付款</u>。

货发后甲方向乙方提供等额增值税发票。

七、乙方不得违反甲方相关市场管理和价格管理规定。

八、违约责任：按照《药品管理法》《经济合同法》以及其他相关法规执行。如遇不可抗力而致任何一方不能履行本合同时免责。

九、解决合同纠纷的方式：甲乙双方应友好协商解决。如果协商不能解决的，可在原告所在地的人民法院提起诉讼。

十、未尽事宜，甲乙双方协商解决。任何对本合同的修改或补充，均以双方达成的书面协议为准。

十一、本合同一式二份，甲乙双方各持一份，具有同等法律效力。自甲乙双方授权代表签字、盖章后生效。

本合同有效期：<u>20××年×月×日</u>至<u>20××年×月×日</u>止。

甲方单位地址：　　　　　　　　　乙方单位地址：

税号：　　　　　　　　　　　　　税号：

开户行：　　　　　　　　　　　　开户行：

账号：　　　　　　　　　　　　　账号：

甲方（盖章）：　　　　　　　　　乙方（盖章）：

授权代表（签字）：　　　　　　　授权代表（签字）：

日期：　　年　　月　　日　　　　日期：　　年　　月　　日

尾部
合同份数及合同有效期。

落款
合同订立双方信息。

【例文二】

药品代理合同

编号：××

签约地点：××××

供货方（以下简称"甲方"）：××××制药有限公司

购货方（以下简称"乙方"）：××××医药有限公司

为拓展市场、共同发展，根据国家有关法律，本着平等互利的原则，经双方友好协商，甲方授权乙方作为<u>××省××</u>（下辖八县市）的独家经销商。

约首
（1）标题：事由＋文种。
（2）合同编号及签约地点。
（3）合同当事双方。

正文
（1）引言：合同订立依据与目的。

（2）合同条款：标的物、规格、数量、价款，甲方权利与义务，乙方权利与义务，代理政策等。

1. 合同标的

产品名称	剂型	规格	单位	单价（元）
××软胶囊	软胶囊	0.5g＊12s	盒	12.90

2. 甲方的权利与义务

2.1 负责向乙方提供按法定质量标准生产的合格产品并出具药品检验合格报告书，如因产品出现质量问题而引起的所有后果由甲方承担。

2.2 根据乙方所报销售计划，按期满足乙方的货源供应。

2.3 保证乙方区域内的独家代理权，不得向除乙方之外的任何一方直接或间接提供本产品及其他规格的同类产品。如有客户向甲方打电话订货及咨询相关事宜，须协助客户了解乙方的通信地址、电话号码等。

3. 乙方的权利与义务

3.1 负责本产品在××省内所有渠道的市场销售（包括连锁、医院、诊所、药房等）。

3.2 树立并维护甲方的企业形象，不得做出有损甲方企业形象的行为。

3.3 乙方经营甲方产品严禁超出甲方授权给乙方的区域进行销售。

4. 市场保证金及政策

4.1 经甲乙双方共同约定认可，乙方须在合同签订之日起7日内向甲方交纳人民币壹万元整的代理保证金，逾期本合同自动失效。

4.2 市场保证金主要用于协议区域代理权的确认和市场规范运作的保障。

4.3 如乙方有窜货行为、产品违规操作行为，甲方有权扣除乙方代理保证金，并取消乙方代理资格。

4.4 本合同终止时，乙方完成代理合同且无违规行为，甲方全额退还乙方的代理保证金，不计利息。

4.5 合同期满后，乙方如无违规行为，享有优先续约权。

4.6 为保证双方利益最大化，乙方在代理甲方系列产品期间每年（合同签订日起到合同终止日期为准）回款任务不低于伍万元整，乙方完成规定任务后，甲方返给乙方总货款百分之二 作为区域开发支持。

尾部

合同附则、合同份数、合同有效期等。

5. 附则

5.1 本合同未尽事宜，可由甲乙双方确定后签订补充合同。

5.2 本合同一式两份，均为正本，双方各执一份，甲乙双方各执一份，乙方须在签订合同日期起7日内向甲方交纳全额市场保证金，以取得所在地区独家代理权，合同自首批进货后生效。

5.3 双方如有争议，本着友好协商的态度解决，达成一致。如协商不成，在甲方所在地法院诉讼解决。

5.4 本合同有效期：20××年×月×日至20××年×月×日止。

甲方单位地址：	乙方单位地址：	落款
税号：	税号：	合同订立双方信息。
开户行：	开户行：	
账号：	账号：	
甲方（盖章）：	乙方（盖章）：	
授权代表（签字）：	授权代表（签字）：	
日期： 年 月 日	日期： 年 月 日	

📖 知识要点

一、合同的含义

根据《中华人民共和国民法典》第463条规定，合同即"民事主体之间设立、变更、终止民事法律关系的协议"，是公民、法人及其他组织之间，为实现某种目的或利益，本着平等互利自愿的原则，依法确立相互间的权利义务关系的协议。

《中华人民共和国民法典》第469条确定合同"可以采用书面形式、口头形式或者其他形式"。书面形式是合同书、信件、电报、电传、传真等可以有形地表现所载内容的形式。以电子数据交换、电子邮件等方式能够有形地表现所载内容，并可以随时调取查用的数据电文，视为书面形式。

> **即学即练 3-4**
>
> 判断下面说法是否正确（正确的打"√"，错误的打"×"）。
>
> 合同订立采用的书面形式即指纸质版形式，如合同书、信件、电报、电传、传真
> 答案解析 等。（ ）

二、合同的特点

1. 平等性 合同当事人地位平等，公民之间、组织之间、公民与组织之间不存在命令与服从关系；协商平等，合同当事人根据公平的原则协商各方的权利和义务。

2. 合意性 合同的本质是合意。合同当事人在从事合同活动时能充分、自主地表示自己的意志，可以自愿协议订立、变更、终止合同，一方不得把自己的意志强加给对方，任何单位或个人不得非法干预。

3. 约束性 合同内容必须符合国家法律、法规的规定；订立合同形式必须合法，签订合同的过程必须是自愿的，不得有胁迫、欺诈等行为。依法成立的合同，受法律保护，具有法律约束力，当事人应按条约履行自己的义务，不得擅自变更或者解除合同。否则，应当承担违约责任。

三、合同的分类

合同种类繁多，根据不同依据可有多种分类。

1. **按时间分**　可分为长期合同、中期合同和短期合同。

2. **按形式分**　可分为条款式合同、表格式合同、条款与表格结合式合同。

3. **按内容分**　《中华人民共和国民法典》确定的 19 类典型合同：买卖合同，供应水、电、气、热力合同，赠予合同，借款合同，保证合同，租赁合同，融资租赁合同，保理合同，承揽合同，建设工程合同，运输合同，技术合同，保管合同，仓储合同，委托合同，物业服务合同，行纪合同，中介合同，合伙合同。

四、合同的格式与写法

一份完整的合同包括约首、正文、落款等基本要素。

1. **约首**　即合同的首部。

（1）**标题**　经济合同的标题，应明确表示合同的性质，即"事由＋文种"，如《购销合同》《租赁合同》等；也可用"签约单位＋事由＋文种"的形式，如《××研究所技术转让合同》。有的合同有编号，可以写在标题右下方。标题下方最好写上签约地点，这将关系到发生合同纠纷时，在何地进行仲裁或法院起诉。

（2）**当事人**　合同当事人名称或姓名，依我国法律，包括公民、法人及其他组织，以及个别情形下的国家。为正文表述方便，可用"甲方""乙方"或"供方""需方"进行代称。

2. **正文**　有引言和合同条款内容。

（1）**引言**　主要说明双方签订合同的依据、目的和原则。表格式合同无此部分。

（2）**合同条款**　这是合同的主要内容，《中华人民共和国民法典》第四百七十条规定合同条款一般包括八方面的内容，即当事人的姓名或者名称和住所，标的，数量，质量，价款或者报酬，履行期限、地点和方式，违约责任，解决争议的方法。

标的：是指合同当事人的权利和义务所共同指向的对象，包括财产和行为，如购销合同卖方交付的出卖物。标的必须合法，违禁物品不能作为标的物。标的是合同成立的必要条件，若没有标的则合同不能成立。

数量、质量要求：数量是对标的的量的规定，因此数字要具体准确，计量单位必须精确。质量是对标的的质的规定，应说明遵循的国家标准、部颁标准、地方或行业标准。没有法定标准的，由当事人协商具体标准或凭样交货。

价款或报酬：要明确标的的总价、单价、货币种类及计算标准、付款方式、程序、结算方式。

合同履行的期限、地点和方式：履约期限是指当事人完成合同规定义务的时间范围，过时属违约。日期用公元纪年，年、月、日书写齐全。地点要写具体、准确。履行方式是当事人履约的具体办法，包括交付方式、验收方式和价款结算方式等。交付方式应明确是自提或委托运输部门托运等。验收方式要明确验收的标准。价款结算方式应明确是预付款、月结、实销实结或支票、承兑汇票等。

违约责任：《民法典》第五百七十七条规定：当事人一方不履行合同义务或者履行合同义务不符合约定的，应当承担继续履行、采取补救措施或者赔偿损失等违约责任。第五百七十九条规定：当事人一方未支付价款、报酬、租金、利息，或者不履行其他金钱债务的，对方可以请求其支付。

解决争议的方法：当事人在合同中约定解决执行合同过程中所发生争议的方法。

3. **尾部**　有关必要的说明如合同的份数、保管、有效期及附件等。

4. **落款**　双方单位全称和代表姓名，并签名盖章。包括有效地址、邮政编码、电子邮箱、电话、开户银行、账号等。一般签约时间即为合同生效期，因此必须写明签约时间。

五、合同的写作注意事项

各类合同格式上都有可依照的范本，但具体签订合同时除把握合同的特点外，还需掌握一些技巧。

1. 了解合同的拟定过程 拟订合同一般要经过要约和承诺两个阶段。要约是当事人一方向对方提出订立合同的条件，希望对方接受。承诺即双方达成协议。

2. 条款完备、内容具体 合同当事人双方的权利和义务通过合同条款来表达，因此条款内容必须周密完备、明确具体，涉及质量标准、数量等可能发生争议的内容要在合同中规定得一清二楚，违约责任也必须明确。

3. 用词准确、语言规范 合同条款关系当事人双方的经济利益，因此用语要规范，必须使用国家规定的规范用语，不得使用方言、土语。表述要准确简明、没有歧义，表达方式以说明为主。

📖 知识链接

协议书与意向书

1. 协议书 协议书有广义和狭义之分。广义的协议书是指社会集团或个人处理各种社会关系、事务时常用的"契约"类文书，包括合同、议定书、条约、公约、联合宣言、联合声明、条据等。狭义的协议书指国家、政党机关、企事业单位、社会团体或个人就某个问题经过谈判或共同协商，取得一致意见后，订立的一种具有经济或其他关系的契约性文书。

双方在合作前先进行初步洽谈，为便于开展实际工作，签订协议书以作为正式合同的"前奏"。合同签订后，发现某些条款欠妥，或出现预料不到的外力影响合同履行，经双方协商，取得一致意见，原合同仍可继续执行，订立协议书，作为原合同的补充或修订。此外，《中华人民共和国民法典》只对19种典型合同关系作明确规定，凡《民法典》中未作规定的领域，可用协议书替代。无论哪一种情况，协议书都具有一定的法律效力，对当事人双方有约束力。就这一点说，它与合同一致。因此，协议书也具有平行性、合意性、约束性等特点。

2. 意向书 意向书是双方就某一问题，经商谈后，意见趋向一致，为表明双方设想、观点、态度而签订的一种协商性契约文书。

意向书一般由比较高级、有决策力的成员参与讨论，采用会议纪要形式经双方负责人签字盖章而成。意向书的内容多是概括性、轮廓性的，不涉及具体细节，但对于一个项目的确定却具有重要作用，为签订合同或协议书奠定基础，多用于经济技术领域内的合作。

意向书不同于合同、协议书，它一般不具法律效力，除非双方签字盖章的意向书中，明确表示"我方同意你方意向书提出的各项条款，决定按你方意向书内容执行"，则意向书有了协议书的性质，具有法律效力。不过非特殊情况，最好另立一份合同或协议，以免引起不必要的纠纷。

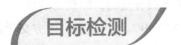

答案解析

一、选择题（请将正确选项填写在题后的括号内）

1. 与合同类似的文书还有（　　）

A. 市场调查报告   B. 倡议书   C. 协议书   D. 公约

2. 在合同中，订立合同的双方或多方共同指向的对象称为（　　）

    A. 价款   B. 酬金   C. 标的   D. 违约责任

3.《中华人民共和国民法典》规定，目前我国的典型合同有（　　）类

    A. 10   B. 15   C. 8   D. 19

4. 下列符合合同语言要求的一项是（　　）

    A. 甲方要求乙方于××年×月中旬前完成全部加工物件

    B. 货物包装标准：100 千克麻袋装

    C. 交货地点：北京

    D. 保证金超过两个月未能如期缴纳，则合同自动失效

5. 一般不具法律效力的文书是（　　）

    A. 合同   B. 协议   C. 意向书   D. 法规

二、判断题（请在正确判断的括号内打"√"，错误的打"×"）

1. 合同的标的物不能是无形物。   （　　）

2. 合同的民事主体是公民、法人及其他组织。   （　　）

3. 签订合同必须采用书面形式。   （　　）

4. 协议书一般具有法律效力。   （　　）

5. 意向书可为签订合同或协议书奠定基础，因此内容多涉及具体细节。 （　　）

三、纠错题（试指出下面这份合同存在的问题，并提出应如何修改才能符合经济合同的写作要求）

购销合同

编号：

供货方（以下简称"甲方"）：宁夏××农产品贸易有限公司

购货方（以下简称"乙方"）：湖南××医药有限公司

本着互惠互利、平等自愿、长期合作的原则，经甲乙双方友好协商，签订本购销合同。

1. 甲方授权乙方为甲方以下规格产品在××××药店的经销商。

2. 标的物：枸杞 6000 千克，40 元/千克，总金额 240000.00 元。

3. 交货期限：供方自 6 月开始 3 个月分 3 批交货，由供方负责包装并将货物运抵湖南，包装费及运费由甲方负责。

4. 收货与付款

4.1 需方过秤验收后，一次性通过银行转账汇款方式将全部货款及包装费、运费结清。

4.2 供、需双方任何一方如要求变更或解除合同时，应及时通知对方，并采用书面形式由双方达成协议。未达成协议前，原合同仍然有效。当事人一方接到另一方要求变更或解除合同的建议后，应在收到通知之日起 15 天内做出答复，逾期不做答复的，即视为默认。

4.3 乙方拒绝收货，应处以货款总额 20% 违约罚金；甲方交货量不足，应处以货款总额 20% 违约罚金。如因不可抗力不能按时履行合同时，供方应提前 1 个月通知需方。

5. 违约责任

违约金或赔偿金，应在供、需双方商定的日期内或由有关部门确定责任后十天内偿付，否则按逾期

付款处理。

6. 其他

本合同一式两份，供需双方各执一份。本合同自签订之日起生效，至双方义务履行完毕之日失效。

甲方单位地址：	乙方单位地址：
税号：	税号：
开户行：	开户行：
账号：	账号：
甲方（盖章）：	乙方（盖章）：
授权代表（签字）：	授权代表（签字）：
日期：年 月 日	日期：年 月 日

四、写作题

1. 请替××医药公司草拟一份药品运输合同。

2. 我校中药学院拟在暑假安排一年级学生到省内几大著名中药种植基地进行为期1周的采药实训。因人数多、各基地距离较远，组织难度较大。为安全起见，学校准备将食宿、交通等事项承包给一家旅行社。请你草拟这份与旅行社签订的合同书。

书网融合……

知识回顾　　　　　微课　　　　　习题

学习引导

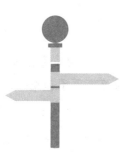

现代企业所面临的市场竞争越来越激烈，同时需求也在不断变化。业务的开发和拓展首先要做好市场的调查和研究，分析其可行性，为经营决策提供依据。企业在激烈的市场竞争中要善于运用经济手段，在法律允许的范围内扩大影响，提升企业的知名度。有意识地组织一些活动，利用各种传媒手段进行广告宣传无疑都是行之有效的方法。在具体的工作中，如何根据需要写出合适的业务开发拓展类文书，使企业生产、决策和管理能够满足市场的需要？

本项目的学习重点是市场调查报告，可行性研究报告，活动策划书和广告文案的含义、特点、分类等基础知识。同时结合例文赏析与分析，重点介绍了各个文种的格式与写法、写作注意事项等。

学习目标

1. **掌握**　调查报告、可行性研究报告、活动策划书和广告文案的写作方法并能够熟练撰写。

2. **熟悉**　调查报告、可行性研究报告、活动策划书和广告文案的写作要素。

3. **了解**　调查报告、可行性研究报告、活动策划书和广告文案的含义、特点、分类及写作注意事项。

任务一　市场调查报告 📱微课

PPT

✍ 实训任务

一、任务情境

情境1：××数字医疗科技股份有限公司的核心业务是开发、生产和销售先进的数字化×射线影像系统核心部件——平板探测器。为扩大生产规模，不断改进技术设置，公司准备对国内平板探测器市场的供需格局及未来发展趋势进行市场调查。你知道市场调查如何进行，调查报告如何写作吗？

情境2：××保健品连锁有限公司决定扩大具有抗氧化、降血糖、降血脂、润肠通便、缓解体力疲劳、减肥、提高免疫力及祛黄褐斑等功能的保健食品的种类和生产规模，欲进行前期的市场调查。你知道市场调查如何进行，调查报告如何撰写吗？

二、实训要求

根据任务情境，撰写市场调查报告，相互进行作品评价与纠错，并分组评比。

三、评价方案

评价权重，建议教师约占60%，学生约占30%，企业或其他专家约占10%。评价等级，建议分为五等：优秀≥90分、良好≥80分、中等≥70分、合格≥60分、不合格<60分。参考标准见表4－1。

表4－1　市场调查报告评价参考标准

评价项目	评价要点	分值	得分
市场调查报告的撰写（80分）	1. 标题准确、精炼，概括性强	5	
	2. 格式规范，逻辑性强，语句通顺，文字清楚，无错别字	15	
	3. 调查对象明确，结构合理，层级清楚；对项目信息进行收集和详细的了解，如市场需求、顾客细分、竞争者分析及自身定位、销售策略、环境分析	15	
	4. 调查方法和分析方法正确，数据丰富可靠	10	
	5. 调查结论精炼明确，专业性强，有现实意义，能提出切实可行、具有实际意义的调查分析结论，能根据环境分析得出市场定位、顾客细分、销售策略、竞争优势、广告宣传策略等	15	
	6. 调查问卷结构完整，重点突出，合理有效	10	
	7. 提问方式合理，能激发被调查者的兴趣，避免出现反感问题；问卷结果便于统计	10	
学习态度综合素养（20分）	8. 评改纠错者能抓住文稿的典型错误，纠错能力强	10	
	9. 学习态度认真，积极主动，参与热情高，责任心强；按时按质按要求完成任务。另外，具备一定的资料查阅整理、信息处理以及调研能力、独立完成任务能力及具有参与学习小组的团队合作精神等	10	
参评对象：	评分人：	总分	

📖 例文导读

【例文一】

多肽药物市场快速壮大
——全球多肽药物市场调查报告

多肽通常指不超过50个氨基酸构成的肽链，介于小分子化药（分子量<500）和蛋白药物（分子量>5000）之间。因为多肽在机体内作为信号分子参与众多生理功能，所以多肽药物往往充当替代疗法的角色，以弥补内源性多肽激素水平的缺乏。近几年，全球多肽药物市场整体处于发展上升期，市场规模复合增速达12%以上，市场规模接近200亿美元。据咨询机构Transparency Market Research发布的报告，到2020年，全球多肽药物市场规

标题

采用正副标题形式，正标题有助于读者了解文章重点；副标题阐明调研对象及文章体式。双标题结构使文章内容表达更全面。

前言

阐述调查的对象、内容，概述调查研究的主要结论。

模有望达到 237 亿美元。多肽药物也成为新药研发的重要方向之一。

一、多肽药物研发技术的发展与变迁

从早期自动物组织中分离提取到现代人工合成，多肽药物已获得普遍认可并广泛应用于临床。

一直以来，天然多肽的研发项目数量较少，但医药行业对多肽类似物的研发热情始终不减，尤其是异源多肽，自 2000 年至今研发数量不断攀升，这也从侧面反映出多肽合成技术的发展与变迁。

20 世纪 80 年代，几乎所有处在临床试验阶段的多肽长度都少于 10 个氨基酸。此后 10 年中，多肽平均长度逐渐增加，这主要得益于多肽合成技术的不断成熟和完善。目前长度达 40 个氨基酸的长肽链也能成功研发，表明肽链长度不再是多肽药物研发的难点。

二、多肽药物的优缺点

从天然提取到人工合成，多肽作为一种新药，在临床应用和生产制备方式上均显示出独特的优越性。在临床上，多肽药物与重组蛋白药物、单抗药物类似，具有特异性强、疗效好等优势。在生产制备方式上，多肽药物接近小分子化药，具有纯度高、质量可控且结构容易确定等特点，所以目前多肽治疗已被认为是具有高选择性、有效且相对安全的潜在疗法。

虽然多肽治疗前景美好，但该疗法也并非完美无缺。由于多肽酶的存在，导致多肽激素的半衰期通常较短，这种不稳定性为药物研发和临床治疗带来负面影响。多肽药物的另一项技术瓶颈是口服利用率不高。

为克服上述技术难题，近年来一种新型的多肽合成策略应运而生。科研人员通过采取调节药代动力学特征、修饰氨基酸骨架、掺入非天然氨基酸、共轭联结延长半衰期的基团、改善溶解度等措施，降低多肽药物的注射频率并提高其稳定性和其他物理性质。其中，共轭联结基团已成为改变多肽药物性质的重要手段。从 2010 年起，全球约有 30% 处在临床试验阶段的多肽药物是结合物，比如与聚乙二醇、脂质和蛋白质等结构偶联。研究证明，缀合 Fc 片段能延长多肽半衰期，多肽药物偶联物还能用作细胞毒性剂的有效载荷和传递物。

三、多肽药物市场的快速发展

近年来，全球多肽药物市场快速发展，多肽药物也成为国内外新药研发的重要方向。如辉瑞、默克、罗氏、礼来、诺华、赛诺菲、拜耳等大型跨国制药企业，均通过收购或并购形式加大了对多肽药物研发的投入，并相继收获了不少上市药物。全球有代表性的多肽药物有利拉鲁肽、杜拉鲁肽、格拉替雷、亮丙瑞林、奥曲肽、戈舍瑞林和艾塞那肽等。

我国近年来多肽药物市场规模同样呈上升趋势，2017 年达到 630.5 亿元，这要归因于我国人口基数大、老龄化加剧，存在大量的肿瘤及慢性病患者。预计未来这一市场需求将不断扩大，多肽药物仍有大幅增长空间。

相比发达国家和地区，我国多肽药物领域仍然存在较大差距，产品结构也有差异，其中免疫增强类产品居多，而针对肿瘤、糖尿病、罕见病等的产品占比较小，市场还未成熟，也远未饱和。

截至 2019 年 5 月 7 日，全球多肽合成药物相关数量为 1153 种，2018 年上市的多肽药物为 198 种，适应证广泛，包括肿瘤、心血管疾病、内分泌代谢类疾病等重大疾病或较普遍的疾病都有涉及，其中针对肿瘤的药物数量最多。

总体而言，多肽药物相比传统化药有诸多优势，全球临床市场需求日益增长。可以预见，随着现代合成技术的进步，未来将有越来越多的新型多肽药物上市，给广大患者带来福音。

结尾
根据调研结果得出结论，提出意见、建议或希望。

（参考：中国市场调查网，http：//www.cnscdc.com）

【例文二】

2021－2025 年中国药品行业运营态势
与投资前景调查研究报告 （目录）
××制药集团

标题
公文式标题。

本报告从国际药品发展、国内药品政策环境及发展、研发动态、进出口情况、重点生产企业、存在的问题及对策等多方面多角度阐述了药品市场的发展，并在此基础上对药品的发展前景做出了科学的预测，最后对药品投资潜力进行了分析。

正文目录
专业、详实。主要内容包括行业发展分析、市场环境分析、产业主要数据监测分析、市场供需分析、投资与前景预测等。

第三节　2015－2020 年世界药品重点国家及地区市场分析

一、欧美

二、日本

三、其他

第三章　2015－2020 年中国药品行业市场发展环境分析

第一节　2015－2020 年中国宏观经济环境分析

一、中国经济压力风险加大

二、全社会固定资产投资分析

三、消费价格指数分析

四、城乡居民收入分析

五、社会消费品零售总额

六、进出口总额及增长率分析

第二节　2015－2020 年中国药品行业政策环境分析

第三节　2015－2020 年中国药品行业社会环境分析

第四章　2015－2020 年中国药品市场供需调查分析

第一节　2015－2020 年中国药品市场供给分析

一、市场供给分析

二、影响供给的因素分析

第二节　2015－2020 年中国药品市场需求分析

一、市场需求分析

二、影响需求的因素分析

第三节　2015－2020 年中国药品产业发展存在问题分析

第五章　2015－2020 年中国药品产量统计分析

第一节　2015－2020 年全国药品产量分析

第二节　2015－2020 年全国及主要省份药品产量分析

第三节　2015－2020 年药品产量集中度分析

第六章　2015－2020 年中国药品产业主要数据监测分析

第一节　2015－2020 年中国药品行业规模分析

一、企业数量增长分析

二、从业人数增长分析

三、资产规模增长分析

第二节　2015－2020 年中国药品行业结构分析

一、企业数量结构分析

二、销售收入结构分析

第三节　2015－2020 年中国药品行业产值分析

一、产成品增长分析

二、工业销售产值分析

（参考：中国报告网 http：//www.chinabgao.com）

📖 知识要点

一、市场调查报告的含义

市场调查报告是经济调查报告的一个重要种类，它是以科学的方法对市场的供求关系、购销状况以及消费情况等进行深入细致地调查研究后所写成的书面报告。其作用在于帮助企业了解和掌握市场的现状和趋势，增强企业在市场经济大潮中的应变能力和竞争能力，从而有效地促进经营管理水平的提高。

市场调查报告是领导决策和指导工作的重要依据，能及时准确地提供市场供求、商品价格、消费心理等多方面的信息，提高企业的经济效益和社会效益，帮助消费者理性消费。

二、市场调查报告的特点

1. 真实性 市场调查报告是为解决实际问题撰写的，因此客观事实是调查报告赖以存在的基础。写调查报告，从调查对象的确定，到开展调查活动；从对问题的分析研究，到提出解决问题的途径等，都要以大量的充分确凿的事实作为依据。真实性是调查报告的生命。

2. 针对性 市场调查报告一般有比较明确的意向，相关的调查取证都是针对和围绕某一综合性或专题性问题展开的，所以调查报告反映的问题集中而有针对性。

3. 逻辑性 市场调查报告离不开确凿的事实，但又不是材料的机械堆砌，而是对核实无误的数据和事实进行严密的逻辑论证，探明事物发展变化的原因，预测事物发展变化的趋势，提示本质性和规律性的东西，得出科学的结论。

4. 时效性 要顺应瞬息万变的市场形势，市场调查报告必须讲究时间效益，做到及时反馈，只有及时到达使用者手中，使决策跟上市场形势的发展变化，才能发挥市场调查报告的作用。

5. 目的性 市场调查报告应根据社会的实际需要而产生。在党和国家的各项方针、政策贯彻执行中，常常会出现新情况、新问题需要研究解决，也常常有好的经验需要推广。调查报告正是从这一客观需要出发，就现实工作急需解决的各种问题，有针对性地进行调查研究之后所做的书面回答。

6. 典型性 市场调查报告的典型性表现在两个方面：一是调查对象典型；二是文章所用的材料典型。好的调查报告不仅对调查对象总结工作、提高认识具有指导意义，更重要的是对全局性工作具有现实意义和普遍的指导意义。

三、市场调查报告的分类

根据市场调查报告目的不同、调查对象不同，调查报告可以有不同类型的分类。

1. 市场需求调查报告 主要内容包括产品销售对象的数量与构成，消费者家庭收入水平，实际购买力，潜在需求量及其购买意向，消费者收入增加额度，需求层次变化情况，消费者对商品需求程度的变化、消费心理等。

2. 市场供给调查报告 主要内容包括商品资源总量及构成，商品生产厂家有关情况，产品更新换代情况，不同商品市场生命周期的阶段，商品供给前景等。

3. 商品销售渠道调查报告 主要内容包括商品销售渠道种类与各渠道销售商品的数量、潜力，商品流转的环节、路线、仓储情况等。

4. 商品价格调查报告 主要内容包括商品成本、税金、市场价格变动情况，消费者对价格变动情况的反映。

5. 市场竞争情况调查报告 主要内容包括竞争对手情况、竞争手段、竞争产品的质量、性能、价格等。

四、市场调查报告的格式与写法

市场调查报告一般由标题、目录、前言、正文、结论与建议、附件组成。公开发布的市场调查报告通常只发表标题、前言、正文、结论四部分。

1. 标题 市场调查报告的标题比较灵活，通常有两种构成形式。

（1）公文式标题 由调查单位、内容、范围和文种构成，如《2021－2025 年中国记忆枕头市场现状分析及发展前景调研报告》《2020 年新型冠状病毒疫苗行业市场调查报告》。

（2）自由式标题：包括陈述式、提问式和正副标题结合式。陈述式标题如《中药市场巨大空间的背后诸多问题制约产业发展》；提问式标题如《严控费、降药价背景下医药行业能否逆势上扬？》；正副标题结合式标题是将调查的结论或主题作为主标题，将调查单位、内容、范围、文种作为副标题，如《我国药用辅料行业期待更高质量发展——2025 年中国医药市场调查》。

内容较多、篇幅较长的调查报告，可以把标题和报告日期、委托方、调查方写在扉页上。

2. 目录 如果市场调查报告的内容较多，篇幅较长，为了方便阅读，可以使用目录列出章节、标题和页码。内容简单的调查报告则不需要。

3. 前言 写作特点是高度概括、简明扼要，这部分主要阐述调查的基本情况。它主要包括四方面的内容。

（1）调查的目的 简要地说明调查的由来。

（2）调查对象和调查内容　简要说明调查的时间、地点、对象、范围。

（3）调查方法和分析方法　简要介绍调查方法和分析方法，有助于人们相信调查数据和结论的可靠性。

（4）提示调查研究的结论　概述主要问题或调查研究的主要结论，对引出下文起到提纲挈领的作用。

4. 正文　是市场调查报告的核心内容，也是对调查研究结果的具体引证、论说部分。其结构形式分为纵式结构、横式结构和综合性结构三种。

（1）横式结构　对调查的内容进行分析归纳，提炼出主旨，然后紧紧围绕着主旨，按照不同的类别分别归纳成几个问题来写。每个问题可用小标题或观点句另起，小标题和观点句多由动宾结构的短语来充当，力求凝练、醒目、富于表现力。这种结构形式观点鲜明中心突出，使人一目了然。

（2）纵式结构　按照事物发生、发展的脉络来写。优点是便于读者阅读，对事情的前因后果能清楚了解。

（3）综合式结构　纵式和横式穿插配合。一般叙述和议论采用纵式结构，而写收获、认识和经验教训时采用横式结构。

5. 结尾　一般是根据调查结果提出相应的建议或决策，也就是准备采取的措施。这一部分要与正文的论述紧密对应，不可以提出无证据的结论，也不要做没有结论性意见的论证。有的调查报告结论已经在正文中出现，不再需要单独结尾。

6. 附件　是指市场调查报告正文包含不了或没有提及，但与正文有关，必须附加说明的部分。它是对正文报告的补充，包括数据汇总表及原始背景资料和必要的工作技术报告，如为调查选定样本的有关细节资料及调查期间所使用的文件副本等。

7. 落款　如果标题是单列一页的，署名可以与标题同页；如果是单位署名，可将单位名称放于标题中；如果是个人署名，可署在文尾右下方；若要在报刊上发表，就应该放在标题下面。日期一般署在正文末尾的右下方。

即学即练 4 - 1

1. 调查报告常在（　　）部分显示作者的观点，概括全文、明确主旨或指出问题、启发思考，或针对问题提出建议等

A. 标题　　　　　　B. 前言　　　　　　C. 结尾　　　　　　D. 落款

2. 写好调查报告的前提是（　　）

A. 要做到胸中有数　　　　　　　　B. 做好调查研究

C. 虚心踏实的工作态度　　　　　　D. 扎扎实实的工作作风

3. 市场调查报告的标题可以是（　　）

A. 直叙式　　　　　B. 总结式　　　　　C. 论证式　　　　　D. 提问式

答案解析

五、市场调查报告的写作注意事项

1. 要有针对性　一份市场调查报告不可能解决所有问题，市场调查报告的针对性越强，其价值也就越大。市场调查就是针对市场某一问题进行深入调查研究，提出具有指导意义的意见和建议。

2. 要注重真实性 真实性是市场调查报告的生命，必须以实事求是的态度如实地反映情况，掌握多种调查方法，充分占有材料，不能在调查中掺入个人的偏见。对材料和数据要反复核查，去伪存真，确保市场调查报告的真实性。

3. 要体现叙述性 市场调查报告的重点在于表述调查所得的材料和结果，同时得出结论和意见，这就决定了写作时要夹叙夹议，以叙为主，必须从事实中概括理论，用材料说话，做到材料和观点高度统一。

六、医药市场调查的常用方法和步骤

（一）医药市场调查的常用方法

1. 观察法 是指调查人员根据所要研究的市场问题，直接、客观地观察有关对象和事物获取所需信息的方法。如某药店想了解一段时间客流的变化情况，就可以安排调查人员在药店的入口处和停车场观察不同时间顾客人数变化情况；若想了解顾客进入药店后的行进方向，就可以在店内天花板上安装摄像机，记录顾客行进路线。观察法包括人员观察法、机器观察法、痕迹观察法等。

观察法的优点是由于调查人员不直接向调查对象提问和正面接触，被调查者的言行不受外界因素的影响，行为比较自然、客观，取得的信息真实可靠。缺点是调查的是一些表面的可直接观测的现象，无法说明其行为的内在原因。

2. 询问法 指用提出问题征求答案的方式，向消费者和有关人员搜集市场资料的方法。

（1）**面谈法** 调查人员直接面对被调查者，经过提问获得资料。优点是提问的方式和深度可以灵活掌握，所得资料比较准确，搜集率高；缺点是调查成本高，对调查者的素质要求高，调查效果不稳定。

（2）**电话访谈法** 通过电话向被调查者征求意见，优势是搜集资料快。

（3）**邮寄调查法** 将设计好的调查表或问卷通过邮寄的方式送到被调查者手中，被调查者填写后在规定的日期内寄回。优点是调查面广，调查成本低，调查结果较为客观。缺点是回收率低，回收时间也较长，由于无人解释调查问卷，容易产生理解偏差，从而造成信息的不准确。

（4）**网络调查法** 是利用网络的交互式信息沟通渠道来搜集有关统计资料的一种方法。这种资料搜集方法包括两种形式，一是在网上直接用问卷进行调查，二是通过网络来搜集统计调查中的一些二手资料。这种方法的优点是便利、快捷、调查效率高，调查成本低；缺点是调查范围受到一定的限制，在调查时还有可能遭到计算机病毒的干扰和破坏，甚至前功尽弃。

3. 实验法 起源于自然科学的实践法，指在给定的实验条件下，在一定的市场范围内观察经济现象中自变量与因变量之间的变动关系，并做出相应的分析判断，为预测和决策提供依据的一种方法。实施观察时，注意观察手段、观察技术、观察程序和记录方式标准化。

以上市场调查方法各有优缺点，在实际应用中可以同时选择其中的几种，这样所获得的数据和信息更为准确、全面。

（二）医药市场调查的步骤

1. 确定调查问题与目的 这是提出问题和解决问题的前提，是明确整个市场调查活动的第一步，决定着市场调查的内容、方法、对象和范围，是企业发起市场调查的第一阶段，主要明确为什么要进行此项调查。

2. 确定调查项目 就是要明确选择调查的具体问题。

3. 设计调查方案 设计调查方案就是要明确市场调查的目的、设计市场调查的项目、规定市场调查的空间与时间、规定市场调查的对象和确定市场调查的方法，这些内容都是在正式实施市场调查进行之前必须明确的。

4. 信息收集与实地调查 在整个市场调查工作中，资料和信息搜集工作是调查的基础工作，是一个现场的实施过程，工作量大、接触面广、情况复杂、问题多，这就对市场调查小组的成员提出了要求，即要在克服现有困难的基础上，通过实地调查，力求获得真实准确、可靠的第一手资料。

5. 资料的整理与分析 这是整个调查工作的关键环节，在这个环节中要将搜集来的零散、杂乱的资料和数据进行整理、统计、分析，将原始资料中不真实、不完整的资料消除，将保留下来的第一手资料进行统计和分析，找出问题原因，提出解决问题的方法、改进建议或措施。这个阶段是出成果的阶段，也是需要细致认真工作的阶段。

6. 撰写市场调查报告 在经历了之前的大量工作之后，将所有资料加以分析、概括和总结，写出市场调查报告。撰写市场调查报告时，注意内容要紧扣调查主题，观点明确，分析透彻，重点突出信息的分析结果，避免罗列事实，空洞无力。

📖 知识链接

调查问卷的制作方法

一、标题

调查问卷的标题一般包括调查内容和文种，例如《儿童祛痰止咳类药品调查问卷》。

二、称呼和问候语

应针对调查群体，使用尊称，如"尊敬的用户，您好!"

三、引言

主要说明调查的主题、目的、意义，以及向被调查者表示感谢，如有涉及个人资料，应该有隐私保护说明，如"我们受儿童健康促进会委托，正在进行儿童祛痰止咳药品的问卷调查，您的意见将对儿童祛痰止咳药品的发展及策略制定起着重要的参考作用! 为了您和您孩子的健康，请您抽出宝贵的 5 分钟，配合填写以下的问卷内容，谢谢!"

四、主体

这是调查问卷的主体部分，一般设计若干问题要求被调查者回答。问题可以分为开放式、封闭式和半封闭式。

1. 封闭式问题 每个问题后面给出若干个选择答案，被调查者只能在这些被选答案中选择自己的答案，如"您服用过藿香正气胶囊吗? □是，□否"。

2. 开放式提问　允许被调查者用自己的话来回答问题。由于采取这种方式提问会得到各种不同的答案，不利于资料统计分析，因此在调查问卷中不宜过多，如"您认为该药品的价格居高不下的原因是什么?"

3. 半封闭式提问　在封闭式问句后面加上一个选择项目"其他"，给被调查者自由回答的余地，如"您服用蜂王浆的主要原因是：①增加食欲；②延缓衰老；③增加抵抗力；④改善睡眠；⑤朋友推荐；⑥其他"。

五、调查问卷应注意的问题

在设计调查问卷时，设计者应该遵循以下基本要求。

（1）问卷不宜过长，问题不能过多，避免与调查目的无关的问题，使问题偏离中心。

（2）能够得到被调查者的密切合作，充分考虑被调查者的身份背景，不要提出对方不感兴趣的问题。

（3）要有利于使被调查者做出真实的选择，因此答案切忌模棱两可，使对方难以选择。也不能将两个问题合并为一个，以至于得不到明确的答案。

（4）问题的排列顺序要合理，先易后难。封闭问题放前面，开放式问题放后面。一般先提出事实性的问题，逐步启发被调查者，做到循序渐进，将比较难回答的问题和可能涉及被调查者个人隐私的问题放在最后。

（5）提问不能有任何暗示性，措辞要恰当。

（6）为了有利于数据统计和处理，调查问卷最好能直接被计算机读入，以节省时间，提高统计的准确性。

六、调查问卷写作案例

市民新型药品选购心理调查问卷

尊敬的顾客，您好！

我们是××医药职业学院药品营销专业的学生，现正在对市民新型药品选购心理进行调查。您所提供的个人看法与信息对我们的下一轮研究与策划方案非常重要，希望能够得到您的支持与配合。您所提供的所有信息和资料，我们都将严格保密。希望您不要有任何的疑虑。谢谢！

1. 您的性别是？

□A. 男　　　□B. 女

2. 您是属于以下哪个年龄段的人？

□A. 儿童 14 岁以下　　□B. 青年 15 ~ 30 岁　　□C. 中年 31 ~ 49 岁　　□D. 老年 50 岁以上

3. 对于药物使用，您更偏向？

□A. 中药　　　　　　　　　　　□B. 西药

□C. 中西结合药物　　　　　　　□D. 无所谓，疗效好就行

4. 药品的促销活动是否会影响您的购买心态？

□A. 会　　　　□B. 不会　　　　□C. 有时会有时不会

5. 您平时获得药物的途径是什么？

□A. 自己去药店购买　　□B. 去医院购买　　　　□C. 网上购买　　　　　□D. 其他

6. 您是否经常使用同一种药物治疗同一种病？

□A. 从不　　　　　　　□B. 偶尔　　　　　　　□C. 经常　　　　　　　□D. 其他

7. 如果有一种新药价格便宜，且宣称效果更好，您会选择使用这种药吗？

□A. 会　　　　　　　　□B. 不会　　　　　　　□C. 听医生的建议　　　□D. 其他

8. 您购药的依据是什么？

□A. 专业人士介绍　　　□B. 朋友介绍　　　　　□C. 自我选择　　　　　□D. 看厂家

□E. 其他

9. 您在实体药店买药时最注重什么？

□A. 药品类型　　　　　□B. 药品价格　　　　　□C. 药品疗效　　　　　□D. 药店服务

□E. 其他

10. 您在网上买过药吗？

□A. 买过　　　　　　　□B. 没有

11. 网上买药种类多，价格便宜，为什么您不选择在网上买（可多选，没在网上买过的顾客作答）？

□A. 不会上网　　　　　□B. 不知道网站　　　　□C. 不安全　　　　　　□D. 不信任质量

□E. 支付不方便　　　　□F. 配送时间长　　　　□G. 其他

12. 你会选择网络平台外卖送药吗？

□A. 不会　　　　　　　□B. 会

13. 您对当今药物市场的满意程度是怎样的？

□A. 非常满意　　　　　□B. 比较满意　　　　　□C. 不满意

目标检测

答案解析

一、选择题（请将正确选项填写在题后的括号内）

1. 市场调查报告的生命是（　　）

A. 针对性　　　　　B. 真实性　　　　　C. 叙述性　　　　　D. 时效性

2. 市场调查报告的落款是单位署名的，一般将单位名称放在（　　）

A. 标题　　　　　　B. 文尾右下方　　　C. 结尾　　　　　　D. 正文

3. 市场调查报告的核心部分是（　　）

A. 标题　　　　　　B. 目录　　　　　　C. 前言　　　　　　D. 正文

4. 市场调查的第一步是（　　）

A. 确定调查项目　　　　　　　　　　B. 设计调查方案

C. 确定调查问题与目的　　　　　　　D. 信息收集与实地调查

5. 医药市场调查方法中，调查面广、调查成本低、调查结果较为客观的调查方法是（　　）

A. 邮寄调查法　　　　　　　　　　　B. 电话访谈法

C. 面谈法　　　　　　　　　　　　　D. 观察法

二、判断题（请在正确判断的括号内打"√"，错误的打"×"）

1. 公开发表的市场调查报告通常包括标题、前言、正文、结论四部分。　　　　　　　　（　　）

2. 所有市场调查报告都需要使用目录列出章节。( )

3. 市场需求调查报告主要调查产品销售对象的数量与构成，消费者家庭收入水平，实际购买力，潜在需求量及其购买意向，消费者收入增加额度、需求层次变化情况，消费者对商品需求程度的变化、消费心理等。( )

4. 市场调查报告的标题一般由调查单位、内容、范围和文种构成。( )

5. 一份市场调查报告可以解决所有问题，市场调查报告的针对性越强，其价值也就越大。( )

三、纠错题（下面是调查报告的标题，试指出其存在的问题并提出修改意见）

1. 从新药开发、开源节流和综合利用，看提高药企经济效益的新途径。

2. 我省职业学校后勤社会化改革状况调查报告——职业学校后勤产业化发展的现状与对策。

3. 增加保健品种类，提高服务质量——××保健品公司营业额下降的原因调查。

四、写作题

请你利用假期进行实地调查，结合文献资料，就下列问题制作调查问卷并拟写调查报告提纲。

1. 我省对药学类或食品类人才的需求情况。

2. 针对医药、医疗器械或食品类的一项创新性产品，对其投入市场的价格、营销、潜力、市场定位、前景等情况进行调查。

任务二　可行性研究报告

PPT

✏ 实训任务

一、任务情境

情境1：××制药集团××分公司准备投产一种治疗类风湿关节炎的生物制剂，销售部经理杨××负责进行了市场调查，发现基本是可行的。那么，这篇可行性研究报告应该如何撰写呢？

情境2：××药品保健品连锁有限公司经过调研确定了保健食品的采购目录，认为通过线上销售保健食品来改善目前销售困境是切实可行的。副经理李××打算写一份市场可行性报告，你知道市场可行性研究报告包括几部分吗？应如何撰写呢？

二、实训要求

分组讨论如何撰写可行性研究报告，总结出可行性研究报告的基本内容和写作要求。

三、评价方案

以下是一般建设项目可行性研究报告质量等级评分参考标准。评价权重，建议教师约占60%，学生约占30%，企业或其他专家约占10%。评价等级，建议分为五等：优秀≥90分、良好≥80分、中等≥70分、合格≥60分、不合格<60分。参考标准见表4-2。

表4-2 可行性研究报告评价参考标准

评价项目	评价要点	分值	得分
可行性研究报告的撰写（60分）	1. 贯彻宏观调控政策综合评价：对建设项目的必要性、可能性、经济规模、优化结构、提高技术水平、合理布局等论证详细充分	10	
	2. 市场调查综合分析评价：项目齐全、结构合理，分析论证科学全面，如产品原材料供求现状调查分析、市场影响因素调查分析、产品规模合理性论证、营销策略情况等	10	
	3. 建设方案：进行多方案比较评价，项目齐全、合理、可行性强，如厂址和外部配套条件论证、技术方案比选、经济效益、风险分析等	10	
	4. 经济分析综合评价：准确可靠，如投资估算、产品成本估算、销售收入估算、资金筹措情况等	10	
	5. 项目风险分析全面，并提出有效应对措施，如经营风险分析，管理风险分析，财务、金融风险分析，政策风险分析	10	
	6. 生态环境影响分析全面，措施可行，符合国家相关环保和环境政策与法规，如环境影响分析，环境治理措施，节能治理措施，节能节水、节约土地情况，安全消防、卫生情况等	10	
语言逻辑文面处理（20分）	7. 条理清晰，逻辑性强，结构严谨；语言表达准确规范，文字简洁通畅	10	
	8. 排版格式规范，版面整洁干净	10	
评改纠错综合素养（20分）	9. 评议时能抓住重点，准确评议优缺点，提出合理的修改建议	10	
	10. 积极主动，热情参与，按时完成，责任心强；内容和形式体现创新精神；鼓励以小组团队形式参赛，组织周密，分工合理，人人参与，合作完成效果好	10	
参评对象：	评分人：	总分	

例文导读

【例文一】

抗病毒药物项目可行性研究报告大纲

（20××年医药行业重点项目）

【目录】

第一章 总论

1.1 抗病毒药物项目背景

1.2 可行性研究结论

1.3 主要技术经济指标表

第二章 项目背景与投资的必要性

2.1 抗病毒药物项目提出的背景

2.2 投资的必要性

第三章 市场分析

3.1 项目产品所属行业分析

3.2 产品的竞争力分析

标题

内容＋文种。

前言

背景与结论。

主体

（1）市场分析。

3.3 营销策略

3.4 市场分析结论

（2）项目建设的条件和选址。

第四章　建设条件与厂址选择

4.1 建设场址地理位置

4.2 场址建设条件

4.3 主要原辅材料供应

（3）规划设计方案。

第五章　工程技术方案

5.1 项目组成

5.2 生产技术方案

5.3 设备方案

5.4 工程方案

第六章　总图运输与公用辅助工程

6.1 总图运输

6.2 场内外运输

6.3 公用辅助工程

第七章　节能

7.1 用能标准和节能规范

7.2 能耗状况和能耗指标分析

7.3 节能措施

第八章　环境保护

8.1 环境保护执行标准

8.2 环境和生态现状

8.3 主要污染源及污染物

8.4 环境保护措施

第九章　劳动安全卫生及消防

9.1 劳动安全卫生

9.2 消防安全

第十章　组织机构与人力资源配置

10.1 组织机构

10.2 人力资源配置

10.3 项目管理

（4）项目实施进度与监督。

第十一章　项目管理及实施进度

11.1 项目建设管理

11.2 项目监理

11.3 项目建设工期及进度安排

（5）投资估算和资金筹措。

第十二章　投资估算与资金筹措

12.1 投资估算

12.2 资金筹措

12.3 投资使用计划

12.4 投资估算表

第十三章 工程招标方案

13.1 总则

13.2 项目采用的招标程序

13.3 招标内容

13.4 招标基本情况表

第十四章 财务评价 （6）效益分析。

14.1 财务评价依据及范围

14.2 基础数据及参数选取

14.3 财务效益与费用估算

14.4 财务分析

14.5 不确定性分析

14.6 财务评价结论

第十五章 项目风险分析 （7）风险分析。

15.1 风险因素的识别 （8）综合评价。

15.2 风险评估

15.3 风险对策研究

第十六章 结论与建议 （9）结论与建议。

16.1 结论

16.2 建议

附表（略）

　　　　　　××药业公司项目办公室　　附件及落款

　　　　　　20××年 ×月 ×日

（参考：https：//baijiahao.baidu.com/s？id=1681383091731630631）

【例文二】

中草药种植项目可行性研究报告 标题

【目录】 项目内容＋文种。

第一章 项目总论 前言

一、项目背景 背景、项目基本情况、

二、项目简介 依据。

三、可行性与必要性分析

四、项目主要经济技术指标

五、可行性报告编制依据

115

主体

主要包括建设单位、市场分析、产品介绍、技术工艺、运营与规划、选址、审核方案、节能节水、环境分析、安全、进度、投资估算与资金筹措、财务评价、社会效益与综合评价等。

第二章　项目建设单位介绍

第三章　市场分析

一、市场环境分析

二、市场现状及需求前景分析

三、市场需求预测

四、市场分析小结

第四章　产品介绍

一、产品简介

二、产品特点

第五章　技术工艺

一、技术方案介绍

二、技术路线

第六章　项目运营及发展规划

一、运营模式

二、组织架构

三、劳动定员

四、盈利模式

五、发展规划

第七章　项目选址

一、项目选址

二、项目建设地概况

第八章　工程建设方案

一、工程布局

二、设计依据

三、项目用地规划

四、用地规划指标

第九章　节能、节水

一、编制依据

二、节能措施

三、节水措施

第十章　环境保护

一、建设期环境影响分析与保护措施

二、运营期环境影响分析与保护措施

三、环境保护综合评价

第十一章　项目职业安全卫生与消防

一、安全卫生

（一）设计依据

（二）危险因素分析

（三）安全卫生措施

二、消防设计

（一）设计依据

（二）消防设计

（三）消防措施及人员

第十二章 项目建设进度

一、项目实施各阶段

（一）前期工作

（二）资金筹集安排

（三）勘察设计和设备订货

（四）施工准备

（五）土建施工

（六）竣工验收

二、项目实施进度表

第十三章 投资估算与资金筹措

一、投资估算范围

二、投资估算

三、资金筹措

第十四章 财务评价

一、基本假设

二、收入与成本费用估算

（一）收入与税费预测

（二）总成本预测

三、盈利能力分析

四、财务评价小结

第十五章 社会效益分析

第十六章 项目综合评价

一、项目可行性分析结论

二、项目建设建议

第十七章 附件

附件及落款

××省中药产业园

20××年×月×日

📖 知识要点

一、可行性研究报告的含义

可行性研究报告是对拟建的工程项目、经济活动项目或科学实验项目，在调查研究的基础上进行技术、财务、经济效益上的可行性分析研究，并反映研究结果的书面报告。

二、可行性研究报告的特点

1. 科学性 可行性研究报告的科学性具体体现在两个方面：一是运用的数据是在调查研究的基础上得出的，依据的理论和原理是经得起实践检验的；二是研究的方法是科学的，而不是陈旧的经验主义的方法。

2. 综合性 可行性研究报告不仅要论证拟建项目或拟订方案在经济上是否有效益，还要论证在技术上是否切实可行，此外还要论证是否符合现行的法律和政策，因而其内容往往要涉及各个方面，具有综合性。

3. 系统性 可行性研究报告要围绕拟建项目或拟订方案的各种因素进行全面系统的分析，既有定性的，也有定量的；既有宏观的，也有微观的；既有正面的，也有负面的；既有近期的，也有远期的，力求能够从全局出发，找到最佳方案。

三、可行性研究报告的分类

按研究的内容划分，可行性研究报告主要有以下三种。

1. 政策性可行性研究报告 主要对经济、技术的政策和措施的必要性、有效性以及实施的可行性进行分析、论证，为科学决策提供依据，如《国务院办公厅关于印发深化医药卫生体制改革可行性研究报告》《××高职学院增设药物制剂专业的可行性研究报告》。

2. 项目建设可行性研究报告 主要指国家制定的《关于建设项目进行可行性研究的试行管理办法》中规定的项目以及利用外资、技术改造、技术引进和进口设备等项目的可行性分析报告，如《医药类院校药用植物园建设可行性研究报告》《2021－2026 年中国磁性保健品行业投资可行性研究报告》《省级医药科技创新服务平台建设可行性分析》。

3. 市场开发可行性研究报告 主要是指开辟和拓展新市场，开发新产品和新技术，采用新的管理方法的可行性研究报告，如《中药系列冻干粉产业化项目可行性研究报告》《急诊直乙状结肠癌梗阻行腹腔镜 Hartmann 术 16 例的可行性研究报告》。

四、可行性研究报告的格式与写法

1. 标题 标题由拟建项目内容、项目主办单位和文种组成，如《医药企业供应链管理系统建设项目可行性研究报告》《大型藻类中高价值产品的特性和提取的试点可行性研究》。

2. 前言 前言部分要简要地概括说明项目的基本内容与结论，使读者对项目可行性有基本的了解。这部分的主要内容有以下几方面。

（1）基本情况 包括项目名称、项目主办单位、可行性研究技术负责人、项目的背景、经济意义、项目建议书审批文件等。

（2）基本设想 包括产品名称、规格、技术性能、国内外市场需求、成本、价格、利润、产量、销售计划等。

（3）基本结论 通过几个可供选择方案的比较论证，提出结论性的建议与理由，研究工作的依据、范围和方法等。

3. 主体　主体即市场可行性研究报告的主要内容，要求以系统分析的方法，围绕产生效益和影响项目投资的各种因素，运用各种数据资料加以论证，具体包括以下几方面。

（1）承办单位简介　包括企业现状，如生产能力、技术力量、劳动力情况、财务状况以及企业发展规划等。

（2）拟建项目规模和需求预测　对拟建项目规模设定的依据、项目投产后面向市场需求情况和发展方向做详尽的阐述和分析，这一部分是研究报告写作的重点之一。

（3）项目建设条件和选址理由　主要说明拟建项目目前可以充分估计到的优势和劣势，其优势如何得到保证，其劣势如何克服解决，以及对选址方案的详细论证。

（4）规划设计方案　主要说明项目的构成设置和选择怎样的工艺流程以及技术等级，这既解决了项目建成后处于何种工艺水平，也决定了投产后面向消费市场的哪类层次，更决定了项目本身的生命周期。

（5）项目实施进度与监督　主要说明项目建设的工作量和工程进度，对工作量和工程进度的核定和质量监督如何进行、如何予以保障，同时还要写出项目实施计划时间表。

（6）投资估算和资金筹措　这是研究报告写作的重点，不仅要详实地估算出项目所需总资金，也要估算出项目实施的各个部分和不同时间段所需资金的具体比例；不仅要正确估算固定资产和流动资金，还要有针对性地分析项目的资金来源、筹措方式及贷款偿付方式。

（7）效益分析　投资是为了回报，一切投资者都毫无例外地追求投资效益，但是在讲究经济效益的同时，也要顾及社会效益。不仅要计算项目本身的经济效益，而且还要衡量项目是否具有社会效益，使两种效益有机地相互统一。

（8）综合评价　综合以上技术、经济、风险情况进行总概括。

（9）其他方面　研究课题有关的其他说明。

4. 附件　主要包括项目建议书、批准书、有关协作意向书、可行性研究委托书、试验数据、论证材料、计算附表附图、选址报告、环境调查报告、市场预测资料、工程时间表、工程设备材料一览表、上级主管部门的有关文件批复等。

5. 落款　市场可行性研究的报告人和报告完成的时间。

五、可行性研究报告的写作注意事项

1. 尊重客观事实　可行性研究报告的质量直接关系到项目能否成立以及项目实施的成败，因此撰写可行性分析报告时，必须从实际出发，尊重客观事实，摆脱个人偏见，集思广益，注意研究内容的全面性、完整性和准确性。报告中涉及的各种数据和有关内容绝对真实可靠，否则，将会给投资决策带来不可挽回的损失。

2. 论证充分有力　撰写可行性研究报告要进行大量的数据核算以及理论与事实的论证，要按系统性原则，把项目分解为若干个部分，按步骤进行分析论证，做到既有精细的分析研究，又有综合的论证和评定，最终得出项目是否可行的结论。这样，才能保证论据充足、论证严密，使可行性分析报告的具体内容建立在科学的基础之上，具有充分的说服力。

3. 行文格式规范　可行性研究报告同其他经济文书的写作一样，具有相对固定的模式，写作时必须严格遵守。同时又要注意根据项目的具体内容和行文要求，合理安排写作结构，既遵循规范，又不拘于规范，做到结构严谨、逻辑严密，表述简洁有序、条理清晰，使报告的内容更加确凿可信。

4. 突出重点内容　在实际工作中，应严格根据不同门类、属性的项目特点按照文件中的规定进行落实。对核心内容进行侧重研究，切实做到有主有次、重点突出、深度适合，以帮助整个项目投资活动做出明智的决定，选出最佳的投资方案。

即学即练 4 -2

答案解析

关于可行性研究报告的说法，错误的是（　　）

A. 可行性研究报告是筹措资金和申请贷款的依据

B. 项目建议书是可行性研究报告编制的依据之一

C. 可行性研究报告确定的主要工程技术数据应满足深化设计的要求

D. 可行性研究报告的重大技术方案，应有两个以上方案的比选

知识链接

投资项目的可行性研究的阶段划分

实际工作中，投资项目的可行性研究按照工作的由浅入深，大致可分为机会可行性研究阶段、初步可行性研究阶段、详细可行性研究阶段以及评估与决策阶段。

1. 机会可行性研究阶段　该阶段为项目设想阶段，主要是进行鉴别投资方向、寻求最佳投资机会、提出建设项目投资方向建议等，从而为初步选择投资项目提供基础依据。

2. 初步可行性研究阶段　该阶段为项目初选阶段，主要工作为确定项目的初步可行性以及对项目投资活动全过程中涉及的市场需求、资源供应、建设规模、技术方案、设备选型、资金筹措、风险因素、盈利能力等核心问题进行系统化的调查研究，从而确定是否值得进行进一步的详细可行性研究。

3. 详细可行性研究阶段　该阶段为项目拟定阶段，工作重点是对各种拟定的技术方案进行技术经济分析、对建设方案进行对比论证、对财务效益和经济效益进行预测评价以及确定投资方案的可行性等，进而以此为基础编制可行性研究报告。

4. 机会可行性研究阶段　该阶段为项目评估阶段，主要工作是在前面工作的基础上进行综合分析、评估、研判，对项目是否可行及最优方案做出最终决策。

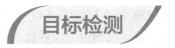

答案解析

一、选择题（请将正确选项填写在题后的括号内）

1. 下列哪项不是可行性研究报告的特点（　　）

　　A. 科学性　　　　　B. 综合性　　　　　C. 系统性　　　　　D. 公平性

2. 可行性研究报告的标题《××公司食品药品包装项目可行性研究报告》中"包装"是（　　）

　　A. 项目负责人　　　B. 项目内容　　　　C. 项目主办单位　　D. 文种

3. 可行性研究报告前言部分的主要内容有基本情况、基本设想和（　　）

　　A. 项目内容　　　　B. 单位简介　　　　C. 需求预测　　　　D. 基本结论

4. 既解决了项目建成后处于何种工艺水平，也决定了投产后面向消费市场的哪类层次，更决定了项

本身的生命周期的是（ ）

A. 项目规模　　　　　　　　　　　　　B. 项目效益分析

C. 项目的规划设计方案　　　　　　　　D. 项目需求预测

5. （ ）是研究报告写作的重点，不仅要详实地估算出项目所需总资金，也要估算出项目实施的各自部分和不同时间中所需资金的具体比例

A. 投资估算和资金筹　　　　　　　　　B. 项目的规划设计方案

C. 项目需求预测　　　　　　　　　　　D. 项目效益分析

二、判断题（请在正确判断的括号内打"√"，错误的打"×"）

1. 可行性研究报告是建立调查研究的基础上进行的技术、财务、经济效益上的可行性分析研究。（ ）

2. 可行性研究报告不仅要论证拟建项目或拟订方案在经济上是否有效益，而且要论证在技术上是否切实可行，此外还要论证是否符合现行的法律和政策。（ ）

3. 可行性研究报告的落款写报告人即可。（ ）

4. 可行性研究报告的质量直接关系到项目能否成立以及项目实施的成败。（ ）

5. 撰写可行性分析报告时，必须从实际出发，尊重客观事实，摆脱个人偏见，集思广益注意研究内容的全面性、完整性和准确性。报告中涉及的各种数据和有关内容必须绝对真实可靠，否则将会给投资决策带来不可挽回的损失。（ ）

三、纠错题（以下是××市生物医药产业园可行性报告目录，请根据可行性研究报告的格式与写法，指出至少 3 条此报告大纲缺少的必要组成部分，并补充完整）

××市生物医药产业园可行性研究报告大纲

第一章　研究定位及主要方法

第二章　生物医药产业园项目投资环境分析

第三章　生物医药产业园项目总论

第四章　生物医药产业园项目背景和发展概况

第五章　生物医药产业园行业竞争格局分析

第六章　生物医药产业园行业财务指标分析参考

第七章　生物医药产业园行业市场分析与建设规模

第八章　生物医药产业园项目应用技术方案

第九章　企业组织和劳动定员

第十章　财务与敏感性分析

第十一章　生物医药产业园项目不确定性及风险分析

第十二章　生物医药产业园行业发展趋势分析

第十三章　生物医药产业园项目可行性研究结论与建议

第十四章　财务报表

四、写作题

利用周末或寒暑假进行调研，结合下列文字资料，写一份可行性研究报告的前言和内容提纲。

1. 本省拟选址开发建设食品药品物流交易中心的可行性。

2. 我校与本省××大药房连锁有限公司合作开设连锁零售分店的可行性。

PPT

任务三 活动策划书

✎ 实训任务

一、任务情境

情境1：××大药房连锁有限公司，为迎接公司创建10周年纪念日，特举办"情定十周年，爱心送健康"宣传促销活动。通过专家义诊、健康宣讲、优惠折扣、幸运抽奖、买满赠送等多种活动形式，拉动产品销量，提高公司业绩。那么，这份活动策划书该怎么起草呢？

情境2：近日，××市药品检验所计划开展化妆品安全科普宣传进社区活动，打算由化妆品检测室工作人员开展现场科普。活动期间将发布科普宣传视频，举办化妆品安全网络知识竞赛，开展化妆品检验检测开放日活动。这则活动策划书该怎么写呢？

二、实训要求

根据情境任务撰写活动策划书提纲，并且分组进行交流评比，每组选代表发言。

三、评价方案

评价权重，建议教师约占60%，学生约占30%，企业或其他专家约占10%。评价等级，建议分为五等：优秀≥90分、良好≥80分、中等≥70分、合格≥60分、不合格<60分。参考标准见表4-3。

表4-3 活动策划书评价参考标准

评价项目	评价要点	分值	得分
活动策划书文稿 （70分）	1. 活动策划方案的基本框架是否完整；活动内容是否齐全	20	
	2. 活动内容与活动目的是否吻合	10	
	3. 活动安排是否有可行性分析；活动安排是否有明确的分工	15	
	4. 活动安排是否有预备或应急方案	10	
	5. 活动是否有新颖的形式，能很好地调动参与者的热情；策划书的排版是否符合要求	15	
评改纠错 综合素养 （30分）	6. 演说方式或者PPT、策划书制作新颖，有吸引力；答辩流畅		
	7. 评议时能抓住重点，准确评议优缺点、提出合理的修改建议		
	8. 学习态度认真，积极主动，参与热情高，责任心强；按时按质按要求完成任务。另外，具备一定的资料查阅整理能力，信息处理和调研能力，独立完成任务能力及具有参与学习小组的团队合作精神等		
参评对象：	评分人：	总分	

📖 例文导读

【例文一】

××医药职业学院校园食品药品文化节活动策划书

为弘扬中医药文化，传播营养安全健康知识，丰富师生的校园文化生活，经研究决定特举办××医药职业学院首届食品药品文化节，具体策划如下。

一、活动主题：健康生活，快乐人生。

二、活动时间：11 月 29 日至 12 月 6 日。

三、主办单位：校党委宣传部、校团委、学生处。

四、协办单位：××食品有限公司、××超市、××营养食品有限公司。

五、组织领导

为加强对文化节的领导，决定成立首届食品药品文化节组委会，指导和督促文化节各项活动的开展。

组委会成员名单如下：

名誉主任：张××

主　　任：王××　副主任：于××

同时，为了保证各项具体工作的顺利开展，特成立 7 个工作组，组成人员及分工如下：

1. 统筹组：总体指导文化节各项活动的开展，同时负责联系企业工作。组长：杨××。

2. 秘书组：按照统筹组工作意见和安排组织开展工作，协调各部门工作分工与职责。组长：葛××。

3. 学术讲座组：负责学术讲座专项工作的各项安排，如地点、人员的安排和服务，讲座的宣传等。组长：李××。

4. 产品制作展示组：具体负责学生食品产品创意设计开发、中药标本制作和展示等。组长：洪××。

5. 学生活动组：负责院徽设计大赛、烹饪大赛等学生活动的组织和开展工作。组长：牛××。

6. 宣传报道组：负责做好食品药品文化节的各项宣传报道工作等，扩大影响。组长：孙××。

7. 专家评审组：负责联系专家组成员，组成专家组评委，对各项评比活动进行评比，并将最终结果报秘书组统一汇总。组长：赵××。

标题

单位名称＋活动内容＋文种。

前言

目的、背景、依据等。

主体

（1）策划内容：活动事项、时间、组织保障、任务分工、活动安排（附表格）、活动要求。

（2）预算安排。

（3）预期活动效果。

六、活动安排

序号	活动名称	时间	地点	负责人
1	食品药品文化节开幕式暨首场学术讲座（邀专家讲座）	11月29日15：00	新图书馆二楼	张××
2	传染病防控知识讲座	12月1日8：00	报告厅	外聘教授××
3	倡导食品安全签名	12月2日12：00	五四广场	学生会主席王××
4	院徽设计大赛作品展示	12月3日9：00	校宣传部宣传栏	于××
5	中草药标本展示	12月4日13：00	药护楼	谢××
6	烹饪大赛	12月5日8：00	食堂	医学营养专业韩××
7	食品药品文化节闭幕式暨元旦晚会	12月6日18：00	大学生活动中心	学生处赵××

七、评比表彰

本届食品药品文化节各活动奖项评选工作由评审工作组评委会进行评定。评定结果在闭幕式上公布并颁奖。

八、几点要求

1. 我校首次举办食品药品文化节活动，时间紧、任务重，各工作组成员要统一思想，高度重视，精密部署，周密安排，确保文化节的成功举办。

2. 各工作组负责人要按照文化节活动方案的分工和职责，组建相应的工作队伍，制定好具体活动详细方案，认真落实责任，并积极主动地做好协调、服务工作。

3. 要注重加大宣传力度，努力扩大影响，大力营造良好的文化节氛围。

4. 要注重总结成功经验，深入挖掘和提炼活动内涵，争取两三年内将食品药品文化节办成我校具有鲜明特色的品牌活动。

九、活动预期效果

通过此次活动将使同学们对食品安全有一个深入的了解，掌握传染病防控相关知识、熟练辨别中草药，关注食品营养健康知识。

附件及落款

附：活动经费预算表（略）

×× 医药职业学院

20 × × 年 × 月 × 日

【例文二】

××大药房迎 "元旦·圣诞" 促销活动策划方案

一、活动背景

从以往的经验看，圣诞节对于药店促销来说作用不明显，××大药房打算将圣诞节与元旦节合并一块，借机进行宣传促销活动，给顾客带来好处的同时增加药房利润。

二、活动目的

加强药店外在形象宣传，扩大知名度，增加销售额。

三、活动主题：您购物 我送礼。

四、活动时间：××年12月25日8：00至××年1月2日17：00。

五、活动方式：打折、买赠、抽奖。

六、活动内容

1. 促销期间，本店所有中药药品均9折销售，会员及持有本店以往消费收银条的顾客可以享受8折优惠，并享受购药抽奖1次。

2. 老年人消费满50元，可凭收银条获得免费出诊卡1张。

3. 贫困家庭凭借证明可免费获得家庭药箱一份（共500份）。

七、活动宣传：宣传单、展板、店外条幅。

八、活动安排

1. 促销活动前期准备

（1）做好派报计划，人员安排、线路安排，并填写《宣传单派发明细表》，检查赠品、消费券是否充足。

（2）卖场吊旗、气球、彩带、横幅、促销车等布置。

（3）促销商品摆放，根据库存和销量选择端架、玻璃柜面、货架。

（4）店长必须对本次活动的操作思路进行培训，并进行抽查，及时检查价码牌、活动价格。

2. 活动期间安排

（1）店长要注意商品库存和及时补货，并根据销量做计划。

（2）非促销商品和特价商品必须插上 "此商品不参与" 小牌。

（3）所有员工销售过程中请及时将货架商品整理、补货。

（4）注意加强防盗意识。

九、活动预算（略）

十、促销活动安全应急方案

1. 若出现人流过大，应分批次入店或限制进入门店的顾客数量。

标题

单位名称＋活动内容＋文种。

正文

（1）前言：活动背景、目的。

（2）主体：策划活动主题、时间、方式，活动内容、宣传方式，活动安排，人员安排（见附件），活动预算、应急措施等。

2. 如果出现顾客抢购、踩踏等突发事件发生，应联系保安或警力协助。

附件与落款　　　　　　　　附：药店促销人员任务完成和时间安排表（略）

署名、署时、盖章。

　　　　　　　　　　　　　　　　　　　　　　　　　　　　××大药房

　　　　　　　　　　　　　　　　　　　　　　　　　　20××年×月×日

📖 知识要点

一、活动策划书的含义

活动策划书是针对各种商务活动、社会活动、工作安排等，为了达到一定的目的所制定的具有创意性、可行性的行动计划书。

活动策划书又称企划，是人们为了实现预定目标而事先进行的设想及其创造性思维的过程，是确保活动策划和计划的实现而进行的有科学运作程序的谋划、构思和设计的过程，反映策划过程及其结果的文书就是活动策划书或企划书。

对企业来说，活动策划是企业营销活动中的一个重要组成部分，良好的活动策划对品牌建设和产品销售都将起推波助澜的作用。一份创意突出，具有好的可执行、可操作性的活动策划案，无论对于企业的知名度，还是对于品牌的美誉度，都将起积极的提高作用。

二、活动策划书的特点

1. 创意性　创意是活动能否成功的关键，是整个活动策划中的画龙点睛之笔，一个独特创意的策划，能够吸引和感染公众，使活动取得良好的效果，达到预期的目的。

2. 可行性　创意再好也必须落实到行动中才能实现。策划书就是活动的具体行动计划，是在实际调研、综合考虑各种主客观条件后形成的，应当具有可行性和可能性。

3. 公益性　在活动策划中，不能只顾追求自身的利益，而不顾公众利益甚至损害公众利益，应该始终把公众利益放在首位，在此前提下达到双方互惠互利的目的。

三、活动策划书的分类

活动策划书在现实生活中使用较多，按活动内容来分主要有以下几种。

1. 商务活动策划书　为了实现一定的商业目的，对开展的商务活动进行筹划与安排的应用文书，如各类型盈利销售活动、品牌宣传活动等，这类活动策划方案是短期内提高销售额和市场占有率的有效行为。

2. 公关活动策划书　为了与相关的社会群体发展和谐关系而展开的对公共关系活动进行筹划与安排的应用文书。这类活动的目的在于对举办活动的机构进行宣传，以期确立良好的形象，沟通各种关系，获得理解和支持。

3. 文化娱乐活动策划书　不以营利为目的，通常是响应国家、省（市）、学校的各类文件号召，受文件指示或执行政策而进行的活动策划，或是为增强人们之间的感情联络而开展的文化娱乐活动策划。

活动形式以歌舞、朗诵、征文、书画、知识竞赛、体育活动为主，企业内部的文化活动、各种校园文化活动都属于这一类型。

4. 工作策划书 现在很多企业和公司乃至国家行政事业单位都有专门的策划部门和策划人员，这是市场研究、工作策划、营销策划、品牌推广工作等方面决策创新和创新决策的职能参谋部门。其主要工作职责包括企业活动方案的提案、策划、执行和效果评估，跟踪和反馈方案的推广执行情况，以及进行企业、公司、行政事业单位形象体系的规划与建设，使公司、企业、行政事业单位的服务品质和形象战略方向清晰，同时也负责企业、公司、行政事业单位文化的建设和推广工作。

四、活动策划书的格式与写法

活动策划书的文体结构一般包括标题、正文、落款三部分。

1. 标题 活动策划书的标题通常有两种构成形式。

（1）公文式标题 一般由单位名称、活动内容、文种组成，如《××学院20××年食品安全宣传月活动策划书》《××药店开业庆典促销活动策划书》。

（2）新闻式标题 通常以活动主题为正题，由单位名称、活动内容、文种构成副标题，如《关注医保 保障你我——医保新政宣传策划书》。

2. 正文 活动策划书的正文一般由以下几方面构成。

（1）前言 一般概括地介绍策划的目的、背景、方法、依据、重要性等内容。

（2）主体 主体是策划内容的详细、具体而明了的说明。通常包括：①策划目标：即活动所要达到的目的，可以是经济利益、社会利益、媒体效应。群众文化活动的策划目标可以是营造氛围、增强感情、宣传理念；商务活动的策划目标主要包括销售目标、市场目标、竞争目标等；公关活动的策划目标主要是形象目标等。②策划内容：即具体内容的构想，如活动事项、时间地点、任务安排、经费开支和要求。作为策划的主要部分，表现方式要简洁明了，使人容易理解，表述要力求详尽，写出每一点能设想到的内容，不要遗漏。在此部分中，不仅仅局限于用文字表述，也可适当加入统计图表等。③应急措施：内外环境的变化，不可避免地会给方案的执行带来一些不确定性因素，活动策划要充分考虑到可能发生的问题、会发生什么意外、损失的概率是多少、造成的损失多大、如何补救等，事先考虑越充分，损失就越小。④策划预算：活动的各项费用在根据实际情况进行具体、周密的计算后，用清晰明了的形式列出。⑤预期效果：准确地评估活动效果有助于组织者了解策划的实现程度，衡量活动的实际效果，调动活动成员的积极性。

3. 落款 主要包括策划者名称和完成时间两方面，一般在右下方写明。如在标题中已经写清策划者名称，可不署名，只写时间。

即学即练 4-3

答案解析

请指出《××县医保局开展"新医保，心服务"政策宣传活动策划书》下列选段中措辞不当之处，并加以更正。

根据2020年6月1日正式实施的《中华人民共和国基本医疗卫生与健康促进法》及上级部门的通知精神，进一步推进城乡居民基本医疗保险参保缴费，拟于近期组织开展医保政策宣讲活动。

五、活动策划书的写作注意事项

1. 调研要充分 策划前期要进行充分的调研工作，掌握实际情况，了解问题所在，找出解决之道，忌主观臆测。

2. 目标要明确 有明确具体的目标可以防止策划的盲目性、片面性，活动要围绕明确的主题展开，主题要突出、单一，才能达到预期效果。

3. 方案要具体 活动策划书的方案越清楚、具体，越有助于指导和规划活动的开展。

4. 措施应可行 策划书对活动起导向性的作用，是活动开展成功与否的重要保障，因而在活动时间、地点、任务等安排上必须科学合理，尽量周全，还要考虑到天气、民俗、环境的影响。

知识链接

计划书和策划书的区别

计划书和策划书主要有以下几方面的区别。

1. 概念不同 计划书是党政机关、企事业单位、社会团体对今后一段时间的工作、活动做出预想和安排的一种事务性文书。

策划书即对某个未来的活动或者事件进行策划，并展现给读者的文本；策划书是目标规划的文字书，是实现目标的指路灯。撰写策划书就是用现有的知识开发想象力，在可以得到的资源的现实中最可能最快的达到目标。

2. 工作周期不同 计划书是短期内的工作安排，工作的目标属于周期内的工作目标。策划书是为达成一个目标而做的阶段性整体规划，所容纳的内容不仅仅是工作计划，还有达成这个目标所需要组织的资源。如果把策划书的目标分解到各时间内完成就可称为计划书了。

策划书属于整合资源达成目标的一个谋划，属于总纲领，而计划书就是使用资源以期达成目标的执行过程，计划书明确到人和时间以及达成标准。一般来说，组织活动要撰写《××活动策划书》，其中落实工作要写计划书。

3. 强调点不同 策划书一般设立在决策之前，是决策的依据和前提。因此，它强调价值、科学和竞争，即首先要创意出有价值的目标，谋划出科学可行的方案，这些目标和方案都应该是最优的，应该在竞争中展现自己的优势并获得决策通过。

计划书一般在决策之后，是决策的细化和实现决策的保证。因此，它强调具体、明确和控制，即重在围绕决策目标和优先方案对工作进行分解、对资源进行细致安排，这些分解和部署都应该是明确的，以便在实现过程中进行控制和评估。

目标检测

答案解析

一、选择题（请将正确选项填写在题后的括号内）

1. 活动策划书的标题《20××年中医药爱好者协会"中医养生知识讲座"活动策划书》中"中医养生知识讲座"是（　　）

A. 单位名称　　　　　B. 活动内容　　　　　C. 文种　　　　　D. 落款

2. 活动策划书的结构一般包括标题、（　　）、落款三部分

    A. 单位名称　　　　　　B. 活动内容　　　　　　C. 文种　　　　　　D. 主体

3. （　　）是活动能否成功的关键，是整个活动策划中的画龙点睛之笔

    A. 创意　　　　　　　　B. 调研　　　　　　　　C. 方案　　　　　　D. 可行性

4. 策划书的落款一般包括（　　）和时间构成

    A. 单位名称　　　　　　B. 协作单位　　　　　　C. 活动地点　　　　D. 联系人

5. 下列哪项一般不在策划书主体部分阐述（　　）

    A. 策划预算　　　　　　B. 策划内容　　　　　　C. 应急措施　　　　D. 策划背景、目的

二、判断题（请在正确判断的括号内打"√"，错误的打"×"）

1. 活动策划书是针对各种商务活动、社会活动等，为了达到一定目的所制定的具有创意性、可行性的行动计划书。　　　　　　　　　　　　　　　　　　　　　　　　　　（　　）

2. 活动策划后期要进行充分的调研工作，掌握实际情况，了解问题所在，找出解决之道，忌主观臆测。

                                               （　　）

3. 策划书对活动起了导向性的作用，是活动开展成功与否的重要保障。　　　　　　（　　）

4. 策划书的落款如在标题中已经写清策划者的名称，可不再署名。　　　　　　　　（　　）

5. 衡量一份策划书是否具有可操作性，关键考虑策划书的主题。　　　　　　　　　（　　）

6. 一份创意突出，具有良好的可执行性和可操作性的活动策划案，无论对于企业的知名度还是对于品牌的美誉度，都将起积极的提高作用。　　　　　　　　　　　　　　　　（　　）

三、纠错题（指出下文中的不妥之处并修改）

    ××医药职业学院中医药爱好者协会是一个以合理继承和宣传传统医学为目标的新兴社团，协会即将迎来了周年盛宴，特举行"承传统医药，扬中华国粹"文化艺术节庆祝活动。以下是该爱好者协会起草的活动策划书，这份策划书存在哪些问题？

承传统医药　扬中华国粹

    为了激发同学们对中医药的兴趣，提高对本专业的学习热情，给同学们提供一个学习和实践的平台，将课堂上学到的中医药知识应用于实践当中，在实践中学习到更多的中医药知识。

    一、活动主题：强华夏体魄，树国人风范。

    二、活动对象：药学系全体同学。

    三、主办单位：××医药职业学院中医药爱好者协会。

    四、活动时间：3月25日至4月15日。

    五、活动方案：

    1. 协会风采展：3月26日于新食堂进行展板宣传、义务发放药种。

    2. "凝聚你我，领略青春"中医养生知识讲座：3月31日于药护楼201请中医老师养生讲解传授。

    3. "行养生梦，走健康道"感知中医影视欣赏：4月1日于药护楼报告厅播放中医经典视频。

    4. 中草药展：4月6日于新食堂举行中药保健品展。

    六、活动安排

    （一）前期准备

    1. 邀请专家、嘉宾。

2. 申请借用帐篷、桌子、展板。

3. 通过海报等广泛开展活动宣传，动员会员及非会员积极报名参加。

4. 购买白纸、水彩、记号笔、绘图笔、药种。

5. 设计展板并制作。

6. 购买水、宣传制作材料。

（二）后期工作

1. 整理照片，写好活动总结。

2. 费用处理。

3. 编写新闻稿。

2 月 23 日

四、写作题

1. 我校在今年的安全用药月活动期间，准备举办系列专题活动，包括药品安全网络知识竞赛、安全用药大家谈、药品安全知识系列科普、深入社区宣讲等。请你为此次活动写一则活动策划书。

2. ××大药房为迎接十周年店庆日，计划通过网络平台开展促销活动。请你起草这则活动策划书。

PPT

任务四　医药广告文案

实训任务

一、任务情境

情境 1：××大药房××分店装修后重新开业，为吸引消费者，正在进行门店宣传的广告策划，设置重奖征集有创意的广告文案。假如要你投稿，准备如何撰写呢？

情境 2：根据《处方药与非处方药分类管理办法（试行）》（国家药品监督管理局令第 10 号）的规定，经国家药品监督管理局组织论证和审定后发布公告，宣布四季抗病毒合剂、四季抗病毒胶囊、祛湿颗粒等 3 种药品由处方药转为非处方药。××药品销售公司打算在本省电视台黄金时段做一则广告，那么该如何结合药品说明书来拟写这则广告文案？

二、实训要求

根据任务情境，撰写医药广告文案，相互进行作品评价与纠错，并分组评比。

三、评价方案

评价权重，建议教师约占 60%，学生约占 30%，企业或其他专家约占 10%。评价等级，建议分为五等：优秀≥90 分、良好≥80 分、中等≥70 分、合格≥60 分、不合格＜60 分。参考标准见表 4 - 4。

表4-4　医药广告文案评价参考标准

评价项目	评价要点	分值	得分
广告文案 （60分）	1. 主题鲜明，突出特点，合法合规	15	
	2. 有创意、内容引人入胜	10	
	3. 有的放矢，体现广告的宣传性	15	
	4. 表达手法多样，如采用多种修辞手法	10	
	5. 语言表达规范，简洁精炼	10	
广告设计展示讲解 综合素养（40分）	6. 广告设计或制作的PPT具有艺术性：色彩搭配协调，视觉效果好；文字、图片、音频、视频、动画切合主题	10	
	7. 解说内容突出重点，条例清晰；解说时语言发音标准、精练，有感染力；大方得体，仪态自然	10	
	8. 能合理运用多媒体技术手段，如PPT制作和播放运行环境好，操作方便灵活，交互性强；界面布局合理、新颖、活泼、有创意，整体风格统一，清晰简洁	10	
	9. 具备一定的评判和纠错能力，评议时能抓住重点，准确评议优缺点、提出合理的修改建议。积极主动，热情参与，按时完成，责任心强；内容或形式体现创新精神；鼓励以小组团队形式参赛，周密组织，合理分工，人人参与，合作完成效果好	10	
参评对象：	评分人：	总分	

📖 例文导读

【例文一】

××牌清开灵，　感冒消炎二合一

做广告要对自己负责，更要对消费者负责，大厂名牌，也要看质量，要深入了解。

××牌清开灵，能消炎的中药感冒药。

精选药材，精湛工艺，精细管理，精益求精，实实在在看得见。

治感冒又消炎，××牌清开灵，软胶囊，硬道理。

××牌清开灵，××药业！××，中国驰名商标！

全国免费电话：400-×××-××××

　　　　　　　800-×××-××××

　　　　　销售点：××大药房三楼

　　　　　地址：××街××路14号

　　　　　联系人：李经理138××××××××

标题

直接式、陈述式标题。

正文

（1）引言：强调药品广告的真实性，打消消费者顾虑。

（2）主体：突出药品特点和功效，突出产品优势。

广告口号

再次肯定产品，强调品牌的权威性。

广告附文

说明企业名称、地址和联系方式。

【例文二】

标题 直接式广告标题。	**××小儿钙　强壮中国宝宝**
正文 （1）引言：排比句，朗朗上口，引出药名。 （2）主体：介绍药物种类、功能。	"怀宝宝时，我用××成人钙，生宝宝时，喂他××小儿钙，宝宝长大后，还有××儿童钙"。 ××，一个补钙品牌，××制药公司生产，主要产品有小儿碳酸钙 D_3 颗粒、儿童维 D 钙咀嚼片，为儿童补钙，有效防治小儿骨质疏松。
广告口号 简短、响亮。	××小儿钙 强壮中国宝宝！各大药房均有销售。
尾文 联系单位、联系人、地址等信息。	××中国深圳分公司 联系人：王经理 联系电话：158××××××××

📖 知识要点

一、医药广告文案的含义

广告，顾名思义就是广而告之的意思，是向大众传播信息的一种手段。商品经营者或服务提供者有计划地通过一定媒介，公开广泛地向大众传递信息的宣传手段。广告有广义和狭义之分，广义的广告包括经济型和非经济型，意在推广和告知；经济广告是指以营利为目的的广告，通常是商业广告，它是为推销商品或提供服务，以付费方式通过广告媒体向消费者或用户传播商品或服务信息的手段；非经济广告是指不以营利为目的的广告，如政府公告，政党、宗教、教育、文化、市政、社会团体等方面的启事、声明等。狭义的广告仅指经济广告，意在盈利。

广告文案是广告策略和广告创意的文字表达。医药广告文案就是公开而广泛地向社会和公众介绍医药知识，报道医药生产信息，宣传医药生产和销售企业的形象、拓展医药产品的销售，以获取利润的一种实用文体。

二、医药广告文案的特点

1. 真实可靠　广告内容的真实性是广告的基石和生命，广告内容必须真实且准确。医药广告切忌夸大其词、弄虚作假，误导和欺骗不仅不能提高经济收益，而且还会带来不可挽回的后果。医药产品广告是特殊的信息传播，它关系到大众的身体健康和生命安全。

2. 传播推广　广告本身就是一种信息，通过媒介的发布来引起人们的注意，其目的是传播。用不同的媒介手段，广而告之，使之家喻户晓，引导大众分析选择，最后达到促成购买的目的。此外，医药广告还应承担介绍产品或企业相关情况，指导消费者合理科学用药等功能。

3. 简明扼要　广告词应当尽量简短、容易记忆，最好还能突出个性、朗朗上口，跟其他广告区别开。通过反复播放、宣传，在有限的时间里引起大众关注，并对商品留下深刻的印象。

4. 艺术审美　应商业社会、市场经济的需求，广告还应该具有艺术性。以审美价值为中心，形象化的表述和传递信息。广告必须凭借其艺术性给人以美的享受、形象生动，从而在人们心里激起波澜，形成一种生气勃勃、富于情趣的意境，刺激大众消费。

即学即练4-4

下面是××药业集团形象广告应征广告语，请指出其存在的问题。
1. 药厂谁称熊，屈指数××。
2. 幸福的家庭是相同的，不幸的家庭都是因为缺少××。

答案解析

三、医药广告文案的分类

广告文案的类别有多种划分方式，如行业、媒体、文体等，划分方式不同，类别不同。

1. 按照医药广告媒体划分　可分为报纸医药广告文案、杂志医药广告文案、广播医药广告文案、电视医药广告文案、网络医药广告文案、户外医药广告文案、其他媒体医药广告文案等。

2. 按照医药广告目标划分　可分为品牌形象医药广告文案、商品医药广告文案、公益医药广告文案等。

3. 按照医药广告文体划分　可分为记叙体医药广告文案、论说体医药广告文案、说明体医药广告文案、文艺体医药广告文案、描写体医药广告文案等。

4. 按照医药广告诉求划分　可分为理性医药广告文案、情感医药广告文案、情理交融医药广告文案等。

药品是特殊商品，药品广告从大类分包括处方药和非处方药广告。处方药只可以在专业杂志上做广告，而OTC品种可以在公众媒体上广告宣传，但是需要提前申报药品监督管理局审批，取得药品广告批文。

四、广告文案的格式与写法

广告文案由广告标题、正文、口号和附文组成。

1. 广告标题　是整个广告文案的总题目，是广告文案中最重要的部分。标题是广告给人的第一印象，将广告中最重要的信息赋予创意表现，以吸引读者的注意力，使他们关注正文。标题往往放在最显著的位置，语言醒目、字体突出、题目短小、新颖别致，可以是一句，也可以是多句。

（1）广告标题的类型主要有：①直接式：在标题中直接表明广告内容，让读者一目了然地看到广告产品的名称、品牌、企业等基本信息，如"××治感冒，中西药结合疗效好""保护嗓子——请用××喉宝"。②间接式：标题中没有直接的基本信息，也不直接点明其主要内容，而是采用暗示含蓄、诱导等表现形式，引起读者注意，如"生发防脱发，总有好办法"。③复合式：这种标题是将直接标题与间接标题综合使用，它兼具直接式和间接式的特点，既能让读者清楚明白广告产品，又能吸引读者注意，富有情趣。这类广告标题常于前两种标题不易表达广告内容时用。

复合标题通常由两个或两个以上标题组成，除了一个主标题外，还有一个或两个副标题，位于主标题的上下左右，依次成为引题、正题、副题。引题位于最前面，引起读者注意，为主题埋下伏笔，通常不含有重要信息。位于其后的是正题，也是广告的核心内容，承担了广告的最重要的信息。

副题位于最后，对正题进行补充和扩展。因此，一则复合标题有三种结构，即"引题 + 正题""正题 + 副题""引题 + 正题 + 副题"，如"拉肚子，小毛病，大麻烦，旅行带上××""骨髓壮骨粉，健康保护神""××妈妈课堂开课啦，孩子咳嗽老不好，怎么办呢？多半是肺热，用××牌小儿肺热咳喘口服液，认准了，是中药制剂哦"。

（2）广告标题的表现形式：标题的表现形式有很多种，常用的标题有以下四种。①陈述式：这类标题是陈述客观事实，将广告正文的要点如实直接地向读者点明，如"咳不容缓，请用××"。②问题式：这类标题是用提问的方式表现广告内容，用问题引起读者的注意和思考，加深对广告的印象，如"孩子不吃药怎么办？用××牌健胃消食口服液"。③诉求式：这类标题是用祈求、劝导、叮咛等言词来敦促读者行动，如"选择××，已经表明你心明眼亮"。④炫耀式：这类标题是广告商家期望能在标题上体现生产者对产品的认可以及引以为傲的态度，如"要说补钙，还得××牌高钙片"。

2. 广告正文　处于整个广告文案中的主体地位，是一则广告文案的内容主体，它对广告主题进行解释说明，对标题内容进行详细介绍。读者通过正文对产品产生兴趣，进而进一步了解，产生购买欲望。

（1）广告正文的文字结构　一般来说，广告的正文包括引言、主体、结尾三部分。当然，也有一两句的结构短小的广告，不具备完整的三部分。①引言：是广告正文的开头部分，起广告标题与广告正文的桥梁作用，承上启下，因此，引言的用语要精准、生动，吸引读者继续阅读。②主体：是广告的中心部分，是对引言的展开和延伸。主体根据引言陈述的目标，介绍产品的主要信息，突出产品优势，阐明产品与读者的利益关系，跟读者进一步沟通，增强购买欲望。③结尾：是正文的最后一部分，与引言首尾呼应。引言让读者有了初步认识，正文让读者充分了解产品，结尾要有煽动性，不仅有对产品本身的肯定，还要敦促读者购买产品，结尾的语句通常短小精炼，对提高广告实效意义重大。

（2）广告正文的表述方法　广告正文的表述方法有很多，业内也没有规定模式。虽然文无定法，但比较常见的用于医药广告文案的文体有：①说明体：广告内容以说明的方式对产品的性质、内容、特点等进行说明和阐述。②证明体：以证明为主的方式传递产品信息，通过例证、出示证据、权威鉴定、荣誉证书等证明广告内容的真实性，提高产品的说服力。③描述体：用生动形象的语言，以描写的方式、具体可感的表达产品信息，给读者留下深刻印象。④谐趣体：以幽默诙谐、俏皮活泼的语言对产品进行广告宣传。

3. 广告口号　又称为广告语、广告词等。以简短且精炼准确的文字标记广告产品，使读者印象深刻、明晰悦耳、简单易记、朗朗上口、脱口而出。广告口号通过传播广告产品的价值和特点，从而建立读者对产品的熟悉和感情。如"洗洗更健康"等。广告口号表述特色鲜明、有个性、生动活泼，是强化消费者识别的符号。

4. 广告附文　又称随文、尾文，位于广告正文之后，对产品必要内容的进一步补充或者说明。广告附文是广告的具体情况扩展，一般不是特别主要的信息，如企业名称、地址等。

五、广告文案的写作注意事项

1. 广告标题　标题的表述要准确，与产品相符，开门见山，体现主题思想。标题的容要新颖，有创意；位置要醒目，文字干练，简洁明快，字数控制在 5～10 个字较好。

2. 广告正文　正文的写作应该首先引起读者注意，从而吸引读者往下了解，在了解的过程中刺激读者购买欲望，并且对产品表示肯定和认可，最后化为实际行动，购买完成。正文的内容根据不同产品、广告产品不同的阶段，合理有效地使用短文案和长文案。

3. 广告口号 口号要精炼准确，简单明了，直观易记；语言表述特色鲜明，突出文化底蕴，给读者美感，能在读者脑中形成特定符号。

4. 广告附文 不用罗列过多，但也不能过少，能突出关键信息，防止遗漏重要信息。

知识链接

广告与宣传片的区别

广告与宣传片主要有以下几方面的区别。

1. 内容、功能上的差别 广告片更侧重于对个体或系列产品的宣传，反复播出，使大众对产品产生强烈的记忆。广告，进而想到这款产品，并产生购买欲望。这就是企业投放广告所希望达到的效果。

企业宣传片从内容上分主要有两种，一种是企业形象片，另一种是产品直销片。企业形象片主要是整合企业资源，统一企业形象，传递企业信息。它可以促进受众对企业的了解、认可，增强信任感，从而带来价值。

而产品直销片主要是通过现场实录配合三维动画，直观生动地展示产品生产过程，突出产品的功能特点和使用方法。从而让消费者或者经销商能够比较深入地了解产品，营造良好的销售环境。

2. 传播方式上的差别 视频广告在传播过程中主要依赖电视、LED 大屏幕、网络播放器、楼宇电视等途径进行，并在这些传播媒介上进行轰炸式的视觉营销。这就意味着，视频广告的投放费用往往会比制作费用高很多，几倍、几十倍，甚至几百倍都不止。

与视频广告相比，企业宣传片的传播更加灵活，主要在网络上进行传播（配合网络营销），或者固定地点的一台电视机宣传。这就意味着，宣传片在传播过程中，所需要的资金投入是非常小的。

3. 表现形式上的差别 视频广告的时长一般限制在 60 秒以内，在形式上注重策略、创意、冲击力和感染力，偏向于"体验营销式"的视觉营销。而由于时长较短，为了迎合广告策略，达到足够的视觉冲击力和感染力，视频广告的创意和形式往往会略显浮夸，从而达到让人记忆深刻的效果。

与视频广告相比，企业宣传片的时长一般会较长，信息涵盖量大，且在表现形式上层次分明、清晰有序。同时，企业宣传片的风格和基调一般都会迎合企业的文化和理念，在叙述上主要以企业文化、实力、团队、产品、服务等内容加以详细阐述。由于企业宣传片中的镜头多以企业实景为主，在叙述内容上多为企业的实际情况，所以企业宣传片的真实度和可信程度都非常高。

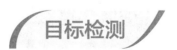

答案解析

一、选择题（请将正确选项填写在题后的括号内）

1. 在商业广告中，广告的主体往往是（   ）

　　A. 政府机关　　　　　　B. 社会团体　　　　　　C. 消费者　　　　　　D. 企业

2. （   ）特点可以说是广告的生命

　　A. 思想性　　　　　　　B. 真实性　　　　　　　C. 时效性　　　　　　D. 艺术性

3. （   ）已经成为继电视广播、报纸杂志和户外广告以外的第四大广告媒体

　　A. 户外广告　　　　　　B. 售点广告　　　　　　C. 接触式广告　　　　D. 网络广告

4. 下列哪一项不属于按照媒体划分的医药广告文案 （　　）

    A. 户外医药广告文案　　　　　　　　　　B. 网络医药广告文案

    C. 杂志医药广告文案　　　　　　　　　　D. 公益医药广告文案

5. "无悔的承诺，无"炎"的关怀"，这是（　　）广告标题

    A. 直接式　　　　　　　B. 间接式　　　　　　　C. 复合式　　　　　　　D. 炫耀式

6. 药品类广告正文的表述方式一般多采用（　　）

    A. 说明　　　　　　　　B. 议论　　　　　　　　C. 描述　　　　　　　　D. 抒情

二、判断题（请在正确判断的括号内打"√"，错误的打"×"）

1. "胃有动力，你有活力"是间接式广告标题。　　　　　　　　　　　　　　　　（　　）

2. 广告的目的在于传播信息，所以其内容一定要真实。　　　　　　　　　　　　（　　）

3. 广告正文的结尾部分要与引言呼应，且要具有煽动性。　　　　　　　　　　　（　　）

4. 广告口号一定要冠名企业名称，让消费者牢牢记住。　　　　　　　　　　　　（　　）

5. 商品经营者通过媒体广告宣传产品，意在盈利，因此没有非经济的广告。　　　（　　）

三、纠错题（分析下面这则广告文案的不妥之处并修改）

    肺部猛药，散步见效。排老痰，止咳喘，只需舒心清肺三步走。老肺变新肺，只需一个月。

四、写作题

1. 请针对不同的传染病，拟写防治的广告标语。

2. 请针对你就读学校的办学特色，拟写一则广告。

书网融合……

    知识回顾　　　　　　　　微课　　　　　　　　习题

项目五　公共关系处理文书

学习引导

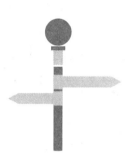

公共关系处理文书是政府机关、企事业单位、人民团体等组织用来交流经验、互通情报、传播信息、进行沟通的重要载体。其既是资讯交流的过程，也是社会组织开展公共关系工作的重要手段。传达重要的指示精神，对公众进行激励或警示，将自己的要求向公众说明以期协办，应酬往来的基本礼仪、商务合作的沟通等，都要用到这些文书。那么，公共关系处理文书有什么特点？如何规范写作呢？

本项目主要介绍启事、通报、欢迎辞、商务信函这几种文书的含义、特点、分类等基础知识。同时结合例文分析，重点介绍了各个文种的格式与写法、写作注意事项等。

学习目标

1. **掌握** 启事、通报、欢迎辞、商务信函的写作方法并能够熟练撰写。
2. **熟悉** 启事、通报、欢迎辞、商务信函的写作要素。
3. **了解** 启事、通报、欢迎辞、商务信函的含义、特点、分类及写作注意事项。

任务一　启　事

PPT

✍ 实训任务

一、任务情境

情境1：××制药集团公司是集中药、西药、生物制药的生产、科研、销售于一体的大型综合集团。拥有片剂、胶囊剂、颗粒剂等十几条 GMP 生产线和 185 个药品批准文号。集团秉承"百姓康源，创享健康"的经营理念，践行"诚信、开放、创新"的价值观，兼容并蓄，四方纳贤，蓬勃发展。随着规模与业务的不断扩大，销售部、仓储部、质检部等部门急缺人手，集团公司准备公开发布招聘启事。那么，这则招聘启事该如何撰写呢？

情境2：××省市场监督管理局开展"学习贯彻《食品安全法》"有奖征文活动。本次征文活动要求内容围绕国家新出台的《食品安全法》，结合本省食品安全工作动态、先进典型撰写，可以谈心得体会或找问题提建议，多角度写作。那么，这则征稿启事该如何撰写呢？

二、实训要求

根据任务情境，写作启事，相互进行作品评价与纠错，并分组评比。

三、评价方案

评价权重，建议教师约占60%，学生约占30%，企业或其他专家约占10%。评价等级，建议分为五等：优秀≥90分、良好≥80分、中等≥70分、合格≥60分、不合格<60分。参考标准见表5-1。

表5-1 启事评价参考标准

评价项目	评价要点	分值	得分
启事写作内容（60分）	1. 标题文种使用正确，要素齐全，语言表达准确（特别是"事由"项的内容），格式规范	10	
	2. 启事的缘由阐述清楚，语言规范，衔接过渡自然	10	
	3. 正文的主要内容全面，有关事项表达通顺、清楚明晰、简明扼要，注意条理与逻辑，表达准确	10	
	4. 语句表达规范，内容要素齐全，准确具体	15	
	5. 格式与标点符号符合要求；如有附件，应规范书写	5	
	6. 落款书写准确规范	10	
语言逻辑文面处理（20分）	7. 条理清晰，逻辑性强，结构严谨；语言表达准确规范，文字简洁通畅	10	
	8. 讲究布局和版式，具有独特的设计风格，精致唯美，吸人眼球，评价高	10	
评改纠错综合素养（20分）	9. 评改纠错者能够抓住典型，评改纠错能力强	10	
	10. 学习态度认真，积极主动，参与热情高，责任心强；按时按质按要求完成任务。另外，具备一定的资料查阅整理、信息处理以及调研能力、独立完成任务能力及具有参与学习小组的团队合作精神等	10	
参评对象：	评分人：	总分	

📖 例文导读

【例文一】

标题

事由+文种。

招聘启事

正文

（1）开头：企业简介。

　　××控股集团有限公司是一家集创新药物研发、生产和销售为一体的国家级创新型企业。公司秉承"以人为本，和谐发展"的人文理念，为每一名优秀的员工提供发展事业、展示能力的空间。因公司发展需要，诚邀有志之士加盟，与我们携手并肩，共同开创美好的明天。现诚聘：

一、岗位及条件

（2）主体：招聘岗位及条件、报名方式、联系方式等。

　　1. 医药代表5名。岗位职责：负责公司产品的推广；协调与客户的关系。条件：专科及以上学历，药学、中药学等医药类相关专业；具备较强的语言表达、组织协调能力与谈判能力；1年以上医药类销售工作经验，年龄

25～35 岁。

2. 行政助理 2 名。岗位职责：负责销售相关数据的收集、汇总和整理；完成各级人员的考核，以及各类费用申请、核销和使用的管理；相关报告、文件、制度的起草。条件：专科及以上学历，医药、行政、财会、统计、人力资源、国际贸易、市场营销等专业；能熟练使用 Word、Excel 等办公软件；具备良好的沟通协调能力和抗压能力。

二、报名方式

有意者请将本人简历（附照片）和相关资料发到××控股集团有限公司人事部邮箱。

经审核基本条件合格后，我公司将去函通知面试（20××年×月×日截止）。面试合格后，洽谈薪水。以上人员一经录用，公司将提供健全的晋升及培训体系、完善的福利待遇及良好的事业发展空间。

我们虚位以待，期待你的加盟！

三、联系方式

联系人：赵女士；联系电话：×××××××××

公司邮箱：××××@163.com

公司地址：××市××大道 226 号

××控股集团有限公司

20××年×月×日

落款

单位名称及时间。

【例文二】

"尚德守法，食品安全人人有责"
——全国食品安全周征文启事

标题

（1）正标题：主题。

（2）副标题：事由＋文种。

"民以食为天，食以安为先"，按照全国食品安全宣传周活动的有关要求，普及食品安全知识，进一步增强广大群众的食品安全意识和社会监督意识，动员社会各界和广大群众积极参与食品安全治理，营造"人人有责、人人参与、人人共享"的良好氛围，共同维护"舌尖上的安全"，即日起，我局委托××媒体面向社会各界，开展以"尚德守法，食品安全人人有责"为主题的有奖征文活动。有关事项如下：

一、征文对象

年龄、性别不限，凡有一定文学基础和喜欢文学创作的市民均可参加。

二、征文内容

1. 围绕加强食品安全监管、普及食品安全知识、强化广大群众的食品安全意识、营造食品安全社会共治氛围等方面的内容。

正文

（1）开头：征文启事的缘由、目的和征文单位。

（2）主体：征文的具体要求，包括征文对象的条件，征文内容、体裁及字数，注意事项，征文时间，评奖办法等。

2. 体裁及篇幅：文体不限，要求主题鲜明，题材新颖，逻辑顺畅，条理清晰，语言生动，内容充实，贴切实际，富有生活气息和艺术感染力。字数在 2000 字以内。

三、注意事项

邮件请标注：全国食品安全周征文活动。作者要写真实姓名、通信地址、电话、身份证号、邮箱、作品名称（个人信息不全影响联络的，视为自动放弃入选资格）。

所有作品均为原创，投稿者应对其作品拥有独立、完整的著作权，不得侵犯第三人的著作权、名誉权、隐私权等在内的任何权利，如有任何相关的法律纠纷，由投稿者承担。

四、征文时间

即日起，截止至 20××年×月×日。

五、奖项设置

设一等奖 1 名，奖金 2000 元；二等奖 2 名，奖金各 1000 元；三等奖 3 名，奖金各 500 元。获奖作品将在××媒体上刊载。

（3）结尾：联系人及 联系方式等。

六、联系方式

1. 联系人：张××。

2. 联系电话：×××××××。

3. 投稿邮箱：××××@163.com。

征文稿件一律采用电子版形式投稿，欢迎各界人士踊跃参加！

落款
单位名称和日期。

××省市场监督管理局（公章）

20××年×月×日

📖 知识要点

一、启事的含义

启事是行政机关、企事业单位、社会团体或个人向社会公开告知或说明某些事项，并希望获得公众注意、理解、支持或协助的文书。"启"即陈述、告知之意；"事"指事情。启事即公开陈述某事，多张贴于公开场所或刊登在报纸杂志上，也可在广播电台、电视台、网络等公开传媒中播出。

二、启事的特点

1. 广泛性 启事涉及的内容广泛，单位和个人的工作与生活、公事和私事都可作为其内容。另外，启事公布的范围也较广。

2. 知照性 启事的目的是将一些事项内容广而告之，扩大影响，告知性强。

3. 期望性 启事希望得到公众的了解、支持和帮助，并积极参与、响应，不具备强制性和约束力，因此比较真诚委婉。

三、启事的分类

启事的种类很多，根据内容大致可分为三大类。

1. 告知类启事　为了开展工作和业务，把某些事项公之于众，以便引起公众注意的启事，包括开业启事、停业启事、迁址启事、更名启事、更正启事、作废启事等。

2. 征求类启事　为了完成某项任务，吸引相关有需要的单位或个人前来应征而撰写的启事，包括征集启事、征稿启事、征地启事、征婚启事、征租启事、招聘启事、招商启事等。

3. 寻找类启事　为了找回遗失的物品或走失的人，求得公众的参与和帮助而撰写的启事，包括寻物启事、寻人启事等。

四、启事的写作格式与写法

启事的种类不同，写法也各有特点，但一般都由标题、正文和落款三部分组成。

1. 标题　常见的写法有：一是由"启事单位＋事由＋文种"构成，如"××药店迁址启事"；二是以"事由＋文种"构成，如"招工启事"；三是由"启事单位＋文种"构成，如"××医药公司启事"；四是以文种作标题，如"启事"。若事项重要或紧急也可加"紧急""重要"字样，如"紧急启事"，或以事由作标题，如"招聘"。

2. 正文　启事的正文根据种类不同，其内容的侧重点也有差异。一般写明启事的原因、目的、具体事项、要求、联系方式等。

（1）找寻启事　要写明找寻对象的特征，遗失的时间、地点、原因及如何酬谢、联系方式等。如果是寻人，要介绍清楚性别、年龄、身材、面貌、衣着等，还须附上走失者的照片。如果寻物，要介绍清楚物品名称、数量、规格、型号等信息。

（2）搬迁启事　一般要写清搬迁的新址、搬迁的具体时间、搬迁的原因、联系人及联系电话等有关信息。

（3）招聘启事　要写明招聘单位的基本情况、招聘职位、人数、报名应具备的条件、应聘方式，有些还需说明受聘后的待遇等。

（4）开业启事　要写明开业单位的名称、地址、经营方针和业务范围、开业时间及联系方式等内容，结尾写上"欢迎光临"的文辞。

（5）征集启事　要写明征集的目的、相关背景、具体要求、奖励方法及截止日期，联系人及联系方式，以及其他有关事项。

3. 落款　在正文右下角，写明启事单位或个人姓名以及日期，以个人名义发的声明不得写单位名称。如果标题或正文中已写明单位名称，此处可省略。凡以机关、团体、单位的名义张贴的启事，应加盖公章，以示负责。

五、启事的写作注意事项

1. 事项完备　要完整、准确、条理分明地告知有关事项内容。

2. 内容真实　忌弄虚作假，否则既是欺骗公众，也会损害单位和个人形象。

3. **语言精练** 短小精悍、言简意赅地介绍清楚有关事项。

4. **一事一启** 针对性强，便于公众迅速理解和记忆。

5. **态度恳切** 语言要真诚、恳切、谦和、礼貌，使他人乐于配合协作。

即学即练 5-1

答案解析

下列有关启事的选项不正确的是（　）

A. 启事的内容要清晰有条理，真实准确

B. 启事应遵循"一事一启"的原则

C. 启事有行政强制性

D. 找寻启事要描述找寻对象的特征，遗失的时间、地点、联系方式等

知识链接

启事与启示的区别

启事与启示音同而义异，二者不能通用。

启事是一种公告性的应用文体名称，"启"即陈述、说明，"事"即事情，启事是名词，特指为公开陈述某事而张贴于墙上或发表在报纸等媒体上的应用文书，意思就是公开向他人告知某件事情。

启示中的"启"是开导的意思，"示"表示指出、使人知道，启示是动词，指启迪指示，是通过启发提示使人有所领悟的意思，多指人的内在思想活动。

由此可见，"启事"和"启示"的含义截然不同，实际生活中经常有人把"征文启事""招聘启事"等表示文体的"启事"写成"启示"，这是错误的，都只能用"事"字，而不能用"示"字，要特别引起重视。

目标检测

答案解析

一、选择题（请将正确选项填写在题后的括号内）

1. 房屋出租启事隶属的启事类别是（　）

　　A. 告知类启事　　　　B. 征求类启事　　　　C. 寻求类启事　　　　D. 声明类启事

2. 启事不具备的特点是（　）

　　A. 内容广泛性　　　　B. 行政约束力　　　　C. 使用告知性　　　　D. 语气祈使性

3. 某食品公司发展势头很好，又恰逢十周年纪念日，公司决定举办周年庆典活动，宜采用的文种是（　）

　　A. 启事　　　　　　　B. 通知　　　　　　　C. 欢迎辞　　　　　　D. 启示

4. 启事的标题一般不包括（　）

　　A. 目的　　　　　　　B. 事由　　　　　　　C. 文种　　　　　　　D. 时间

5. 下列有关启事的选项不正确的是（　）

　　A. 启事的语言要真诚、恳切、谦和、礼貌

B. 启事通常在标题中要写明启事单位、事由、文种

C. 找寻启事包括寻人启事和寻物启事

D. 重要公章丢失，需要在报纸刊发时可用的文种是启示

二、判断题（请在正确判断的括号内打"√"，错误的打"×"）

1. 招聘启事应当写明岗位、应具备的条件、联系方式等信息。　　　　　　　　（　　）

2. 如果启事的事项重要，可以在"启事"前加上"重要"字样；如果启事的事项紧急，可以在"启事"前加上"紧急"字样。　　　　　　　　　　　　　　　　　　　　　　（　　）

3. 一个启事可以同时有多个事项，不必遵循"一文一事"的原则。　　　　　　（　　）

4. 启事具有公开性，可以向社会广泛发布。　　　　　　　　　　　　　　　　（　　）

5. 个人发布的寻物启事，可以署名公司单位名称。　　　　　　　　　　　　　（　　）

三、纠错题（指出下文中的不妥之处并修改）

寻物启事

　　本人是××省生物制药有限公司的一名会计，于20××年×月×日乘901路公共汽车时遗失一个公文包。有拾到者请交还本人，必有重谢。

　　此致

敬礼！

××生物制药有限公司
20××年×月×日

四、写作题

1. ××食品有限公司是一家以休闲食品加工、生产、贸易、仓储物流为主体，集线下连锁、互联网商务经营模式为一体的综合服务型企业。因公司发展需要，需招聘检测员一名，要求大专及以上学历，食品、医药、质量相关专业，有从业经验者优先。请你代人事部拟写一份招聘启事。

2. ××药店即将开业，地址位于××市××街109号，联系电话×××××××。届时将举办优惠活动，指定药品7折，指定医疗器械产品7.5折，到店顾客免费赠送独立包装口罩3个。请你拟写一份启事。

任务二　通　报

PPT

实训任务

一、任务情境

　　情境1：××健康产业集团有限公司成立27年来，积极履行社会责任，踊跃投身扶贫工作。几年来，通过"扶贫济困日""冬助日""敬老日"等各项公益慈善活动捐助款项累计已达6.85亿元。同时大力开展产业扶贫，在其带动和引领下，中药材产业已成为××县的支柱产业和贫困群众脱贫增收的主要渠道。为鼓励先进，激发企业参与扶贫的积极性，××省药品监督管理局决定对该企业进行通报表扬，并授予"脱贫攻坚先进集体"的称号。那么，这份表彰通报该怎么写呢？

情境 2：新型冠状病毒疫情发生以来，××制药有限公司 2 号车间党支部书记张×× 等 10 名同志，坚守抗疫一线，抓实抓细工作，履职尽责，担当有为。为表彰先进，鼓舞士气，经研究决定对在抗击新型冠状病毒肺炎疫情中表现突出的 10 名先进个人进行通报表扬。那么，××制药有限公司的这份表彰通报该怎么写呢？

二、实训要求

根据任务情境，撰写通报，并参与作品评价与纠错，进行分组评比。

三、评价方案

评价权重，建议教师约占 60%，学生约占 30%，企业或其他专家约占 10%。评价等级，建议分为五等：优秀≥90 分、良好≥80 分、中等≥70 分、合格≥60 分、不合格＜60 分。参考标准见表 5 - 2。

表 5 - 2　通报评价参考标准

评价项目	评价要点	分值	得分
通报写作文稿内容（60 分）	1. 标题文种使用正确，要素齐全，标题完整，落款正确，语言表达准确（特别是"事由"项的内容）	10	
	2. 机关名称准确、规范，格式与标点符号符合要求	5	
	3. 通报的缘由根据阐述清楚，语言规范，衔接过渡自然	10	
	4. 通报的正文内容完整，陈述事实清楚、详略得当，准确评析事件，做出通报处理，提出希望要求	15	
	5. 格式规范，结构严谨	10	
	6. 排版格式规范，版面整洁干净	10	
语言逻辑文面处理（20 分）	7. 条理清晰，逻辑性强，结构严谨；语言表达准确规范，文字简洁通畅	10	
	8. 排版格式规范，版面整洁干净	10	
评改纠错综合素养（20 分）	9. 评改纠错者能够抓住典型，评改纠错能力强	10	
	10. 学习态度认真，积极主动，参与热情高，责任心强；按时按质按要求完成任务。另外，具备一定的资料查阅整理、信息处理以及调研能力、独立完成任务能力及具有参与学习小组的团队合作精神等	10	
参评对象：	评分人：	总分	

📖 例文导读

【例文一】

标题	
发文机关 + 事由 +文种。	**××县人民医院关于表彰先进个人的通报**
主送机关受文单位的全称或规范化的简称、统称。	各党支部、各部门：　　20××年，全院职工在院党政的领导下，以习近平新时代中国特色社会

主义思想为指导，弘扬"不畏艰险，甘于奉献，救死扶伤，大爱无疆"的行业精神，立足岗位，无私奉献，涌现出了一批信念坚定、冲锋在前、拼搏奉献、担当作为的先进典型，充分发挥了基层党组织战斗堡垒和党员先锋模范作用。

正文
（1）开头：交代缘由或根据、通报事项。

为表彰先进、树立典型，进一步促进我院各项工作的开展，经医院党委研究决定，对张××等10位同志进行通报表扬，并授予其优秀党员荣誉称号。

（2）主体：表彰决定。

希望受到表彰的先进典型珍惜荣誉、再接再厉，充分发挥模范带头作用。20××年是医院改革发展的关键一年，全院各级党组织和党员要以受表彰的先进典型为榜样，不忘初心、牢记使命，立足岗位，恪尽职守，扎实工作，努力开创各项工作新局面，为医院的发展做贡献。

（3）结语：呼吁号召。

××县人民医院（公章）
20××年×月×日

落款
署名、署时、盖章。

【例文二】

××省市场监督管理局
关于对××饮料有限公司采购不符合食品
安全标准的食品原料进行处罚的情况通报

标题
发文机关＋事由＋文种。

各市县市场监督管理局：

20××年×月×日，××饮料有限公司采购的食品原料"银耳"，经检验，二氧化硫残留量不符合 GB2760－2014《食品安全国家标准食品添加剂使用标准》要求。

主送机关
受文单位的全称或规范化的简称、统称。
正文
（1）开头：交代通报事项具体情况。

××饮料有限公司在采购上述产品时未查验供货商许可证和食品出厂检验合格证，该行为违反了《中华人民共和国食品安全法》第五十三条第一款、第五十五条第一款的规定。

为加强食品质量安全监管，进一步规范食品生产经营秩序，给人民群众创造一个安全放心的食品安全环境。经研究，依据《中华人民共和国食品安全法》第一百二十六条第一款第（三）项、第一百二十五条第一款第（四）项的规定，决定对××饮料有限公司进行通报批评，给予警告处分，并罚款人民币壹万元。

（2）主体：分析通报事项的问题，做出处罚决定。

希望有关食品生产企业，加强原材料采购质量把控，严格查验供货商许可证和食品出厂检验合格证，做到来源安全可溯，严禁采购来源不明或不符合规定的原材料。发扬精益求精、一丝不苟、追求卓越的工匠精神；践行依

（3）结尾：提出希望号召。

法执业、开拓进取、有担当的企业精神，为保障人民群众普遍关心的食品安全突出问题，筑牢食品安全"防火墙"。

落款

××省市场监督管理局（公章）

署名、署时、盖章。

20××年×月×日

📖 知识要点

一、通报的含义

根据《党政机关公文处理工作条例》规定，通报适用于表彰先进、批评错误、传达重要精神和告知重要情况。通报是一种知照性的公文，具有教育宣传、警示告诫、启发引导与沟通交流的功能，属于下行文。

二、通报的特点

1. 典型性 通报的内容是具有典型性和广泛代表性的人物、事例或重要情况，有典型意义，能够反映、揭示事物的本质规律，以达到表彰先进、惩罚错误、交流经验、传达情况的目的。

2. 教育性 通报不仅仅是让人们知晓内容，更要弘扬正气，激励先进，树立学习榜样，总结经验，使人能从中接受教育，受到启迪；或者提供反面典型，引起注意，以资借鉴，引导人们辨别是非，吸取教训。

3. 政策性 通报中的决定（即处理意见）直接涉及具体单位、个人，事情处理正确与否，代表着领导机关的组织意见，具有表彰鼓励、惩戒、警示作用，影响颇大，故而必须讲究依据，体现政策。

4. 时效性 通报的内容一般都是当下社会生活中新近发生的事情，对当前工作中的问题有指导意义。因而要抓住时机适时通报，注重时效性，以免时过境迁，失去其应有的宣传或训诫作用的发挥。

三、通报的分类

根据通报内容的不同，大体分为三种类型。

1. 表扬通报 用于表彰先进人物或先进单位的先进经验或事迹，目的是树立榜样，宣扬先进思想，鼓励学习先进典型、先进经验，以此来教育他人或其他部门，把工作做得更好，如《关于激励表彰疫情防控一线表现突出正面典型的通报》。

2. 批评通报 用于批评一些不良倾向或错误行为，包括对重大责任事故的处理、对违纪案件的处分等，目的是引以为戒，要求被通报者和大家吸取教训，防止今后发生类似错误，如《××市医药总公司关于××医药总店将保健类药品作公费报销药品销售的通报》。

3. 情况通报 用来在一定范围内传达重要情况或动态，或者传达重要精神或情况，以交流情况，引起下级机关或有关方面的重视，及时采取相应的措施，更好地指导某项工作的开展，如《关于食品安全检查情况的通报》。

即学即练 5－2

答案解析

××市市场监督管理局本季度对全市进行了食品安全抽样检验，共抽检食品 972 批次，涉及经营主体 489 家，检测食品指标 3662 项次，发现不合格样品 13 批次。涉及不合格食品类别有淀粉及淀粉制品 1 批次，食用农产品 3 批次，蔬菜制品 9 批次。涉及不合格项目类别为农药残留、食品添加剂、金属等元素污染物。那么，对这次抽检情况可采用什么文种行文？

四、通报的格式与写法

通报主要包括标题、主送机关、正文和落款四部分。

1. 标题　通常由发文机关、事由和文种三个要素组成，如《××制药有限公司关于第四车间安全生产自查自纠情况的通报》。应注意的是，通报作为下行文，一般不宜省略发文机关，更不得无端省略事由。

2. 主送机关　是指应当知晓通报内容的主要受文机关，一般为发文机关的直属下级机关，也可以是需要了解该内容的不相隶属单位。普发性的通报可以省略主送机关，其他通报应标明主送机关。

3. 正文　是通报内容的核心部分，写作基本上遵循简述事实情况、分析评议、奖惩决定、希望号召或告诫。不同的通报类型，其正文写作内容各有侧重。

（1）表彰性通报，正文内容可以包括：①介绍先进事迹；叙述清楚被表扬的单位或个人的事迹及结果，包括时间、地点、人物、事迹、做法及其结果。②分析先进思想：先进事迹进行分析、评议，揭示所表彰者事迹的价值，说明模范作用，指出其典型意义、崇高精神或概括主要经验；常用"谱写了……""体现了……"等句子描述，对先进事实进行深化、升华，为后面的表彰决定做铺垫。③宣布予以表彰决定：常用"为……，对……通报表扬"，如"为弘扬××精神，经××研究决定，给予××通报表彰"。④提出希望要求、发出号召：如"希望受到表扬的单位（或同志）珍惜荣誉，再接再厉，充分发挥模范表率作用，取得新的更大成绩"。

（2）批评性通报，正文内容包括：①叙述事故或错误事实，概述事故时间、地点、起因、经过及其造成的后果（人员伤亡或财物损失）等，详略得当，突出重点。②分析评议错误思想，重在分析事件或事故产生的原因，揭示错误行为的性质及其危害后果、影响，常用"造成了……""导致了……"等句子描述，突出晓谕、警示、教育作用，为后面的处分决定做铺垫。③提出处分决定或整改措施，写明事件结论与予以处理的决定，常用"为……，对……通报批评"，对事件相关责任人起警示、教育作用，对广大员工起鞭策、督促作用。④提出希望要求，揭示应当汲取的经验教训，有的放矢地提出希望和要求，主要包括制定整改措施、吸取事件教训、杜绝此类事件再次发生等内容，如"希望引以为戒""为深刻吸取教训，防止重特大事故发生，特提出如下要求"。

（3）情况通报，正文内容包括：①概括叙述基本情况，有重点和针对性地介绍基本情况，使受文单位了解全局。②简要评析事件情况，对情况做必要的阐述、评价，还可针对具体问题提出一些指导性的建议或看法。交流情况，学习先进，正视问题，以达到推动工作的目的。③针对情况对受文单位提出希望和要求，常用"希望……"或"为……，防止……，特提出如下要求"等句子进行过渡。

4. 落款　在正文之后右下方发文机关署名，并加盖印章。另起一行写成文日期。

五、通报的写作注意事项

1. 注意材料的典型性 通报承担着"表彰先进，批评错误"的任务，有奖励与告诫的性质，关涉的材料要有代表性和普遍意义，是典型的人物、事件和具有一定倾向性的重要情况，让人感到确实值得学习或引以为戒。

2. 注意行文的时效性 无论是推广先进经验或表彰先进事迹，还是批评错误的言行或通报事故，都要强调行文的时效性，迅速予以通报，使之及时发挥更大的功效。

3. 注意评价的准确性 撰写通报要核实情况，做好调查研究。事实要准确，评价要客观公正，恰当中肯，不可随意拔高或贬低，准确把握通报事实的精神实质，在定性语的写作上把握分寸，谨慎从事。

4. 注意表达的恰当性 通报是介于叙述性文体和议论性文体之间的一种文体。在表达形式上以叙述为主，兼用议论和说明，行文时要注意叙议结合，详略得当，有的放矢、主题突出、言之有物。

5. 注意事实的概括性 简明扼要地概括事实，必须要突出重点、繁简得当，切忌拖泥带水、冗长赘述，以免喧宾夺主、冲淡重要事实；也不可过于简括，只给人一个笼统模糊的印象。

知识链接

通报与通告的区别

通报与通告有些方面相同，如都有知照作用，但它们毕竟是两类不同的公文，有着明显的区别。

1. 行文目的不同 通报的目的是通过正反面典型事件或重要情况传达，对受文单位起教育、警戒、指导的作用；通告的目的则是公布有关规定和应遵守的事项，有较强、直接、具体的约束力。

2. 行文内容不同 通报适用于表彰先进、批评错误、传达重要精神和告知重要情况。通告是在一定范围内公布应当知晓或周知的事项，它所宣布的规定条文具有政策性、法规性和某种权威性，要求人们遵照执行。

3. 告知对象不同 通报的发放对象是特定的，受文单位是制文机关的所属下级单位或部门；通告没有特定的主送单位，受文单位有不确定性，可以面向单位，也可以面向群众或个人。

4. 制发时间不同 通报制发于事后，通过分析评议典型事件或情况，从中吸取经验教训；通告制发于事前，宣布应周知或办理的一般性事宜，有鲜明的知照性。

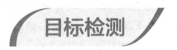

答案解析

一、选择题（请将正确选项填写在题后的括号内）

1. 党政机关、企事业单位、社会团体为表彰先进，批评错误，传达重要精神或情况所发的文是（ ）

    A. 通知   B. 通告   C. 通报   D. 报告

2. 下列哪个选项不符合通报的特点（ ）

    A. 纪要性   B. 教育性   C. 典型性   D. 时效性

3. 通报属于（ ）

    A. 上行文   B. 下行文   C. 平行文   D. 泛行文

4. 以下不适宜采用通报行文的一项是（　　）

　　A. 某公司拟批评司机××私自开车游玩的行为

　　B. 某县政府拟表彰抢救落水儿童的青年

　　C. 某公司拟向各有关部门知照安全大检查的情况

　　D. 某公司拟公布加强车间安全的几条规定

5. 批评性通报的正文内容不包括（　　）

　　A. 叙述错误事迹　　B. 正反案例比对　　C. 做出处罚决定　　D. 提出希望

二、判断题（请在正确判断的括号内打"√"，错误的打"×"）

1. 通报属于知照性的下行文，但有时也可用于上行和平行。　　　　　　　　　（　　）

2. 某厂拟向上级汇报该厂遭受火灾情况，用通报行文。　　　　　　　　　　（　　）

3. ××制药有限公司办公室拟向各部门、各车间知照安全生产大检查的情况，适用的文种是情况通报。

　　　　　　　　　　　　　　　　　　　　　　　　　　　　　　　　　　（　　）

4. 凡是错误的东西和犯有错误的人，事无巨细，都应通报批评。　　　　　　（　　）

5. 通报的制发，应把握时效性，否则时过境迁，就无法起到教育推动作用。　（　　）

三、纠错题（分析下面这篇通报不妥之处并修改）

批评通报

　　20××年×月×日至20××年×月×日，根据××省"双随机一公开"行政执法监督工作要求，省市场监督管理局开展了食品生产企业的食品安全检查，发现××食品有限公司生产的丝袜奶茶，霉菌不符合食品安全国家标准。

　　为改善食品生产企业的食品安全管理制度不够完善、微生物指标不符合规范等问题，经研究，××省市场管理局决定对××食品有限公司做出通报批评，要求限期整改，并罚款贰万元整。

××省市场管理局（章）

二〇二一年十一月三日

四、写作题

1. 今年举办的全省职业院校技能竞赛"中药传统技能"比赛中，我校中药系学生李××等五名学生分别荣获一等奖1名、二等奖3名、三等奖1名。经学校研究决定，对李××等五名同学授予"技能标兵"的称号，并各奖励1000元。请你代为拟写这份通报。

2. ××大药房连锁有限公司××分店员工肖××多次无故擅自离岗，更为恶劣的是上班期间与顾客发生激烈争吵，给公司和药店的声誉造成了极为不良的影响。经公司研究决定，给予肖××扣罚两个月出勤奖并公开通报批评的处罚。请你替人事部草拟这则批评性通报。

任务三　欢迎辞

PPT

✏ 实训任务

一、任务情境

情境1：为深入实施健康中国行动，加速推进营养健康食品产业融合创新、高质量发展，奋斗健康中国梦。中国保健协会定于20××年×月×日在××市国际博览中心举办"健康中国·营养健康食品大会"开幕式。本届大会将以"和合与共 生态未来"为主题。那么，公司在开幕式上的欢迎辞该怎么写呢？

情境2： 为更有力地保障人民群众生命健康安全，有效推动中医药的保护、传承和发展，营造重视中医药发展的良好氛围，××省中医药协会拟于下月中旬举办以"传承中医药，推动人类健康共同体建设"为主题的"中医药振兴发展高峰论坛"活动。届时将邀请中医药管理局有关领导、中医药相关企事业单位代表及国医大师、临床医师等专家学者参加。××省中医药协会在开幕式的欢迎辞该怎么写呢？

二、实训要求

根据任务情境，拟写欢迎辞，相互进行作品评价与纠错，并分组评比。

三、评价方案

评价权重，建议教师约占60%，学生约占30%，企业或其他专家约占10%。评价等级，建议分为五等：优秀≥90分、良好≥80分、中等≥70分、合格≥60分、不合格<60分。参考标准见表5-3。

表5-3 欢迎辞评价参考标准

评价项目	评价要点	分值	得分
欢迎辞文稿 （60分）	1. 主题鲜明，重点突出，基调积极	10	
	2. 材料充实，典型新颖，生动感人，体现时代精神	10	
	3. 条理清晰，结构严谨，引人入胜	10	
	4. 语句表达准确规范，文字简洁流畅	10	
	5. 语言体现口语性、礼仪性	10	
	6. 要素齐全，格式规范	10	
现场致辞 （20分）	7. 致辞者精神饱满，普通话，吐字清晰，声音洪亮，内容熟悉	10	
	8. 语言技巧处理得当：语速语气、语调节奏等语言技巧处理恰当，较好运用肢体或表情以增强感染力	10	
综合素养现场效果 （20分）	9. 具备一定的评价纠错能力，能够抓住典型的错误，并提出中肯的修改意见	10	
	10. 积极主动，热情参与，能合作按时完成，责任心强，礼貌大方；表演具有较强的吸引力，营造良好的现场效果	10	
参评对象：	评分人：	总分	

📖 例文导读

【例文一】

标题
公司名称+活动内容+
文种。

××医药集团股份有限公司董事长致欢迎辞
董事长×××

称呼与问候

尊敬的各位嘉宾、各位投资者、各位网友：

大家好！欢迎参加××医药集团股份有限公司首次公开发行A股线上路

演活动。在此，我谨代表全体员工，向参加本次线上路演的朋友们表示热烈的欢迎，向上市过程中一直给予公司大力支持和帮助的广大投资者致以衷心的感谢！

　　××集团经过十余年艰苦创业，不断发展壮大，现已成长为一家以药品、医疗器械等产品的批发、零售连锁和药品生产、研发以及有关增值服务为核心业务的大型医药商业流通企业集团。公司能有今天的成就离不开公司每一位员工的辛勤努力，更离不开社会各界友人的鼎力支持。在此，请允许我再一次向大家表示衷心的感谢！

　　××集团目前已经是全国最大的民营医药流通企业，是众多知名OTC产品的第一大经销商，是全国医药商业企业中销售网络覆盖面最广的企业之一，是国内唯一具备整合物流规划、物流实施、系统集成能力的大型现代医药物流企业。

　　此次登陆资本市场，标志着公司迈入一个崭新的发展阶段。展望未来，医药行业是一个永恒的朝阳行业，中国医药行业也将持续高速发展，集团将秉承"传递健康，创造价值"的经营宗旨，继续做大做强，充分发挥自身核心竞争力，专心致志、大力发展主营业务，努力建立健全全国的医药分销与物流信息网络，在做好第三终端业务的同时，利用新医改机遇，大力开拓二级及二级以上医院业务，成为"经营规范、管理科学、服务卓越、能为客户创造价值"的大型医药商业企业集团，并成为中国医药商业和现代医药物流业的领航者。

　　××集团的上市将会进一步增强企业的品牌效应和核心竞争力。我们一定勤奋工作，发奋努力，继续把企业做强做大，不辜负广大投资者和社会各界的支持和期望，给广大投资者带来应有的回报。我们将用心听取投资者的建设性意见，认真解答大家的问题，希望广大投资者踊跃提问。

　　在未来的岁月里，我们将再接再厉，以更优秀的业绩回报社会，回报广大投资者的支持和厚爱。

　　谢谢大家！

【例文二】

第十二届中国药师大会欢迎辞

中国药师协会会长××

各位专家、同志们：

　　大家上午好！

　　今天由中国药师协会和国家卫生健康委员会合理用药专家委员会主办的第十二届中国药师大会在美丽的××市隆重召开。在此，我代表中国药师协

正文
（1）开头：交代活动内容，表达对来宾的欢迎和感谢之情。
（2）主体：首先，简单介绍公司，并对建设公司及关怀支持者表达谢意。其次，展望发展前景，提出经营宗旨。最后，表达决心。

（3）结尾：表达良好的祝愿和感谢。

标题
内容＋文种。

称呼
正文
（1）开头：交代活动内容，向来宾表示欢迎。

（2）主体：表达谢意，介绍活动背景、内容、主题、目的及现实意义。

会，向前来参加会议的专家、代表致以热烈的欢迎！

首先向在多年来一直奋战在医药前线、为保障患者的用药安全做出不懈努力和无私奉献的药师们表示由衷的感谢。今年，是不平凡的一年，面对突发公共卫生事件，药师群体作为医疗团队的重要力量，在疫情防控、药品保障供应和合理用药指导方面发挥了积极作用。

党的十九届五中全会通过的《中共中央关于制定国民经济和社会发展第十四个五年规划和二〇三五年远景目标的建议》中提出了"全面推进健康中国建设"的重大任务。药学服务是实现健康中国战略的重要保障，药学服务转型是深化医改的重要一环，推动药学事业发展，是维护百姓健康的根本要求所在，是全面建成小康社会的重要保障，也是中国共产党的初心和使命的内在要求。

此次大会以"能力创造价值"为主题，后疫情时期是药学发展的风口期、药学服务的创新期。要建立新的药师职务体系、积极开展各类药事服务的组织创新、智慧药学的技术创新，推进药事管理规范等制度创新。随着药学模式的转变，药师职业的内涵也越来越丰富，药师肩负的职责也越来越重大。药师要不断加强医学和临床药学有关知识的学习，建立以患者为中心的用药思维，通过岗位工作实践不断积累经验，积极拥抱互联网和新技术，唯有坚持终身学习，不断学习，善于学习，勇于创新，提高自身专业能力，才能适应行业的不断发展，提升药师的职业价值。

（3）结尾：提出深入交流合作愿望，展望医药事业的前景和医师队伍的发展前景，再次致以美好的祝愿和谢意。

希望与会的各位专家、代表借助药师大会的平台，广泛交流沟通，积极建言献策，共同探索加强药师队伍建设与管理、提高药师执业能力和专业素养、促进公众合理用药水平、推动我国药学事业发展的路径。中国药师协会将继续紧跟行业发展，不断提升服务水平，不断创新工作思路与方法，高质量推进协会工作，围绕基本职能及现实面临最突出的问题，为药师办实事、办好事，促进药师队伍科学、稳定、可持续发展，发挥好桥梁纽带作用。希望广大药师把握机遇，为大众用药安全护航，为健康中国做出新贡献！

祝各位来宾身体健康！祝本次大会取得圆满成功！

谢谢大家！

（参考：中国药师协会《第十二届中国药师大会在京召开》
http://www.clponline.cn/clp42/807.html）

📖 知识要点

一、欢迎辞的含义

欢迎辞是行政机关、企事业单位、社会团体或个人在举行隆重庆典、大型集会、宴会、欢迎仪式或座谈会、宴会等公共场合，主人对宾客的到来表达热烈欢迎和美好祝愿的讲话文稿，属于一种礼仪性文书。

二、欢迎辞的特点

1. 礼仪性 欢迎辞语言要自然、大方、妥帖，重要的外交场合，措辞尤其要把握分寸，看场合说话，措辞得体，感情真挚，让客人感到亲切自然，而不觉矫揉造作。

2. 委婉性 欢迎辞既要向对方表示友好，又要坚持自己的原则和立场，不可盛气凌人，也不可过度恭维。对有意见分歧的内容，求同存异，突出一致性，尽量避开，或者用委婉含蓄的方式进行表达。

3. 欢愉性 欢迎辞要表达对来宾的欢迎之情，古语有云"有客从远方来，不亦乐乎"。语言要体现真情实感，发自肺腑，营造出热情友好的欢愉氛围，给客人一种"宾至如归"的感觉。

4. 口语性 欢迎辞多是在现场面向宾客的演说，采用口头表达的方式，因而要注意表述的口语化，可以拉近与来宾的亲切关系。在遣词造句时可以运用生活化的语言，平易近人又富有生活情趣。

三、欢迎辞的分类

按表达方式，欢迎辞可以分为以下两种。

1. 现场讲演欢迎辞 一般指致辞人在欢迎现场口头发表的演说词。

2. 公开发表欢迎辞 一般指在客人到达前后公开发表在报纸或其他发行刊物之上的欢迎稿。

按社交的公关性质，欢迎辞可分为以下两种。

1. 私人交往欢迎辞 一般是在个人举行较大型的宴会、茶会、舞会、讨论会等非官方、私人性的场合下使用的欢迎稿。多在正式活动开始前进行。私人交往欢迎辞比较随意轻松，有即时性和现场性。

2. 公事往来欢迎辞 一般在较严肃庄重的宴会、会议等公共事务活动的场合中使用。要有事先准备好的书面文稿，文字措辞上比较正式和严谨。

四、欢迎辞的格式与写法

欢迎辞一般由标题、称呼、正文和落款四部分组成。

1. 标题 写法一般有两种：一种是直接以文种命名，如"欢迎辞"；另一种是由活动内容和文种名共同构成。如"在××学术讨论会上的欢迎辞"。

2. 称谓 写在标题下一行开头顶格处，对全体来宾的称呼，可加"尊敬的"等修饰词，如"尊敬的女士们先生们""亲爱的××大学各位同仁"。

3. 正文 一般由开头、正文和结尾三部分构成。

（1）开头 表达对宾客的欢迎之意，通常应交代现场举行的是何种仪式，致辞人代表什么人向哪些来宾表示欢迎，营造热烈友好的气氛。

（2）正文 一般写举办本次活动的背景、回顾宾主双方合作交往的历史、做出的积极努力及取得的成绩，同时说明本次活动的内容、主题、目的、现实意义及影响，表达进一步加强交流合作的意愿，并提出新的举措、要求和希望。

（3）结尾 通常在结尾处再次向来宾表示欢迎，并致以美好的祝愿，如"身体安康""活动圆满成功""合作愉快"等。

4. 落款 在正文右下方写上致辞者的单位名称、姓名，并署上成文日期。如果标题中有，则可省略。

五、欢迎辞的写作注意事项

1. 态度真诚　称呼要用尊称，感情要真挚，态度要诚恳，表达对来宾热情欢迎的心情。

2. 语言得体　措辞要慎重，勿信口开河，尊重宾客的风俗习惯，避开对方的忌讳，防止发生误会。

3. 言简意赅　用语应简练，讲清楚要表达的内容即可，大多出于礼仪的需要，宜短小精悍，不必长篇大论。

4. 适应场合　根据场合、对象来选择不同的表达方式。严肃的场合要庄重，轻松的场合可以放松一些。

即学即练 5-3

答案解析

指出以下这段欢迎辞的不妥之处。

我作为药业公司的老员工，代表全公司的领导和所有职工对新入职的你们表示热烈的欢迎！感谢您选择我公司作为你职业生涯的新驿站！愿你们把公司当作你们永远温馨的家！也愿你们能充分展示和表现自己，持续不断地学习，最大限度地发挥才智和潜能，为公司的不断发展壮大釜底抽薪、添砖加瓦！

📱 知识链接

欢送辞

一、欢送辞的含义

欢送辞是主人在欢送宾客的活动上，对即将离去的宾客表达惜别、欢送的礼仪文书。

二、欢送辞的分类

1. 私人交往欢送辞　一般是在个人举行的一定规模的宴会、酒会、舞会等非官方场合使用，措辞有即时性和现场性。

2. 公务往来欢送辞　一般是在较为庄重的公共事务场合中发布的送别词，文字措辞更为严谨、正式。

三、欢送辞的特点

1. 惜别之情　欢送辞要表达出依依惜别之情，感情真挚，但不可过于沉重，掌握好分寸。

2. 口语化　欢送辞要面对宾客进行表达，语言应自然得体，多用生活化的语言，活跃气氛。

四、欢送辞的一般写法

声明一般由标题、称谓、正文和落款四部分组成。

1. **标题**　一种是直接以文种命名，如"欢送辞"；另一种是由活动内容和文种名共同构成。

2. **称谓**　标题下方顶格写对宾客的称呼，如"尊敬的女士们、先生们"。

3. **正文**　回顾合作期间或访问活动期间在哪些问题和项目上达成了一致立场或取得了突破性进展，阐述本次活动的意义及对宾客的希望与勉励，表示继续合作交流的愿望和对宾客的依依惜别之意。

4. **落款**　在正文后右下角署单位名称、致辞者身份姓名、成文日期。

五、欢送辞的写作要求

1. **感情真挚**　感情要真诚，营造出亲切友好的氛围，拉近主客双方的关系。

2. **言之有物**　内容要有的放矢，紧密结合本次活动的目的、内容、影响等情况，对取得的成果表示肯定。

3. **礼貌尊重**　态度不卑不亢、礼貌待人，尊重宾客风俗习惯，用生动的语言对客人表示希望和勉励。

目标检测

答案解析

一、选择题（请将正确选项填写在题后的括号内）

1. 下列选项哪个不符合欢送辞（　　）

　　A. 尊重性　　　　　B. 口语化　　　　　C. 沉重性　　　　　D. 礼仪性

2. 对欢迎辞的表述不正确的一项是（　　）

　　A. 宜短小精悍，不必长篇大论

　　B. 私人交往欢迎辞有即时性和现场性

　　C. 欢迎辞是在迎接宾客时对宾客表示欢迎的一种礼仪性文书

　　D. 欢迎辞用语要尽量书面化

3. 下列哪项不符合欢迎辞的特点（　　）

　　A. 惜别性　　　　　B. 委婉性　　　　　C. 欢愉性　　　　　D. 礼仪性

4. 下列选项哪个不符合欢迎辞的写作要求（　　）

　　A. 态度真诚　　　　　　　　　B. 语言得体

　　C. 篇幅冗长　　　　　　　　　D. 适应场合

5. 欢迎辞的开头一般不包括的内容是（　　）

　　A. 活动背景　　　　　　　　　B. 未来打算

　　C. 活动主题　　　　　　　　　D. 活动意义

二、判断题（请在正确判断的括号内打"√"，错误的打"×"）

1. 用于讲话、刊载的欢迎辞要署致辞的单位名称，或致辞者的身份和姓名，并署成文日期。　　（　　）

2. 欢迎辞的标题可以直接写文种"欢迎辞"。　　（　　）

3. 所有的欢迎辞都必须署名和写成文日期。　　（　　）

4. 欢迎辞要看场合说话，该轻松则轻松，该严肃则严肃。　　（　　）

5. 欢迎辞的结尾要对来宾再次表示欢迎，并致以良好的祝福。　　（　　）

三、纠错题（指出下文中的不妥之处并修改）

××制药厂30周年厂庆

大家好！值此××厂30周年厂庆之际，请允许我代表××厂，向远道而来的贵宾们表示热烈的欢迎！朋友们不顾路途遥远专程前来贺喜并洽谈贸易合作事宜，为我厂30周年厂庆增添了一份热闹和祥和，我由衷地感到高兴。我厂建厂30年能取得今天的成绩，离不开老朋友的真诚合作和大力支持。对此，我们表示由衷的感谢！同时，我们也为有幸结识来自全国各地的新朋友感到十分的高兴。在此，特向新朋友们表示热烈的欢迎，并希望能与你们密切合作，发展相互间的友好合作关系。"有朋自远方来，不亦乐乎"。在此新朋老友相会之际，我提议：为今后我们之间的进一步合作、为我们之间日益增进的友谊、为朋友们的健康幸福，干杯！

　　此致

敬礼！

四、写作题

1. 为了宣传企业、拉动消费、繁荣市场、带动产业，××食品有限公司拟在当地"乡村旅游"期间，举办"助力精准扶贫 服务乡村振兴"名优特农产品主题展销会，公司总经理拟在开幕式致欢迎辞。请你代为拟写这份欢迎辞。

2. 学校拟举办迎新开学典礼，请你作为即将走上实习工作岗位的老生代表致欢迎辞。

任务四　商务信函 微课

PPT

✏ 实训任务

一、任务情境

情境1：××制药有限公司以实施乡村振兴战略为总抓手，积极探索"公司＋农户"的发展模式，实施乡村振兴工作。因地制宜，立足当地的资源优势，大力发展淫羊藿、铁皮石斛、钩藤、黄精等中药材种植，以有效促进农业增值提效，助力农民增收。为实施这一目标，拟与本省林业科学研究院中药材育种种植技术服务中心合作。那么这篇合作商讨函该怎么写呢？

情境2：××大药房连锁有限公司××分部由于业务量大增，急需招聘一批药学类专业员工。我校招生就业处正在拓展学生实习和就业渠道，愿意与其建立长久的合作关系。现需以学校名义拟写一份函，就合作意向、合作方式及本次安排实习生等事宜进行商讨。那么这份函该怎么写呢？

二、实训要求

根据任务情境，拟写商务信函，相互进行作品评价与纠错，并分组评比。

三、评价方案

评价权重，建议教师约占60%，学生约占30%，企业或其他专家约占10%。评价等级，建议分为五等：优秀≥90分、良好≥80分、中等≥70分、合格≥60分、不合格＜60分。参考标准见表5-4。

表5-4 商务信函评价参考标准

评价项目	评价要点	分值	得分
商务信函文稿 （70分）	1. 内容全面具体，商讨事项清楚，意图明确	20	
	2. 要素齐全，格式完整规范	20	
	3. 条理清晰，逻辑性强，结构严谨	10	
	4. 语句表达准确规范，文字简洁通畅	10	
	5. 排版格式规范，版面整洁干净	10	
作品展示与评改 （20分）	6. 具备一定的评改和纠错能力	10	
	7. 展示或评改纠错者大胆从容，普通话讲述，吐字清晰，声音洪亮；语言表达准确流畅，条理清晰	10	
学习态度 综合素养 （10分）	8. 学习态度认真，积极主动，参与热情高，责任心强；按时按质按要求完成任务，具有团队合作精神等	10	
参评对象：	评分人：	总分	

📖 例文导读

【例文一】

关于开展药品流通企业信息化建设情况专项调查的函

标题
事由＋文种。

各相关企业：

根据《全国药品流通行业发展规划》要求，为全面了解药品流通行业及企业的信息化建设情况，完善行业信息统计及信息化建设工作，为药品流通行业管理和国家智库提供可靠的信息支撑，引导药品流通行业信息化建设与互联网、大数据、人工智能等先进技术紧密结合，适应人民群众不断增长的健康需求，形成统一开放、竞争有序、网络布局优化、组织化程度和流通效率较高、安全便利、群众受益的现代药品流通体系，使之得到健康快速发展。中国医药商业协会受商务部市场秩序司委托，特组织开展20××年度药品流通企业信息化建设情况专项调查。

称谓
受函单位。

正文
（1）开头：发函的缘由及事项。

现将调查表发至贵单位，请相关企业领导予以高度重视，并安排有关部门及人员按要求真实、准确、完整填报。

（2）主体：发函的主要内容、具体要求。

数据截止日期：20××年×月×日。

报表上报时间：20××年×月×日前。

报送方式：Word电子版。

联系人及联系电话：张××，135××××。

邮箱：×××@163.com。

地址：××市××路1号。

（3）结尾：提供联系方式。

特此函达，即悉函复！

附件：中国医药流通企业 2021 年度信息化建设调查表

落款
署名、署时、盖章。

中国医药商业协会

20××年×月×日

【例文二】

标题
发文单位＋事由＋
文种。

××食品有限公司
关于与××大学建立战略合作关系的函

称谓
正文
（1）开头：交代发函
的缘由。

××大学：

　　近年来，我公司与贵校在一些科研项目上的合作取得了一定的成绩，建立了良好的校企协作基础。随着公司的快速发展，××酱酒的口感越来越受到消费者的喜爱和追捧。下一步，如何利用现代科学和生物技术手段研究其特征风味、定性定量分析相关的微生物，成为我公司的新课题。在传承古法技艺的基础上，结合现代科学和生物技术手段进行创新方面，我公司愿与贵校就"北派酱香"特色微生物研究暨特征性物质挖掘项目建立战略合作伙伴关系。针对本次合作内容，特提出如下两方面要求：

（2）主体：发函的主
要内容、具体要求，展
望合作前景。

　　一是科学研究，建立××酒的功能微生物菌库，采用高通量测序技术解析酿造过程中微生物区系演替规律及利用风味组学挖掘××酒特征风味物质，为探究××"北派酱香"的独特魅力奠定基础，为建立"北派酱香"团标提供理论依据。二是人才培养，双方将共同探索创新人才培养新模式。加强双方人员交流学习模式，携手探索培养以新技术、新产业、新模式为特点的创新型人才，共建产学研人才培养基地。

（3）结尾：希望与
要求。

　　相信在我们双方的共同努力下，项目一定会取得预想的科研成果，为中国白酒的科研事业添砖加瓦！

　　贵方有意合作的话，建议互派相关科研及管理人员就有关内容进一步磋商。

　　请即复函。

落款
单位名称和日期。

××食品有限公司

20××年×月×日

📖 知识要点

一、商务信函的含义

商务信函是用来商洽工作、联系业务，询问和答复有关具体实际问题的一种文书。商务信函属于商务礼仪文书范畴，是指企业与企业之间，在各种商务场合或商务往来过程中所使用的简便书信。其主要作用是在商务活动中用来建立经贸关系、传递商务信息、联系商务事宜、沟通和洽商产销，询问和答复问题、处理具体交易事项等。

二、商务信函的特点

1. 简洁清楚　商务信函应力求简明扼要、短小精悍。内容集中单一、围绕主题、切中要点，既节约阅读时间，又使信函读起来一目了然。

2. 准确规范　商务信函要严谨、准确、规范，当涉及时间、地点、价格、货号等数据或者具体的信息时，关乎经济利益，必须准确无误。

3. 礼貌真诚　商务信函应相互尊重，谦恭有礼，自然真诚，带着诚意力求对方理解、支持，同时体谅对方的难处，体现互惠互利的宗旨。

三、商务信函的分类

1. 按行文方向分　可分为去函和复函。去函，即主动发出的函；复函，即被动发出的函。

2. 按内容分　函有商洽函、询问函、答复函、请示函、知照函、催办函、邀请函、批准函等。

商务公函中的请示函、批准函，一般用于相互不存在隶属关系的机关、企业单位与主管业务部门之间，请求批准某一事项时使用。这类函不能误用为报告、请示、批复。

即学即练 5 - 4

答案解析

为了方便各采购单位采购医疗器械产品时查询，中国医疗器械采购公共服务平台将组织业内专家学者编制《中国医疗器械产品采购指南》（简称《指南》）。现需要拟写一份（　　），发送至各相关医疗器械企业，希望其精心准备入编材料，并安排专人与《指南》编辑部联系，共同做好采编工作。

A. 通知　　B. 请柬　　C. 函　　D. 报告

四、商务信函的格式与写法

一般由标题、称谓、正文、结尾、落款等四部分组成。

1. 标题　一般要写明事由和文种，事由要简要概括信函的主要内容，如《关于调整食品价格的函》。

2. 称谓　标题下一行顶格书写，称呼后用冒号，写明收信人或收信单位的称呼。

3. 正文　正文是商务信函的主要部分，叙述商务往来的具体实质性内容。

（1）对收信人的问候语。

（2）写信的缘由：如需要商洽某项事宜，表示谢意，何时收到对方的来信，对来信中提到的问题进行答复等。

（3）具体需要商洽的事务：根据发函的缘由详细陈述具体事项，或介绍情况，或说明具体事宜，或回答对方提出的问题，阐明自己的观点和看法，或向对方提出请求等。如果内容较多，可以分条来写。

（4）进一步联系的希望、要求、方式：如希望对方同意或要求对方办理。

4. 结尾　写明希望对方答复的要求，如"特此函商，务希见复""是否同意，请函复"等。同时写表示祝愿或致敬的话，如"此致敬礼""敬祝健康"等。

5. 落款　包含署名和日期。署名时可写单位名称或单位内具体部门名称，也可同时署写信人的姓名。重要的商务信函，为郑重起见，需加盖公章。商务信函的日期很重要，不能遗漏。

6. 附件　商务信函常见的附件有报价单、发票、单据、产品介绍或说明书、订购合同、发货通知单等，用以证实信文所写的各种论点，或作为商业业务往来的确认手续。

五、商务信函的写作注意事项

1. 主题突出　商务信函要围绕具体磋商事宜来写，层次分明，条理清晰，明确目标，主题突出，不谈无关紧要的事情。向对方提出的问题要明确，回答对方的询问也要有针对性。

2. 换位思考　商务信函要在互惠互利的前提下，体谅对方，设身处地考虑对方的需要、处境、利益与困难，态度友好、写作时要表述准确，还要考虑对方的专业知识、接受能力等，使对方正确理解信中内容。

3. 平等礼貌　商务信函是两个平等法人之间的往来，要互相尊重、平等相待、不卑不亢，语气要平和，不得用命令或变相威胁的语气，若既要询问问题，又要回答问题，则先答后问，以示尊重。

4. 简明扼要　商务信函的内容要做到清楚简洁，商业往来讲求效率和节省时间。"有事言事，言罢即止"，要避免使用长句冗词以及不必要的修辞。

📱 **知识链接**

函

一、含义

根据《党政机关公文处理工作条例》规定，函适用于不相隶属机关之间商洽工作、询问和答复问题、请求批准和答复审批事项。函的适用范围广泛，是公文中唯一一种平行文种。

二、特点

1. 沟通性　函对于不相隶属机关之间相互商洽工作、询问和答复问题，起沟通作用，充分显示平行文种的功能，这是其他公文所不具备的特点。

2. 灵活性　一是行文关系灵活。函除了平行行文外，还可以向上行文或向下行文，没有其他文种那样严格的特殊行文关系的限制。二是格式灵活。除了国家高级机关的主要函件必须按照公文的格式、行文要求行文外，其他一般函比较灵活自由，可以不编发文字号，甚至可以不拟标题。

3. 单一性　函的主体内容应该具备单一性的特点，"一文一事"，一份函只宜写一件事项。

三、分类

1. 按性质分　一般分为公函和便函两种。公函用于机关单位正式的公务活动往来；便函则用于日常事务性工作的处理。便函不属于正式公文，没有公文格式要求，可以不要标题，不用发文字号，只需要在尾部署机关单位名称、成文时间，并加盖公章即可。

2. 按发文目的分　可以分为发函和复函两种。发函即主动提出公事事项所发出的函。复函则是为回复对方所发出的函。

3. 按内容和用途分　可以分为商洽函、告知函、催办函、邀请函、请批函、转办函、报送材料函等。

四、结构与写法

由于函的类别较多，从制作格式到内容表述均有一定灵活机动性。函一般由标题、主送机关、正文、落款组成。

1. 标题　公函的标题一般有两种形式。一种是由发文机关名称、事由和文种构成；另一种可省略发文机关，由事由和文种构成。

2. 主送机关　标题下方顶格写，其后用冒号。主送机关指接受并办理来函事项的机关单位，写明单位全称或者规范化简称。

3. 正文　其结构一般由开头、主体、结语等组成。

（1）开头　交代发函的缘由，即发函的目的、根据、原因等内容，然后用"现将有关问题说明如下"或"现将有关事项函复如下"等过渡语转入下文。复函以对方来函的引入，写明标题、发文字号，或收到来函的时间事宜，然后再交代根据，以说明发文的缘由，如"20××年×月×日函悉"。

（2）主体　这是函的核心内容部分，主要说明致函的具体事项，如答复对方的问题和要求，或需要商洽、联系、请求批准、告知的事宜。

（3）结语　一般礼貌性地向对方提出希望。通常应根据函询、函告、函商或函复的事项，选择运用不同的结束语。或请对方协助解决某一问题，或请对方及时复函，或请对方提出意见或请主管部门批准等，如"即请函复""特此函达""特此函询（商）""特此函告""特此函复"等。有的函也可以不用结束语，如属便函，可以像普通信件一样，使用"此致""敬礼"。

4. 落款　在正文之后要署发函机关单位的名称，写明成文日期，并加盖公章。

五、写作注意事项

1. 行文要简洁明了　一般来说，一个函件以讲清一个问题或一件事情为宜，简洁明了地予以说明。

2. 内容要真实准确　函是与对方商洽工作事务的文书，内容一定要核实准确，不能含糊笼统。

3. 态度要谦逊诚恳　要表现出对对方的尊重、谦和，语言要朴实，语气要恳切，态度要谦逊，不要倚势压人或强人所难，也不必逢迎恭维、曲意客套。

目标检测

答案解析

一、选择题（请将正确选项填写在题后的括号内）

1. 适用于不相隶属机关之间商洽工作、询问和答复问题、请求批准和答复审批事项的文种是（ ）

    A. 请示   B. 通知   C. 函   D. 报告

2. 下列选项不是商务信函内容的是（ ）

    A. 联系业务   B. 商洽交易事项

    C. 询问和答复有关问题   D. 表扬批评

3. 下列不是商务信函的特点是（ ）

    A. 简洁   B. 权威   C. 礼貌   D. 规范

4. 函依据性质不同可以分为（ ）

    A. 公函和便函   B. 发函和复函

    C. 请批函和告知函   D. 催办函和转办函

5. 下列哪个选项不符合函的写作要求（ ）

    A. 一文多事   B. 真实准确

    C. 谦逊诚恳   D. 简明扼要

二、判断题（请在正确判断的括号内打"√"，错误的打"×"）

1. 撰写复函时，正文的开头应首先详细写明具体的回复意见。   （ ）

2. 商务信函可以用生硬、命令性语气，不必过度恭维。   （ ）

3. 函的行文关系灵活，既可平行行文，还能上行行文或下行行文。   （ ）

4. 附件是随函附发的有关材料，如发票、确认书、单据等。   （ ）

5. 商务信函要遵循"一文一事"的原则。   （ ）

三、纠错题（指出下文中的不妥之处并修改）

关于××食品有限公司报价的复函

××食品有限公司：

贵公司20××年×月×日报价函收悉，谢谢。经研究，现答复如下：

我方愿意接受贵方产品报价，并同意按照贵方报价函中的条件订货，今把订单附上。

结算方式：商业汇票。

交货方式：送货上门。

送货日期：收到订单5日内。

请批准。

××食品有限公司

20××年×月×日

四、写作题

1. 我校拟安排一批大三学生至本省××制药公司顶岗实习，请你拟写一份商务信函。

2.××省人民医院设备科一行三人，准备下周前往××医疗器械有限公司，实地调研考察医用急救呼吸机、制氧机、医用雾化器、手术器械等设备的生产质量情况，请你代××省人民医院设备科拟写一份商务信函。

书网融合……

知识回顾　　　　微课　　　　习题

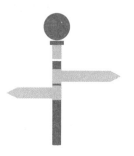

学习引导

随着市场经济的发展，企业之间的竞争日益激烈。新形势下，企业越来越重视企业的文化和形象宣传。良好的企业形象可以提高企业的竞争力，而企业形象需要以企业文化来支撑。做好企业的文化和形象宣传，有利于企业品牌的建立，是当今企业发展的软实力。扩大企业文化与企业形象宣传，是促进企业发展，增强企业核心竞争力的重要举措。那么，在具体的工作中如何根据实际需要写出规范的文书呢？

本项目重点介绍海报、新闻、解说词、简报等文书的含义、分类、特点、规范体式和写法，要求掌握其基本知识并能按照任务情境进行写作。

学习目标

1. **掌握**　海报、新闻、解说词、简报等企业文化与形象宣传文书的写作方法。

2. **熟悉**　海报、新闻、解说词、简报等企业文化与形象宣传文书的写作要素。

3. **了解**　海报、新闻、解说词、简报等企业文化与形象宣传文书的含义、特点、分类及写作注意事项。

任务一　海　报

PPT

✒ 实训任务

一、任务情境

情境1：传染病具有传播速度快，容易造成大面积传染的特点，尤其是对于在校学生来说，一旦发生传染病，很容易导致聚集性疫情的出现。为了宣传普及《传染病防治法》的相关知识，有效预防常见传染病的发生，进一步增强师生对常见传染病的防控意识，我校准备下月初邀请市疾控中心医学专家陈××就常见的传染病防治知识进行专题讲座。那么这份宣传海报该怎么写呢？

情境2：为进一步做好医疗保障政策解读和服务宣传工作，多措并举加大医保政策宣传力度，提高城乡居民对医保政策的知晓率和群众满意度，力争让医保政策家喻户晓、深入人心，××县医保定点医院信息宣传科根据国家医疗保障局、财政部、国家税务总局联合发布的《关于做好20××年城乡居民基本医疗保障工作的通知》精神和上级主管部门的工作部署要求，准备加大宣传力度，在医院显著位置张贴系列宣传海报。那么该如何写作呢?

二、实训要求

根据任务情境,撰写海报文稿并进行版面设计制作,在班级设置的专栏张贴,个人或分组进行评比竞赛。

三、评价方案

评价权重,建议教师约占60%,学生约占30%,企业或其他专家约占10%。评价等级,建议分为五等:优秀≥90分、良好≥80分、中等≥70分、合格≥60分、不合格<60分。参考标准见表6-1。

表6-1 海报评价参考标准

评价项目	评价要点	分值	得分
海报文稿 (50分)	1. 主题鲜明,合法合规:结合医药类专业职业场所和工作内容,符合相关法律法规的规定,体现崇高的职业道德情操等	10	
	2. 有的放矢,体现其宣传性功能;同时兼顾引导公众合理安全用药、宣传药理医德和树立健康生活理念等功能	10	
	3. 表达手法多样,如采用修辞、象征、化用、设置悬念等	10	
	4. 内容要准确、具体,不能含糊不清或产生歧义	10	
	5. 语言表达规范,简洁精练;晓之以理,动之以情,引人入胜	10	
设计制作 (30分)	6. 标题和重点内容设计得鲜明简洁、醒目突出	10	
	7. 能够利用标志、字体、色彩、构图等设计理念,体现个人设计风格;吸人眼球,关注度高,评价好	10	
	8. 讲究布局和版式,精致唯美,吸引读者,引人入胜	10	
综合素养 团队精神 (20分)	9. 积极主动,热情参与,按时完成,责任心强;内容或形式体现创新精神	10	
	10. 鼓励以小组团队形式参赛,周密组织,合理分工,人人参与,合作完成效果好	10	
参评对象:	评分人:	总分	

📖 例文导读

【例文一】

知识讲座

标题
直接由活动的内容构成题目。

冬令进补,你的补药选对了吗?

主题:常用中药识别与养生

主讲:吴× 药剂与中药学教研室教师

时间:20××年×月×日下午3∶00

地点:学院图书馆学术报告厅

吴×,副教授、主管中药师、执业中药师,中国药科大学生药学硕士,

正文
(1) 问题设计:表明活动的目的和意义,吸引受众群体产生兴趣。

（2）用简洁的文字交代清楚活动的主题、主讲、时间、地点及主讲人简介。

现就职于 ××大学药学院药剂与中药学教研室。主要教授课程有中药鉴定技术、天然药物学、药用植物学等。多次指导学生参加中药传统技能大赛并获得国家级奖励，有丰富教学经验和竞赛辅导经验。主持省部级课题 10 余项，省级以上期刊发表文章 20 余篇。主要研究领域为中药显微鉴别、药用植物资源普查、中药活性成分研究等。

落款
主办单位名称及海报的发文日期。

××大学药学院

20××年×月×日

【例文二】

标题
海报标题写法灵活，可以是描述性的文字。

百元细味　百种滋味

正文
（1）活动的目的和意义。
（2）活动的时间、地点、主要项目。

要满足胃口好奇，尽享世间美味，定要把握时机，××国际美食节欢迎您的到来！

只需人民币 100 元，便可品尝 40 款套餐美食。

活动时间：20××年 12 月 22 日至 24 日 9：00～22：00
活动地点：××市民广场

落款
单位名称及日期。

××餐饮美食行业协会

20××年×月×日

📖 知识要点

一、海报的含义

海报又称招贴画，早期是用于戏剧、电影等演出活动的招贴，上海人通常把职业性的戏剧演出称为"海"，把从事职业性戏剧的表演称为"下海"，故而后为海报。

海报是机关、团体、单位向公众报道或介绍各种文艺演出活动、体育比赛、学术报告会、展览会、营销活动等消息时所使用的一种张贴性应用文书。

海报常用于张贴在有关活动的场所，以其醒目的画面吸引路人的注意，有的还登在报纸上，或通过电台、电视台播放，其目的是告知有关活动的事项、传递信息、宣传鼓动，吸引大众参与。

二、海报的特点

1. 广告宣传性　海报是广告的一种，其作用就是希望获得大众的参与。有的海报加以美术的设计，以吸引更多的受众参与活动。海报可以在媒体上刊登、播放，但大部分张贴于人们易于见到的地方，其广告性色彩极其浓厚。

2. 内容真实性　海报一定要具体真实地写明活动的地点、时间及主要内容。文中可以用些鼓动性的词语，激发受众兴趣，但不可夸大其词。

3. 艺术美观性　随着科学技术的发展，很多现代化的手段被应用到海报创作中来，越来越多的海报制作突出了美术创意，内容广泛，形式也由过去的单一的文字招贴走向艺术招贴，艺术表现力丰富，使海报内容给人们留下强烈的第一印象，收到最佳的宣传效果。

4. 篇幅短小性　海报文字要求简洁明了，篇幅要短小精悍。

三、海报的分类

按照内容的不同，大致可以分为以下四类。

1. 商业类海报　这类海报是通过宣传商品或商业活动信息，获取经济利益为目的的海报。

2. 公益类海报　这类海报具有特定的对公众的教育意义，其主题包括各种社会公益、道德的宣传，或者政治思想的宣传，弘扬爱心奉献、共同进步的精神等。

3. 报告类海报　这类海报主要是指告知举办各种讲座、学术报告、政治形势、国际形势报告等内容的海报。

4. 文体类海报　这类海报一般是宣传或告知电影、戏剧、大型综艺类活动或大型体育赛事，需要观众关注或参与的。

四、海报的格式与写法

海报是一种信息传递的艺术，是一种大众化的宣传工具。在海报的制作中，要考虑整体创意和美术设计。海报的美术设计，形式灵活多样，讲究新颖独特。其文字部分一般由标题、正文和落款三部分组成。

1. 标题　标题是海报主题和内容的焦点，也是海报的关键。标题的拟写应该大而醒目、简洁、新颖，在美术设计时可以在字体大小、颜色和形式上下功夫。

海报的标题写法较多，大致有以下几种：

（1）以文种名作为标题　即在第一行中间写上"海报"字样。字体大而醒目，以吸引人们注意。

（2）以活动信息作为标题　如"影讯""舞会""学术讲座""联欢晚会"等，使读者一看就知道是什么内容。

（3）以活动信息和文种构成标题　如"专家讲座海报""商品促销海报"；或者在活动内容前加上举办单位名称，如"××大药房周年庆典促销活动"等。

（4）根据海报内容拟定标题：如"浓浓端午情，'粽'情大放送——××药房端午大派送活动"。用阐明活动宗旨的语言作为标题，渲染气氛，调动人们的参与热情。

2. 正文　海报的正文可以根据海报内容的长短，灵活选取格式，可以为一段式，也可以为分项列举式，简要地写清楚以下内容。

（1）活动的目的和意义。

（2）活动的主要内容、时间、地点等。

（3）参加的具体方法及一些必要的注意事项等。

在实际的拟写中，上述内容可以少写或不写，视情况而定。此外，正文部分的文字根据版面大小设计格式和字体、文字的位置，以清晰美观为标准。

3. **落款**　签署主办单位的名称及日期。

五、海报的写作注意事项

1. **内容要准确、具体**　海报一定要具体准确地写明活动的时间、地点、附注等主要内容。对于活动参与方式、优惠情况等，必须交代清楚，不能产生歧义，以免产生混乱、拥挤、踩踏、哄抢等不良后果。

2. **文字要简洁、明了**　海报文字要求简洁明了，篇幅要短小精悍。为增强吸引力，一般语言上具有一定的激励性和鼓舞性，文中可以用些鼓动性和形象性的词语，但不可夸大其词。

3. **版面要注重艺术效果**　海报的版式设计可以做些艺术性的处理，以吸引受众，但不要影响信息传递。

即学即练 6 - 1

××大药房拟在元旦期间举行促销活动，请你根据活动内容为其拟定海报标题。

答案解析

知识链接

海报版面设计技巧

海报是一种信息传递艺术，是一种大众化的宣传工具。海报设计必须有一定的号召力与艺术感染力，要调动形象、色彩、构图、形式感等因素形成强烈的视觉效果。海报的画面应有较强的视觉中心，应力求新颖、单纯，还必须具有独特地艺术风格和设计特点，同时发挥着向人们传达某种信息、引导人们做出某个行为的作用。

1. **简化字体**　目前版面设计趋势流行为大标题、小文章、大图片、轮廓分明（块面结构）的阳刚直率之美，行文上直白，字体较少变化，线条粗黑。

2. **板块化**　相同层级的信息划在相同板块，板块与板块之间适当留白，否则会给人一种层次不分明的感觉，看不到重点，找不到目标。

3. **货架式陈列**　分门别类地"陈列"海报信息，也会减少浏览的时间，尽可能快地从版面上得到自己所需要的信息。

4. **以少胜多**　海报艺术通常从生活的某一侧面来再现现实。在设计题材的时候，选择最富有代表性的现象或元素，就可以产生"言简意赅"的好作品。尽管构图简单，却能够表现出吸引人的意境，达到情景交融的效果。

5. **突出主题**　海报一般由图文结合，清楚地传达海报的内容信息，要求突出主题才能使受众接收到所要传递的信息。所以在设计海报前，一定要明确海报的内容主题，才能准确地表达主题的中心思想，只有在明确主题思想后进行海报创作，才会使海报创意在同一跑道上。

答案解析

目标检测

一、选择题（请将正确选项填写在题后的括号内）

1. 关于海报的描述，不正确的一项是（　　）

　　A. 海报的标题可以适当使用修辞方法以突出海报的效果

　　B. 海报具有内容广泛、艺术表现力丰富、远视效果强烈的特点

　　C. 海报可以用些鼓动性的词语，必要时也允许夸大其词

　　D. 海报在美术设计方面可以在版面样式、字体大小、颜色搭配和形式上下功夫

2. 下列哪个选项不属于海报的写作目的（　　）

　　A. 告知有关事项　　B. 传递信息　　　　C. 宣传鼓动　　　　D. 强制大众参与

3. 以下属于海报文案关键内容的一个选项是（　　）

　　A. 图片　　　　　　B. 标题与正文　　　C. 结尾　　　　　　D. 落款

4. 海报标题"趁早下'班'，请勿'痘'留"，适用的产品为（　　）

　　A. 服饰　　　　　　B. 牙膏　　　　　　C. 牙刷　　　　　　D. 化妆品

5. 下列选项不属于海报文案的特点的一项是（　　）

　　A. 广告宣传性　　　B. 艺术美观性　　　C. 表达简明性　　　D. 商业价值性

二、判断题（请在正确判断的括号内打"√"，错误的打"×"）

1. 海报的目的是告知有关活动的事项、传递信息、宣传鼓动，吸引大众参与。　　　　（　　）

2. 因为海报的目的是宣传鼓动，所以可以用语活泼且尽量夸大其词。　　　　　　　　（　　）

3. 海报要调动形象、色彩、构图、形式感等因素形成强烈的视觉效果。　　　　　　　（　　）

4. 海报的正文可以是一段式，也可以是分项列举式。　　　　　　　　　　　　　　　（　　）

5. 海报的落款应签署主办单位的名称和时间。　　　　　　　　　　　　　　　　　　（　　）

三、纠错题（指出下文中的不妥之处并修改）

　　我社本着"汲取华夏文明，传承中医瑰定"的宗旨，立足于中国传统文化，以人生健康之大义，以中医四大经典巨著为中心，积极组织、策划各类实践活动，如陈氏太极拳、药膳、瑜伽、艾灸调理、经络推拿、按摩等。让更多的同学认识、学习、了解中医养生，为同学们学习中医文化打开方便之门。中医养生协会欢迎你！

联系方式：王××

20××年10月25日

四、写作题

1. ××大药房××分店准备在元旦节开业，为吸引消费者来参加开业活动，提高新店知名度，特拟定以下促销活动：

　　活动1　开业演出及开业仪式。

　　活动2　开业有礼，红包多多。以5元的代金券设计成红包的形式，开业期间，见人发1张，消费满50元可用1张。

　　活动3　累计消费达200元，赠送蒸锅1个。

活动4 1月1日至3日连续3天限时10：00开展5折秒杀销售活动（数量有限，先到先得）。请你设计一张开业宣传海报。

2. 为宣传企业文化、迎接GMP的现场检查，××制药厂广告部准备重新更换布置厂区的宣传栏，制作海报进行张贴。请你撰写一份海报文稿，并试着进行版面设计。

任务二　新　闻

PPT

✍ 实训任务

一、任务情境

情境1：4月15日至21日为"全国肿瘤防治宣传周"。为提高全社会癌症防控意识，营造全民防癌抗癌的良好氛围，4月15日，××市疾控中心开展了"全国肿瘤防治宣传周"主题宣传活动。宣传主题为"健康中国健康家——关爱生命 科学防癌"。活动现场，××市疾控中心组织多家医院在××广场通过发放防癌科普资料、悬挂条幅、放置展板等方式，向过往市民宣传肿瘤防治知识，并为市民免费提供测量血压、血糖等义诊服务。那么这则新闻稿该怎么拟写呢？

情境2："怀匠心，秉匠艺，践匠行——20××年中药传统技能竞赛国赛选拔赛"×月×日在我校举行。赛项包括中药制剂分析、中药显微镜鉴别、中药性状真伪鉴别、中药调剂审方、中药炮制理论笔试、中药调剂操作、中药炮制操作等，全面考查参赛选手对中药传统技能的专业了解。最后我校选手××在此次选拔赛中斩获一等奖，顺利晋级。如果予以新闻报道，这则新闻稿该怎么写呢？

二、实训要求

参照任务情境，拟写一则活动新闻报道，相互进行作品评价与纠错，并分组评比。

三、评价方案

评价权重，建议教师占60%，学生占30%，企业或其他专家占10%。评价等级，建议分为五等：优秀≥90分、良好≥80分、中等≥70分、合格≥60分、不合格<60分。参考标准见表6-2。

表6-2　新闻评价参考标准

评价项目	评价要点	分值	得分
新闻稿 （60分）	1. 标题简明、准确地概括新闻内容	10	
	2. 导语明确表述新闻的时间、地点、人物和事件等；背景材料解答该新闻的"为什么"问题	20	
	3. 主体内容报道主题突出，新闻要素交代齐全，事项阐述清楚，文序合理，详略主次恰当	20	
	4. 体现新闻时效性、真实性、新奇性的特点	10	
语言逻辑 文面处理 （20分）	5. 条理清晰，逻辑性强，结构严谨；语言表达准确规范，文字简洁通畅	10	
	6. 排版格式规范，版面整洁干净	10	

续表

评价项目	评价要点	分值	得分
评改纠错 综合素养 （20分）	7. 评改纠错者能够抓住典型，评改纠错能力强	10	
	8. 学习态度认真，积极主动，参与热情高，责任心强；按要求完成任务。具备一定的资料检索、信息处理、调研和独立完成任务能力，具有团队合作精神等	10	
参评对象：	评分人：	总分	

📖 例文导读

【例文一】

千年艾草香　而今展新颜

让 "南阳艾" 为乡村振兴助力

——走进南阳 ××艾草制品有限公司

　　5月12日下午，习近平总书记来到南阳××艾草制品有限公司，查看生产车间和产品展示，同企业经营者和员工亲切交谈。习总书记强调，艾草是宝贵的中药材，发展艾草制品既能就地取材，又能就近解决就业。我们一方面要发展技术密集型产业，另一方面也要发展就业容量大的劳动密集型产业，把就业岗位和增值收益更多留给农民。

　　初夏的南阳，满目皆翠，乡野间随处能闻到艾草散发出的悠悠清香，让人心旷神怡。

　　南阳艾文化历史源远流长。医圣张仲景对中医药的贡献深刻影响着南阳人对艾草艾灸的人文情怀。进入新时代，市委、市政府把发展艾草产业作为全市中医药健康产业重点内容进行统筹规划，为艾草产业健康快速发展提供坚实的政策基础和动力源泉。如今，这小小一株艾草，从小到大、从弱到强，逐步壮大，在勤劳智慧的南阳人手中正逐渐发展成为富民增收的大产业。

　　5月12日下午，循着习近平总书记考察南阳的足迹，记者回访了位于南阳××艾草制品有限公司，感受总书记对发展艾草产业、带动农民就业增收的殷切嘱托与期许。

　　"总书记希望我们把这项事业做大做强"南阳××艾草制品有限公司董事长查××对于刚见到总书记时的情景印象深刻。进入厂区，习近平总书记询问他做的是什么产业，他回答说，自己做的是艾草产业。他还向总书记介绍了目前企业发展的情况。

　　南阳××艾草制品有限公司成立于2011年3月，主要从事艾草的生产加工研发和销售，自主研发高比例艾绒系列、艾条（艾炷）、新工艺艾绒被、艾草足浴包等12个系列百余种产品，以品质优、灸效好，远销国内17

标题

正题概括主要事实或思想内容；引题揭示新闻的思想意义；副题提示报道的事实结果。

导语

包含新闻六要素，对全篇事实材料进行综合概括。

背景

追索南阳源远流长的艾文化历史，点明小艾叶成长为大产业的原因与意义。

主体

掠影式阐述新闻事件，通过采访南阳××艾草制品有限公司董事长，介绍企业目前的发展情况及总书记调研情况。

个省市。据董事长介绍，如今他们公司的艾草生产蒸蒸日上，去年公司实现总产值 8000 万元，今年 1 月至 4 月的产值比去年同期增加了 20%。

"总书记参观了包装工作台、艾炷工作台、艾条卷制车间，详细了解了艾制品的生产加工流程和研发过程，还在自动卷条机前停留了一会儿，询问了机器的研发过程、精密度、效率多高。"董事长说，总书记在厂里参观时问得非常细致，在了解生产过程及产品种类、功能的过程中多次给予肯定。

……

近年来，习近平总书记一直关心特色产业发展。他为特色产业谋思路，更是为农民致富、乡村振兴找出路。

乡村振兴，关键是产业要振兴。艾草是我市依托资源优势发展的特色产业。南阳的地理位置、气候，是艾草绝佳适生地。南阳艾品质优良，艾叶含绒量大，挥发油、黄酮等有效成分含量高。目前，全市艾草种植面积近 30 万亩，规范化种植面积位居全国首位。南阳拥有艾草企业 1529 家，年产值上亿元的企业有 3 家，年产值 5000 万元以上的企业有近 30 家，年产值 2000 万元以上的企业有近 70 家，带动 10 多万名农民增收致富。

我市一直大力借助科研创新推进艾草种植、加工、研发、体验等全方位发展，利用高校重点实验室和工程技术研究中心，加强校企联合，开展技术攻关，加速艾草全产业链机械自动化、智能化改造升级，提升整体产业现代化水平。现在南阳艾草产品已达六大系列 160 多个品种，获得专利证书 100 多项。

"总书记坚定的为民情怀令人感动。他在和一般劳动者的交流中关注更多的是我们的民生、关注我们的就业、关注我们的生活水平。艾草产业是劳动密集型产业，是富民产业。我们不光要发展高新技术，还要发展劳动密集型、带富能力强的产业，以解决更多社会问题。"××区委书记高××说。

南阳××艾草制品有限公司的迅速成长，带动了周边艾草加工、包装印刷、物流快递、机械制造、电子商务等相关行业的快速发展。原本漫山遍野生长的"野草"变成了让乡亲脱贫致富的"幸福草"。

结尾
展望未来的发展之路，升华全篇主旨。

"今后，我将加倍努力，发挥创业时的干劲，以打造特色名优企业为目标，注重产品的深加工和科技研发，进一步向高精尖方向发展。"展望未来的发展之路，查××信心满满。他表示，将牢记总书记的嘱托，要让艾草产业助力乡村振兴，带动乡邻致富奔小康。

（参考：段平 徐蕾 崔培林 杜东霖《搜狐新闻》
https：//www.sohu.com/a/466546148_120498525）

【例文二】

国家药品监督管理局新闻中心再获殊荣
药品安全科普 "润物" 也可 "有声"

近日，国家广播电视总局公布"2019年度广播电视公益广告扶持项目"评审结果，国家药品监督管理局新闻中心被评为优秀组织机构，其创作的"新修订《药品管理法》公益广告"被评为优秀电视作品。该片以温暖的风格向公众科普了新修订的《药品管理法》相关内容，传递了保护和促进公众健康的公益理念。

习近平总书记高度重视科技创新和科学普及，强调科技创新、科学普及是实现创新发展的两翼，要把科学普及放在与科技创新同等重要的位置。新闻中心始终坚持以人民为中心的发展思想，大力开展药品安全科学普及工作，作品曾多次获得科技部、中科院授予的"全国优秀科普微视频"称号，也曾多次获得多家媒体评出的组织机构类、政务号类、政务专辑类等各种奖项。

2020年，新闻中心科普工作成效显著，获得了宝贵经验和公众认可。首先，把握"时度效""分众化"，很贴心。疫情期间，为稳定公众焦虑情绪，新闻中心科普先行，针对不同时期、不同人群的热点需求，及时创作了防疫相关科普作品，累计发布1197集次，浏览量超过6000万。还联合多家政府机构发起网络话题，扩大疫情科普作品的传播力和影响力，并与"中国人口宣教中心"联合主办网络直播，针对"长期处方"等用药问题为网友答疑解惑。其次，"短视频"接地气，很精心。当下，短视频在公众获取信息的形式中占比第一，新闻中心注重创新性、精品化、通俗化，创作了公益广告、动画片、专家访谈、情景短剧等各类短视频，话语风格通俗易懂，让公众想看、爱看。另外，创"品牌"守"阵地"，很用心。2020年新闻中心加强新媒体平台建设，将多个线上政务账号运营得红红火火，总浏览量达到9500万，"药小安""药你知道""中国药闻会客厅"等品牌已然小有名气。

……

新闻中心2020年开展的一系列卓有成效的科普工作，是国家药品监督管理局落实习近平总书记关于加强科学普及的重要指示精神、做好药品安全科普宣传工作的具体体现。科学普及要有"润物无声""细水长流"的奉献和坚持，更要具备做得"有声有色"的信心和决心，为构建药品安全共治共享格局不懈前行。

（摘自国家药品监督管理局网站）

标题

本则新闻标题包含正题、引题（眉题）。正题概括与说明主要事实或思想内容；引题揭示新闻的思想意义或交代背景，说明原因，烘托气氛。

导语

这是一则常见的叙述式导语，简明扼要地写出主要事实、经验。

主体

主干突出，典型材料要用在主干上；主体内容要具体、充实，具有说服力；内容叙述上要层次分明、逻辑清晰。

背景

说明事件发生的具体条件、性质和意义。既可在主体部分出现，也可在导语或结尾部分出现。

结语

阐明所述事实的意义。这是一则展望式结语。

📖 知识要点

一、新闻的含义

新闻是用简洁明快的文字及时准确地报道新近发生或者正在发生的对公众有知悉意义的事实报道，是报纸、电台、电视台、互联网经常使用的记录事件、传播信息、反映现象的一种文体。广义的新闻包括消息、通讯、特写、调查报告、新闻评论等，是报纸、广播、电视等媒体中常见的报道体裁。狭义的新闻专指消息，它是指对新近发生的有社会意义并引起公众兴趣的事实的简短报道。

消息和通讯是新闻中使用频率最高、最常用的新闻文体。

二、新闻的特点

1. 时效性 新闻的特点在"新"，是指新近发生的事件。在实际工作中，新闻常和"抢"字连在一起。"抢新闻""抢消息"很生动地反映出消息特别注重时效的特点。和其他文书相比，新闻的优势就在于反映现实的速度最快。再好的新闻，如果延迟发布的时间，被他人抢先了，就有可能失去应有的价值。

2. 真实性 新闻报道的内容无论是重大事件还是寻常小事，都要真实可靠，不允许有任何虚构和夸张。真实性是新闻的生命，一旦出错，危害极大。因此，从某种程度上说，"真实性"比"时效性"更加重要。

3. 新奇性 新闻的价值体现在其新奇性，日常生活中天天都在发生的事件很少具备新闻价值，只有新奇的事件才可能引人注意，具备报道的价值。

三、新闻的分类

1. 动态新闻 也称动态消息，这种消息迅速、及时地报道国内国际的重大事件，报道社会建设中的新人新事、新气象、新成就、新经验。动态消息中有不少是简讯（短讯、简明新闻），内容更加单一，文字更加精简。

2. 综合新闻 也称综合消息，是综合反映带有全局性情况、动向、成就和问题的消息报道。

3. 典型新闻 也称典型消息，是对某一部门或某一单位的典型经验或成功做法的集中报道，用以带动全局，指导一般。

4. 新闻述评，除具有动态新闻的一般特征外，还往往在叙述新闻事实的同时，由作者直接发出一些必要的议论，简明地表示作者的观点。

四、新闻的格式与写法

写作新闻要设想并回答读者提出的问题，这些问题就构成了新闻六要素，五个"W"和一个"H"，即 When（何时）、Where（何地）、Who（何人）、What（何事）、Why（何故）、How（如何）。

新闻的结构包括标题、导语、主体、结尾、背景材料等。

1. 标题 "看书先看皮，看报先看题"，标题有着向读者推荐的作用，因此，必须在撰写标题上下功夫。新闻界有"三分之一时间写标题、三分之一时间写导语、三分之一时间写主题"这一说法。

新闻的标题必须简明、准确地概括新闻内容，帮助读者理解报道的事实。新闻标题有正题、引题

（眉题）、副题（次题）三种。正题概括与说明主要事实或思想内容；引题揭示新闻的思想意义或交代背景，说明原因，烘托气氛；副题提示报道的事实结果，或作为内容提要。

2. 导语　是指一篇新闻的开头部分。它是用简明生动的文字，写出新闻中最主要、最新鲜的事实或者精辟的议论，鲜明地提示新闻的中心内容。写导语既要抓住事情的核心，又要能吸引读者看下去。导语的形式主要有以下几种。

（1）叙述式　用摘录或综合的方法，把新闻中最新鲜、最主要的事实简明扼要地写出来。例如：20××年10月25日，中央电视台"寻找最美医生"大型公益活动揭晓了"最美医生"名单。张××、刘××、谢××等十位个人获得"最美医生"称号。

（2）描写式　对新闻的主要事实或某一有意义的侧面进行简洁朴素而又有特色的描写，以酿成气氛。如"血液！血液！还是血液！我省中心血库血液库存告急"，这则导语用了不到20字，将血液库存告急的紧迫事实表述出来。

（3）提问式　先揭露矛盾，鲜明、尖锐地提出问题，再进行简要的回答，引起读者的关注和思考。如"遗传病都是上代遗传的吗？××医学院遗传研究室的研究结果表明，环境因素的影响远远超过人类自身的遗传因素"。

（4）评论式　对所报道的事实先做出评论性结论，然后再用具体事实来阐明。如"一项最新研究显示，全球成年糖尿病患者人数在过去30年翻番，接近3.5亿，且糖尿病不再是'富贵病'，已经成为全球性难题。糖尿病可能成为今后10年威胁全球的健康杀手"。

3. 主体　这是新闻的主干部分。它紧接导语之后，对导语进行具体全面的阐述，具体展开事实或进一步突出中心，从而写出导语所概括的内容，表现新闻的主题思想。新闻的结构比较固定，大多数新闻的结构都是"倒金字塔"式，即最重要的材料放在开头，次要材料放在后面。主体的写作要注意以下几点。

（1）主干突出　新闻的主体是主干，要将典型材料放在主干上，与主体无关的材料要舍弃，次要材料要简略。

（2）内容充实　结合导语中提出的事实，主体内容必须具体、充实，要紧扣中心，突出重点，具有说服力。

（3）层次分明　要恰当地划分段落，有序展开论述。文章结构严谨，一般按时间顺序和逻辑顺序进行写作。

4. 背景材料　新闻的背景指事件的历史背景、周围环境及与其他方面的联系等，目的在于帮助读者深刻理解新闻的内容和价值，起衬托、深化主题的作用，也就是回答五个"W"中的Why（为什么）。新闻背景可以说明新闻事件的起因；显示或帮助读者理解新闻事件的重要性；突出新闻稿件的新闻价值；表明记者的立场和看法。背景材料的位置不固定，既可出现在主题部分，也可出现在导语或者结尾部分。

背景材料一般有三类：一是对比材料，即为突出事件的重要性，对事物进行前后、正反比对；二是诠释性材料，即为帮助读者理解新闻的内容，说明人物生平，介绍专业术语，解释历史典故等；三是说明性材料，即介绍政治背景、地理位置、历史演变、物质条件等。

5. 结语　是新闻的最后一段或者一句话，是阐明新闻所述事实的意义，使读者加深对新闻的理解、感受，从而得到更多的启示。新闻的结语有小结式、启发式、号召式、分析式、展望式等，亦可不要结语，结语就在事实之中。

五、新闻的写作注意事项

1. 要素齐备 新闻所报道的内容千差万别，但无论什么内容，一篇新闻都应具有一些不可缺少的要素。时间、地点、人物、事件、原因、结果这六大要素要相对齐备，而且每个要素必须准确、真实，不能弄虚作假。

2. 善于发现新闻角度 要善于从小的新闻素材中提取最有价值的新闻点。如果说真实是新闻的生命，那角度就是新闻的灵魂，找准了新闻的角度，也就找到了报道成功之源。

3. 结构合理，层次清楚 每一段最好只说一层意思，段落短一点，但可以多一点。段落与段落之间的过渡，尽量能够找到有机的联系。

4. 形式上要精悍 短小精悍的新闻有利于抢时间、争速度，便捷地向读者提供新信息，也便于读者接受。

即学即练 6 – 2

"麻雀虽小，五脏俱全"，请找出下面这则短小新闻的六要素。

答案解析

2011 年 7 月 11 日，首次金砖国家卫生部长会议在北京召开。会议对"全球卫生——药物可及"这一主题进行了讨论，并发布了《首次金砖国家卫生部长会议北京宣言》。

📖 知识链接

消息与通讯

消息与通讯都属于新闻体裁，两者都有真实性和时效性的要求。但却存在差异，具体表现在如下几方面。

1. 从时效性看 消息要求更高，它比通讯来得更快；通讯的时效性往往不及消息，通讯发稿较慢，是因为对材料的要求比较严格，要求更详细、深刻、生动、典型，记者需要有一个采集选择和认识的过程。同时通讯强调报道的完整性，有时还必须等新闻事件有较充分的展示过程或等事物发展有阶段性成果时，采写通讯的时机方成熟。

2. 从内容上看 消息内容广泛，但只是高度概括的报道，不求细节反映；通讯报道的是有影响、有特点的人和事，可以搜集材料，选择更典型的事例，全面深入报道事物的来龙去脉，反映事物本质，并容许细节描写。

3. 从篇幅上看 消息一般篇幅较短，通讯一般篇幅较长。消息比较短，多为百字或数百字，内容简明扼要，文字干净利落；通讯的文字篇幅稍长一些，发稿时间也可以稍缓一些，但仍然要求尽可能短、快。

4. 从表达方式上看 消息多用叙述，语言简洁明快；通讯虽也以叙述为主，可以灵活运用描写及抒情、议论，并可使用比喻、拟人、排比、反问等修辞手法，提高语言表现力。

5. 从语言上看 消息写作主题采用第三人称叙事，即以局外人的姿态出现，让"他""他们"以及被报道主人公的名称，身份运行在字里行间极少让"我"出现在报道之中；通讯则不然，出于详尽深入需要，第一、二、三人称各显所长，"我""你""他"在描写、议论、叙述、抒情中各取所需。消息较少有议论、描写，极少有抒情，通讯常常融描写、议论、抒情于一体。通讯通常借助文学手法表现主题，通讯包括报告文学，和一般意义上的文学作品的根本区别在于其真实性。

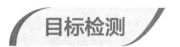

答案解析

一、选择题（请将正确选项填写在题后的括号内）

1. "报喜不报忧"，实质上是一种（　　）

　　A. 正面宣传　　　　B. 鼓动性宣传　　　　C. 片面性宣传　　　　D. 指导性宣传

2. 如果说真实是新闻的生命，那（　　）就是新闻的灵魂

　　A. 时间　　　　　　B. 事件　　　　　　　C. 新奇　　　　　　　D. 角度

3. 新闻标题一般有正题、引题、副题三种。正题的主要作用是（　　）

　　A. 概括与说明主要事实或思想内容　　　　B. 提示报道的事实结果

　　C. 揭示新闻的思想意义　　　　　　　　　D. 交代背景，说明原因

4. 对新闻的产生起决定性作用的因素是（　　）

　　A. 人的好奇心　　　　　　　　　　　　　B. 人的耳目喉舌

　　C. 人类社会性的生产劳动实践　　　　　　D. 人类交流新情况的意愿

5. 下列关于新闻的表述错误的是（　　）

　　A. 新闻结构一般采用倒金字塔结构

　　B. 新闻背景在导语、主体、结语部分出现皆可

　　C. 新闻主体承接导语，是新闻的主要部分

　　D. 新闻必须要有结语

二、判断题（请在正确判断的括号内打"√"，错误的打"×"）

1. 新闻的标题起推荐作用，必须简明、准确地概括新闻内容。　　　　　　　　　　（　　）

2. 导语是新闻写作中最重要的部分。　　　　　　　　　　　　　　　　　　　　（　　）

3. 新闻必须要有结尾。　　　　　　　　　　　　　　　　　　　　　　　　　　（　　）

4. 倒金字塔结构是新闻的主要结构形式。　　　　　　　　　　　　　　　　　　（　　）

5. 新闻就是消息，它是指对新近发生的有社会意义并引起公众兴趣的事实的简短报道。（　　）

三、纠错题（下文在标题、导语、段落、文序、语言等方面均有不当之处，请予指出并改正）

相约不散，情系本草

为弘扬展示中药文化知识，增进对中药文化的了解，增强协会内部人员的团结协作能力以及凝聚力，我院于20××年12月30日中午举办中药展览活动。

在现场，香囊、红糖和标本都很受同学们的欢迎，大家都在感叹展览品的精美，对制作方法都很感兴趣，表示想自己动手。

同学们最感兴趣的就是水泛丸的制作，中药协会的同学们细心地教前来参观的同学们如何制作。

不忘初心十余载，传承创新展未来。希望中草药协会越来越壮大，把优秀传统一代又一代传承下去。

此次活动短暂，却让全院师生再次认识到我们中药协会，了解协会的发展和表现力，也让同学们学到了新知识，提高了动手能力。

四、写作题

1. 为深入推进党建工作与业务工作融合，发挥党建促业务、党建引领业务的功能作用，近日，××省人民医院急诊科党支部组织所辖科室南北院区医护人员举办了一场别开生面的知识竞赛。竞赛内容由急危重症医学知识和党建知识两部分组成，由来自临床一线的 6 名医生和 30 名护士组成 6 个参赛队伍，其余不值班的人员作为现场观众进行了观摩和互动。比赛设有医生必答题、护士必答题、医护共答题 3 个环节，决出了一、二、三等奖，并进行了现场颁奖。本次活动不仅充分调动了参赛人员学习的自觉性和积极性，而且激发全科医护人员学习专业知识和积极向党组织靠拢的热情，收到了良好的效果。请你为此次活动拟写一则新闻稿。

2. 自新型冠状病毒肺炎疫情暴发以来，中国政府已多批次援助老挝抗疫物资。随着确诊病例的增加，老挝全国定点医院以及核酸检测点超负荷运转，医疗抗疫物资极度缺乏。老挝党和政府已将防疫提升为"重要紧急战略任务"，要求"进入抗疫战时状态"，全国 18 个省市全部封闭管理。随后，中国政府将援助老挝政府的抗疫物资用包机运抵老挝万象瓦岱国际机场。援助物资主要包括核酸检测试剂、呼吸机、口罩、防护服等。请你拟写一则新闻稿。

任务三　解说词

PPT

📝 实训任务

一、任务情境

情境 1：近年来，××县积极推进农业产业结构调整，把培育发展特色种植和生态休闲农业作为促进农业增效、农民增收的重要抓手，走出一条现代农业助力乡村振兴之路。枇杷、桑葚子、覆盆子、山楂等"食药同源"水果作物，已经变成当地的特色经济作物。好酒也怕巷子深，为了让当地"味道"逐步走向全国各地，依托"互联网＋"推动农产品加工、供应链、物流等产业与农业的深度融合，充分利用"互联网＋"的宣传推介作用，如官网、自媒体、直播平台带货直播等方式，已经成为美丽乡村的"宣传器"。那么，这篇推广美丽乡村或其"食药同源"特产的解说词，该怎么写呢？

情境 2：中医中药是中华民族的国粹瑰宝，更是守护百姓健康的仁术良方。××省食品药品职业学院新校区修建了中医药文化广场，按照中医五行木、火、土、金、水的概念进行布局分区，且根据五行属性将 100 种南药进行分区种植。配置神农雕像、名医雕像、纯铜炼丹炉、中医药历史文化浮雕长廊等中医文化雕塑，彰显了中医药的文化底蕴和自然魅力，为人们营造了浓郁的中医药文化氛围和优美的人文环境。其中的"时珍百草园"种植了大量的药用植物。以"李时珍"之名来命名，既取"时光珍贵"的谐音之意，又表达对伟大名医的尊敬与缅怀之情。现学校面向广大学生征集"时珍百草园"的解说词。如果你参与征文比赛，那么这篇解说词该怎么写呢？

二、实训要求

根据实训任务情境或遴选学校、企业的一项宣传展示活动，撰写解说词并进行现场解说竞赛。

三、评价方案

评价权重，建议教师约占 60%，学生约占 30%，企业或其他专家约占 10%。评价等级，建议分为五等：优秀≥90 分、良好≥80 分、中等≥70 分、合格≥60 分、不合格 <60 分。参考标准见表 6 – 3。

表 6 – 3　解说词评价参考标准

评价项目	评价要点	分值	得分
解说词 的写作 （60 分）	1. 抓住解说对象的特点和本质，内容科学准确，重点突出	15	
	2. 材料丰富，与解说对象贴近、同步；点面结合，深度、广度适宜	15	
	3. 条理清晰，逻辑性强，结构严谨，引人入胜	10	
	4. 语句表达准确规范，文字通畅简洁	10	
	5. 形象生动，具有口语特色，又能雅俗共赏	10	
现场解说 综合素养 （40 分）	6. 解说者精神饱满，采用普通话，吐字清晰，声音洪亮，内容熟悉；能较好地运用姿态、动作、手势、表情，语言技巧处理得当，语速恰当，语气、语调、音量、节奏张弛符合解说内容的需要，能熟练表达所解说的内容；着装朴素端庄大方，举止自然得体，有风度	10	
	7. 根据主旨需要正确选用解说方法，力求做到解说深入浅出、通俗易懂	10	
	8. 能合理运用多媒体技术，PPT 设计具有一定的艺术性：运行环境好，操作方便灵活，交互性强，启动与链接转换时间短；界面布局合理、新颖、活泼、有创意，整体风格统一，导航清晰简捷；色彩搭配协调，视觉效果好，符合视觉心理；文字、图片、声音、视频、动画切合主题，和谐协调，配合适当	10	
	9. 积极主动，热情参与，能合作按时完成，责任心强，礼貌大方；表演具有较强的吸引力，营造良好的现场效果	10	
参评对象：	评分人：	总分	

📖 例文导读

【例文一】

时间的味道

时间是食物的挚友，时间也是食物的死敌。为了保存食物，我们虽然已经拥有了多种多样的科技化方式，然而脆腊、风干、糟醉和烟熏等古老的方法，在保鲜之余，也曾意外地让我们获得了与鲜食截然不同、有时甚至更加醇厚鲜美的味道。时至今日，这些被时间二次制造出来的食物，依然影响着中国人的日常饮食，并且蕴藏着中华民族对于滋味和世道人心的某种特殊的感触。

秋日的清晨，古老的呼兰河水流过原野。它发源于小兴安岭，蜿蜒曲折地注入松花江。金××从小在呼兰河边长大，对她来说，故乡，就是这种让

（1）解说词的结构分标题、开头、主体、结尾四部分，其结构原则与一般文章的结构原则大致一样。

（2）这是一篇穿插式解说词，即解说词穿插在镜头前的美食宣传片中，三言两语，简要介绍有关人物和事件，使观众更透彻地理解。

她魂牵梦萦的泡菜的味道。菜园里的白菜是母亲每年 7 月头伏时种下的，为了做成泡菜，选用的都是心紧叶嫩的品种。今天，女儿第一次向妈妈学习做泡菜。朝鲜族泡菜品目繁多，而且即便只是一个品种，也可以呈现出多种不同的味道，如凉食的清爽、烹炒的鲜香等。漫长的冬日里，有了脆辣鲜甜的辣白菜的陪伴，再寡淡的日子，仿佛也会变得温暖、富足而且有滋有味。

香港的阿添和家人一起经营着自家的腊味店。每天早上，他都是店里最忙碌的人，做这份工作，他已经有了 10 年的经验。××腊味家有着 60 年的历史，以用料新鲜、考究，在顾客中建立了良好的信誉和口碑。如今，阿添和他的父亲、大伯一起打理照料店里的一切。

（3）通过富于感染力、形象的语言对实物和形象进行描述说明。

而在湖南，稻田里的禾花开了，也到了苗族人制作腌鱼和做腊肉的时节。湘西木材丰富，熏烤腊肉的燃料以硬木为佳，如茶树和杨梅树。熏烤时，要把腌制好的肉挂在取暖做饭的火塘之上，还不断将松果、茶壳、橘皮等放入火塘，这样熏烤出来的腊肉，就会带着茶果的香味。对纯朴的苗家人来说，腌鱼腊肉，不仅仅是一种食物，而且是被保存在岁月之中的生活和记忆，永远也难以忘怀。

……

（4）一篇好的解说词也是一篇感人的文学作品。

曾有学者推论，人类的历史都是在嗅着盐的味道前行。大澳，偏居中国南海一隅，早年因盛产海盐而闻名。

郑××虾铺是经历四代人的百年老店，一直稳守大澳虾膏、虾酱的领导地位。76 岁的郭××，大澳本地人，从 20 岁嫁到郑家开始，做虾酱已经有 50 年以上的经验。无论是虾膏还是虾酱，主料和辅料其实就是再简单不过的银虾和盐。制作方法，也无非就是把虾和盐搅碎后放在竹筛上晒太阳。老铺一直靠郭××和丈夫两个人打理，直到相濡以沫的丈夫在 2011 年去世。

都说大澳是观赏日落最理想的地方，这里，指的也许不仅仅是风景。这是盐的味道，山的味道，风的味道，阳光的味道，也是时间的味道，人情的味道。这些味道，已经在漫长的时光中和故土、乡亲、念旧、勤俭、坚忍等情感和信念混合在一起，才下舌尖，又上心间，让我们几乎分不清哪一个是滋味，哪一种是情怀。

（摘自《舌尖上的中国》）

【例文二】

标题

注明解说的对象。

中药标本馆解说词

开头

精练的语言导入主题。

各位领导：

大家好！欢迎来到××学院中药标本馆，我是本次参观的解说员刘××，希望通过本次解说，能够让大家充分了解中药标本的特点，深刻体会中医文化的魅力。

冉冉晨曦，开启中华岐黄盛世；岁月轮回，见证华夏医药文明。××学院始建于1958年，在半个多世纪的伟大征程中，艰苦奋斗，发奋图强，谱写了一曲中医人努力进取、继承创新的辉煌篇章。秉承弘扬中医药文化、服务教学科研、普及中药知识的宗旨，学院中药标本馆建成于2012年，是集教学、科研、对外交流、科普宣传为一体的现代化、综合性展馆，是学生见习和技能培训的重要实训基地。本馆建筑面积达80余平方米，内容主要包括中医药文化宣传、中药标本展示两大部分。共设有道地药材、真伪药材鉴别、药食同源药材、浸制标本、中医药文化等5个展区。馆内标本共计900余种，其中蜡叶标本294种、药用植物保色浸制标本245种、真伪鉴别药材150对、道地药材110种、药食同源药材101种。

第一展区　道地药材展区

现在我们看到的是道地药材标本展示区。道地药材又称地道药材，是经过中医临床长期应用优选出来的，在特定地域通过特定生产加工过程所产的药材，比其他地区同种药材的品质更佳、疗效更好，具有较高知名度。"道"是古代行政区划名，如唐代将全国分为关南道、河东道等10余道。"道地"本指各地特产，后演变为"货真价实、质优可靠"的代名词。根据我国中药资源的分布区域情况，主要有关药、北药、怀药、浙药、江南药、川药、云贵药、西药、藏药等10大道地药材产区。

第二展区　真伪药材鉴别展区

请随我来，这边陈列的是真伪鉴别中药标本。长期以来，中药材因产地广阔、品种繁多来源复杂、同名异物或同物异名的现象普遍存在、新异品种不断出现等多种缘故，致使中药材品种混乱、质量下降，伪劣品种不断出现，严重影响了中医药的信誉，阻碍了中医药事业的发展，给中药的生产、供应、检验和管理等方面带来了许多困难。中药材性状主要通过眼观、手摸、口尝、鼻闻等方法来进行鉴别，本区共有150对的中药正品和伪品，直观展示了正品与非正品在形态、色泽等方面的不同。

第三展区　药食同源药材展区

请大家来看，这个展区内的很多中药材大家是不是都见过甚至吃过呢？没错，这就是药食同源标本展示区。根据国家卫生健康委员会公布的《按照传统既是食物又是中药材物质目录管理办法》征求意见稿，在之前被列入《既是食品又是药品的物品名单》的86种药食同源目录基础上，此次新增加了15种药食同源品种，共计101种。按照传统既是食品又是中药材的物质，是指具有传统食用习惯，且列入国家中药材标准（包括《中华人民共和国药典》及相关中药材标准）中的动物和植物可使用部分（包括食品原料、香辛料和调味品）。如我们做菜经常用的小茴香、生姜、花椒、肉桂，熬粥时常用的百合、桂圆、大枣、枸杞子等。

第四展区　浸制标本展区

浸制标本展示区，展示了245种中药材鲜活的植物原形态。浸制标本是

主体

（1）切入正题，对解说对象进行描述说明。

（2）本篇属于特写式的解说词，重点突出介绍有关知识。

（3）采用说明表达式，即按照事物空间存在的形式，把事物的名称、功用、类型、特点、关系等依次解释明白，使受众了解、熟悉。

现在比较常见的一种药用标本，它是将植物的主要部位采摘后，放到化学试剂中保存，以维持标本的颜色和形态。采用无毒无味的环保液对新鲜的药用植物进行杀生固定，定型保存于高透玻璃标本瓶中，瓶口采用石蜡密封。它能完好地保持药用植物的茎、叶、花、果的原形、原色，使植物各部器官特征显而易见。既是教材，又是艺术品，青枝绿叶，姹紫嫣红，栩栩如生，四季如春。

第五展区　中医药文化展区

中医药文化展区的古代十大名医介绍，与走廊里的中医药发展简史文化长廊交相呼应，以图文并茂的形式，简明扼要地阐述了从中医药起源到中医药现代发展过程中的重要年代和人物及其代表著作，以及对中医药发展的卓越贡献。同时，配套的陈列柜中摆放了一些中医药古籍和古代医疗器具，如《千金方》、小药瓶、戥秤等。

结尾
自然收束解说，表达欢送和感谢之情。

我们今天的讲解就到此结束了，很开心能够和大家共享这一段美好时光，一起体味中华民族经历几千年传承下来的经典中医药文化，也非常欢迎各位下次的来访！

谢谢大家！

📖 知识要点

一、解说词的含义

解说词是对事物、人物、图像、画面等进行讲解、说明、介绍的一种应用性文体。

现代企业越来越重视形象宣传和文化宣传，因而向社会公众介绍企业文化形象的解说词也是一项重要的应用写作内容。

二、解说词的特点

1. 知识性　解说往往采用言简意明的文字，抓住事物的形状、性质、特征、成因、关系、功能等解释说明，具有严格的科学性、知识性。为了要把事物说明白，就必须把握事物的特征，进而揭示出事物的本质属性，即不仅要解说"是什么"，还要说明"为什么"，揭示出事物的本源和实质。

2. 文艺性　解说词虽名曰"解释说明"，但不是干巴巴的说明和说教，而是通过富于感染力的、形象的语言对实物和形象进行描述说明。所以，人们常常认为一篇好的解说词也是一篇感人的文学作品。

3. 大众化　解说词主要是以文字形式补充人们对事物、人物、图像、画面等的认识和理解，是通过语言的表达来发挥其作用的，所以语言必须雅俗共赏，为人们所喜闻乐见。

4. 依附性　解说词与被解说的事物、人物、图像、画面等紧密联系在一起，没有被解说的对象，解说词便不存在。

即学即练6-3

答案解析

"艾是一种普通的植物和一味普通的中药，但在中国文化的元素中却蕴含着丰富的知识和内涵。有关艾的由来，有一段传说……人们用艾祈福生活的美满和平安。据说艾有驱毒辟邪的作用，古代常用它来占卜，特别是在端午节，家家户户都会在门口悬挂或插上用红绳扎好的艾草，以保佑家人的吉祥平安。人们还把艾草、菖蒲、雄黄、檀香等装在小布袋内做成香囊用五彩线系着，挂在身上，以求健康。"本段采用特写式解说形式，主要体现了解说词（　　）特点。

三、解说词的分类

解说词配合实物或照片、画面进行介绍说明。按照被解说的内容可以分为影视剧解说词、产品展销解说词、文物古迹风景名胜解说词、摄影图片解说词、企业形象宣传解说词等。

四、解说词的格式与写法

1. 解说词的形式　解说词因被解说的对象不同而在形式上有种种不同，大致有三种形式。

（1）穿插式　穿插在影视剧的剧情或企业形象的宣传片中，三言两语，简要介绍有关人物和事件，使观众更透彻地理解。

（2）特写式　就某个实物或画面作介绍，文物古迹解说词、专题展览解说词、摄影图片解说词等均属此类。它要求重点介绍有关知识，补充人们视觉印象上的不足。

（3）文章式　用文章的形式来介绍被解说的对象。连环画解说词、纪实性的电影、电视剧的解说词、企业形象宣传解说词均属此类。它既是一篇完整的文章，同时又要紧扣被解说的对象，因物或因事而行文。

不论是哪种形式的解说词，都要求紧扣所要解说的对象的特点，用通俗简洁生动的语言，把实物或图像的内容介绍给观众。解说词只有紧密配合解说对象，才能使人们获得更深刻的认识。

2. 解说词的结构与写法　解说词的结构分标题、开头、主体、结尾四个部分，其结构原则与一般文章的结构原则大致一样。主要的有以下几种写法。

（1）描述型　以时间的先后做解说的顺序，对说明对象进行内在或外部的描述。

（2）说明介绍型　按照事物空间存在的形式，或从外到内，或从上到下，或从前到后，或从整体到局部，把事物的名称、功用、类型、特点、关系等依次解释明白，使受众了解、熟悉。

（3）分析型　按照事物的内在逻辑关系安排顺序。这种内在的逻辑关系或为因果，或为递进，或为主次，或为总分，或为并列等。其基本方法是从一般原理到特点、结论，或从一系列事实概括出一般原理。所遵循的写作思维方式是演绎、归纳或对比。

（4）一般认识型　按照人们认识事物的规律和习惯，一般总是由浅入深、由近及远、由抽象到具体地对事物进行解释说明。

五、解说词的写作注意事项

1. 充分占有材料　全面搜集有关素材是解说词写作的准备阶段。大量收集有关材料，深入了解解说对象的有关知识，对其进行全方位研究，是对解说对象精确介绍、生动描述的前提。

2. 重点突出 对被解说的事物，要认真地进行分析研究，准确地把握它的特征、本质和意义。在解说中恰当地运用对比联想、点面结合、由此及彼、由表及里等多种方法，来突出事物的特征，揭示事物的本质，说明事物的意义。如实物解，则要突出其最有价值、最受人称道之处；企业形象解说，则要注意企业的文化理念、品牌特色等。

3. 真实准确 解说的内容力求真实不虚、实事求是，不哗众取宠。解说词涉及的名称、数量、品质等内容一定要真实准确，不能为了追求所谓的宣传效应而夸大其词。

4. 语言准确生动 解说词主要是以听觉形式进行信息传播的，在准确描述说明事物基础上，解说的语言要生动形象，雅俗共赏。可以运用一些修辞方法，增强语言的生动性和感染力。

知识链接

企业宣传片解说词的写作技巧

企业宣传，往往抓住公司概况、发展状况、企业文化、主要产品、取得的业绩成效、行业地位等方面进行宣传解说。那么，有什么写作技巧呢？

1. 积淀文化，打牢文字功底 要写好一篇宣传片解说词，必须有语言"细胞"，善于用文字语言表述、描绘所解说的事物和画面。

2. 注重真情实感，表达文化深蕴 企业宣传片制作具有新闻性，要用事实说话，用采访拍摄手段选择生活中典型的事物进行报道。它不同于新闻的概括、简要，而是更深刻、更详细。它要交代事物的来龙去脉、矛盾的发展与解决，要提出问题、解决问题，还要对事物进行细微地刻画和渲染，所以更注重艺术技巧的运用，更注重原型的刻画，更注重情感和意境。需要调动一切艺术因素去感染观众。一部优秀的企业宣传片制作总是情与景、意与境的交融和统一。

3. 深入采访，精心提炼 写好一篇企业宣传片制作的解说词，不深入一线采访，闭门造车，或仅仅通过间接了解，或通过观看拍摄的电视画面来写作，难以达到宣传的效果。只有亲临新闻现场，直观的了解报道对象和报道内容，才能全面把握好题材。因此只有深入采访全过程，尽可能多地掌握素材和信息，并加以提炼，才能起到震撼观众心灵、引发观众思考的效果，达到弘扬真、善、美的目的。

目标检测

答案解析

一、选择题（请将正确选项填写在题后的括号内）

1. 解说词能把图画或者实物无法或者不易表达的事物本质特征的内容全部介绍出来，因此解说词具有
（　　）

  A. 真实全面的特点   B. 主题鲜明的特点

  C. 分析深刻的特点   D. 形象生动的特点

2. （　　）适用于穿插解说

  A. 产品展销解说词   B. 文物古迹风景名胜解说词

  C. 影视剧解说词   D. 摄影图片

3. 产品展销不适用于（　　）式解说

A. 穿插式　　　　　B. 文章式　　　　　C. 特写式　　　　　D. 跳跃式

4. 下列选项不属于解说词特点的一项是（　　）

　　A. 文艺性　　　　　B. 大众化　　　　　C. 依附性　　　　　D. 权威性

5. 下列有关解说词表述错误的一项是（　　）

　　A. 解说词是对事物、人物、图像、画面等进行讲解、说明、介绍的一种应用性文体

　　B. 解说词可以通过富于感染力的语言对实物和形象进行描述说明

　　C. 解说词就是对事物起解释说明的作用

　　D. 解说词的语言要生动形象，雅俗共赏

二、判断题（请在正确判断的括号内打"√"，错误的打"×"）

1. 解说词的结构原则与一般文章的结构原则完全不同。　　　　　　　　　　（　　）

2. 医药企业的解说只能采用特写式写法。　　　　　　　　　　　　　　　（　　）

3. 分析型的解说要依照事务的空间关系解说。　　　　　　　　　　　　　（　　）

4. 解说词等同于文学作品。　　　　　　　　　　　　　　　　　　　　　（　　）

5. 解说词与被解说的对象存在依附关系。没有被解说的对象就没有解说词。　（　　）

三、纠错题（下面是××大学开放药用植物园时，药学班刘××作为解说员志愿者接待××中学生时所做的解说，请指出存在的不妥之处并提出修改意见）

　　各位来宾，大家好！欢迎您来到××大学药用植物园。我是今天的解说员刘××，很高兴能为大家作指导。

　　我们现在所在的植物园被命名为"神农园"。神农园占地100余亩，栽培南方红豆杉、厚朴、栀子、吴茱萸等药用植物400余种。这里既为师生提供了就近搞科研、学习和实践的条件，又成为师生观赏、休息的好去处。

　　猜猜这小道旁边枝繁叶茂的是什么呢？大家也许猜不出来，但是我们熟悉的草珊瑚含片、草珊瑚牙膏的主要成分就是它。对，它叫草珊瑚。

　　大家随我来，园内种植了各种花草树木，有杜鹃、小叶女贞、梅花、桂花、桃花、茶花、香樟、松柏等，经过修剪的植物展现出令人赏心悦目的美。大家现在看到成片的是人工种植的翠竹，竹林内有石桌、石凳，还铺设了碎砖小道。

　　大家请看，那些生长着大叶子的是龙血树。龙血树是龙舌兰科，属乔木，是制造"血竭"的主要原料。

　　瞧，这就是被称为"植物界舞蹈家"的跳舞草。在气温不低于22℃时，特别在阳光下，它的侧生小叶会按椭圆形轨道急促舞动，此外它还有声感，当有音量为35～40分贝的歌声或有一定节律的音乐响起时，它能起舞。

　　我们今天的游览就到这里。欢迎大家多来指导。

四、写作题

1. 你的同学或亲友要来你就读的学校参观，请你为他们设计一条参观路线，并准备一篇介绍本校情况的解说词。

2. 解说你熟悉的一道家乡食品的制作过程，或结合你所学的专业，就某一医药食品类企业、医药食品类产品或其制作的工艺流程、检验检测方法或流程等，撰写一份解说词。

任务四　简　报

实训任务

一、任务情境

情境1：每年的12月为××学院"技能竞赛"月。赛事项目全面对接省赛、国赛、试点赛、教指委（行指委）的赛事，设有化学实验技术技能、中药传统技能及药学服务技能3个赛项，涉及10个子项目，全系800余名学生参与了3个赛项的比赛，经初赛后选取前60名参加复赛，最后取前20名进入决赛。开展此次竞赛的目的是为贯彻"以赛促教、以赛促学、以赛促改、以赛促建"的宗旨，加强各专业学生实践实操能力及技能训练，培养学生工匠精神，营造崇尚技能的氛围。通过竞赛，提升学生专业兴趣和专业成就感，同时也为省赛、国赛、行业赛储备力量。化学实验技术技能大赛于12月23日在药学实训楼举行决赛，包括化学分析操作和仪器分析操作考核，考核内容为水的总硬度测定和维生素B_2溶液含量测定。中药传统技能竞赛于12月26日在药学实训楼举行决赛，该赛项分为中药炮制、中药调剂、中药性状鉴定、中药显微鉴定4个子项目。药学服务技能大赛于12月26日在药学实训楼模拟药房举行决赛，比赛项目包括药品陈列、处方分析、用药交代、模拟售药。最终每个赛项各有20名选手脱颖而出，获得奖项。那么，学校要编发一期简报，该怎么写呢？

情境2：20××年×月×日，××市市场监督管理局在全市范围内组成7个督导组开展进口冷链食品专项督导检查。此次专项检查，严查进口冷链食品进出口检验检疫证明、核酸检测证明、消毒证明、食品追溯证明等"四证"是否齐全；严查进口冷链食品存储、生产、经营等单位是否为从首站冷库提取；严查进口冷链食品、从业人员、环境每周核酸检测情况；严查进口冷链食品生产经营等单位采购、销售、出入库等台账，确保做到来源可查，去向可追。同时督导进口冷链食品贮存、生产、经营单位对现有库存进口冷链食品和相关环境进行彻底消毒，务必做到批批检测，件件消毒，确保进口冷链食品安全。下一步，全市将继续加强对流通领域冷链食品管控工作，并全力保障市场供应。一是市场监管部门将持续开展"三点一库"全覆盖检查，加强流通环节食品的监管；二是继续加强食品和外包装风险的监测；三是督促指导相关企业落实主体责任；四是加强消费提示。那么，这期简报该怎么写呢？

二、实训要求

根据任务情境编写一份简报，或围绕学校活动，采编一期校园简报，然后参与作品评价与纠错，进行分组评比。

三、评价方案

评价权重，建议教师约占60%，学生约占30%，企业或其他专家约占10%。评价等级，建议分为五等：优秀≥90分、良好≥80分、中等≥70分、合格≥60分、不合格<60分。参考标准见表6-4。

表6-4 简报评价参考标准

评价项目	评价要点	分值	得分
简报文稿 （70分）	1. 主题鲜明，重点突出，内容全面具体	15	
	2. 内容要准确、具体，材料充实	15	
	3. 语言表达准确，不能含糊不清或产生歧义	10	
	4. 表达规范，简洁精练	10	
	5. 条理清晰，逻辑性强，结构严谨	10	
	6. 格式规范，要素齐全	10	
简报制作纠错改错 （20分）	7. 讲究布局和版式，精致简洁、鲜明醒目，吸引读者，引人入胜	10	
	8. 评改纠错者能够抓住文稿的典型错误，纠错能力强	10	
综合素养 团队精神 （10分）	9. 积极主动，热情参与，按时完成，责任心强；内容或形式体现创新精神；鼓励以小组团队形式参赛，周密组织，合理分工，人人参与，合作完成效果好	10	
参评对象：	评分人：	总分	

📖 例文导读

【例文一】

工作简报

（第5期）

××市市场监督管理局办公室　　　　　　　20××年×月×日

××市市场监督管理局开展儿童化妆品安全专项检查

　　为及时发现儿童化妆品经营环节潜在的安全风险，严厉打击儿童化妆品经营环节违法违规行为，近日，××市市场监督管理局在全市范围内组织开展儿童化妆品安全专项检查。

　　在此次专项检查中，××市市场监督管理局按照××省药品监督管理局工作部署和××市化妆品监管年度重点工作安排，主要对母婴用品专卖店、大型商超等儿童化妆品经营者开展监督检查。重点对经营者依法履行进货查验记录义务情况、所经营儿童化妆品的功效宣称情况以及儿童化妆品非法添加可能危害人体健康的物质等情况进行检查。

　　同时，结合专项检查，对儿童化妆品经营者开展了《化妆品监督管理条例》等相关法规宣传培训，督促经营者依法履行义务，知悉违法行为应当承担的法律责任。加大儿童化妆品科普宣传力度，引导公众理性认识化妆品功效并安全用妆。

报：××省市场监督管理局

（共印50份）

报头

简报名称、期号、主编单位、印发日期。

报核

（1）标题：类似新闻标题，要揭示主题，简短醒目。

（2）正文：通常包括开头、主体、结尾。开头交代缘由根据，主体详实报道事实。结尾表明目的和意义。

报尾

发送范围（报、送、发）及印刷分数。

【例文二】

报头

简报名称、期号、主编单位、印发日期。

报核

（1）标题：揭示主题。

（2）正文：交代时间、主办协办单位、具体事项、主持人、讲话内容等。

（3）结尾：点明目的和意义。

报尾

发送范围（报、送、发）及印刷份数。

工作简报

（第 10 期）

×× 市人民医院办公室主办 　　　　　　　　　20×× 年 × 月 × 日

我院成功举办药物和医疗器械质量管理规范专题培训

20×× 年 × 月 × 日，由 ×× 省药学会主办、×× 市人民医院协办的药物和医疗器械临床试验质量管理规范专题培训班在 ×× 市人民医院多功能厅召开。培训班旨在进一步推动药物和医疗器械临床试验项目的规范开展，提高药物和医疗器械临床试验水平，保证临床试验的科学性及规范性。本次会议由 ×× 市药学会理事长谢 ×× 主持，×× 省药学会及 ×× 市医院协会的相关负责人等应邀出席了本次培训。

市 ×× 人民医院党委书记、院长彭 ×× 出席培训班开幕式并致欢迎辞。他向与会者介绍了医院的总体情况、药物临床试验机构发展历程及现状，并希望学员们珍惜宝贵的学习机会，认真聆听，从中受益。药学会理事长谢 ×× 作重要讲话，介绍了国家医疗器械临床试验的相关法规和政策，对各个医院开展医疗器械临床试验工作提出了具体要求。来自临床试验领域的资深专家围绕临床试验的运行管理、临床试验实施及质量控制、伦理审查和受试者保护、新形势下药物临床试验相关法规进展等内容与参会人员进行交流，学员们也积极互动，纷纷表示受益匪浅。

本次专题培训对医院药物临床试验机构的发展具有深刻的指导意义，为医院今后的药物临床试验工作理清了工作思路，同时为药物临床试验机构和试验专业的备案创造了良好条件，使医院临床研究的能力再跨一个新的台阶！

送：医院各科室

（共印 20 份）

📖 知识要点

一、简报的含义

简报是党政机关、企事业单位、社会团体等组织为及时反映情况、汇报工作、交流经验、沟通信息而编发的事务文书，多属于内部刊物。常见的"内部简讯""工作动态""信息交流"均属于这一文体。简报也可以叫"××简报""××动态""××简讯""情况反映""××交流""××工作""内部参考"等。

二、简报的特点

简报有些近似于新闻报道，特点主要体现在真、新、快、简。

1. 真（内容真实）　简报所反映的内容、涉及的情况，必须严格遵循真实性原则，时间、地点、人物、事件、原因、结果等要素都要真实，所有的数据都要确凿。不可虚构编造，也不可移花接木、添枝加叶。

2. 准（表述准确）　简报选取的内容、材料及语言表达要求准确。所选内容要有价值，所用材料要经过调查研究、核实，确保准确，语言的使用要准确规范，避免歧义。

3. 新（内容新颖）　简报要反映新事物、新动向、新思想、新趋势，善于捕捉工作和社会生活中的"新"，使简报具有更强的指导性和交流性。简报如果只报道一些司空见惯的事情，就没有多大价值和意义了。

4. 快（报道及时）　简报写作要快，制作、发送也要简易迅速，尽量在第一时间里反映最新的现实情况，及时起到汇报和交流作用。

5. 简（内容简洁）　简报的内容集中，篇幅短小，直接叙事，不枝不蔓。简报要突出"简"字，尽可能一事一议。即使是综合性的简报，内容较多，也应该尽量精简。

三、简报的分类

按照不同的分类标准，简报可以划分为不同类型。按时间划分，简报可分为定期简报和不定期简报；按编写方法分，简报可分为综合简报和专题简报；按内容划分，简报可以分为工作简报、会议简报、专题简报、动态简报等。常用的简报有以下 3 种。

1. 工作简报　工作简报也称情况简报，指为推动日常工作而编写的简报。它的任务是反映本单位、本部门工作开展情况、介绍工作经验、反映工作中出现的问题等。工作简报又可分为综合工作简报和专题工作简报两种。

2. 会议简报　指会议期间为反映会议进展情况、会议发言中的意见和建议、会议议决事项等内容而编写的简报。重要会议的简报往往具有连续性的特点，即通过多期简报将会议进程中的情况接连不断地反映出来。

3. 动态简报　为反映本单位、本系统发生的新情况、新动态、新信息而编写的简报。可以为领导和有关部门研究工作提供鲜活的第一手资料，向群众报告工作、学习、生产、思想的最新动态。

四、简报的格式与写法

简报的结构一般由报头、报核、报尾三部分组成。

1. 报头　位于首页上方，约占首页的 1/3 版面，通常用红线将报头与报核隔开，由简报名称、期数、编发机关、日期、保密等级等组成。

（1）简报名称　位于报头中央。除用"××简报""××动态""情况反映"等常用名称之外，还可加上单位名称、专项工作等内容，如《××医药有限公司安全教育简报》。简报名称用大号字套红印刷。

（2）期号　位于简报名称下方，可以只有年度期数，也可由年度期数加总期数组成，如"第 12

期"或"第10期（总第45期）"。

（3）编发单位　位于报头左下侧，间隔线上方，编发单位须写规范化全称。

（4）日期　位于报头右下侧、间隔线的上方，须写明编发的年、月、日。

（5）保密等级　如果需要保密，在首页报头左上角标明密级或"内部刊物"字样。

即学即练6-4

请简述简报报头包括哪些要素。

答案解析

2. 报核　报头以下、报尾以上的部分就是报核，可以包括以下项目。

（1）目录　集束式的简报可编排目录，以便于阅读。由于简报内容单纯，容易查找，目录一般不需标序码和页码，只需将各篇标题排列出来即可，为避免混淆，可以每项前加一个五星标志。

（2）编者按　必要时可加编者按，按语的位置一般是在报头之下，标题之上。按语是根据简报内容而写的提示语，以帮助读者加深理解和认识。一般会注明"编者按""编者的话""按语"字样。按语有评价性按语、说明性按语、提示性按语等。按语的主要内容是介绍工作任务来源、本期重点稿件的意义和价值、征求意见等。编者按不可过长，短者三五行，长者半页即可。

（3）标题　简报的标题与新闻的标题有些类似，要求简明地概括正文内容或主题，标明作者的观点，精练恰当。可分为单标题和双标题两种基本类型。单标题，即将报道的核心事实或其主要意义概括为一句话作为标题，如《如何做好城乡居民"米袋子""菜篮子"保障工作》《××药品监督管理局以"六大课堂"抓好干部教育培训工作》。双标题，有两种情况：一是正题后面加副标题，如《再展宏图创全国一流市场——××医药市场荣获市信誉市场称号》；二是正题前面加引题，如《心挂百姓，服务社区——××医药公司开展"安全用药，健康相伴"宣传活动》。

（4）导语　就是简报的开头语，要用简短的文字，准确地概括报道的内容，说明报道的宗旨，引导读者阅读全文。具体写法可根据主题需要，分别采用叙述式、描写式、提问式、结论式等几种形式。其写作要求开门见山地切入基本事实或核心问题，给人明确的印象。

（5）正文　是简报的主要部分，也是编好简报的关键内容。要用足够、典型、富有说服力的材料将导语的内容加以具体化，用材料来说明观点。正文的内容，或是反映具体的情况，或是介绍具体的做法，或是叙述取得的成绩和经验，或是指出存在的问题，或是几项兼而有之，要视具体情况而定。正文的层次安排有"纵式"和"横式"两种形态。纵式结构按事件发生、发展的时间顺序来安排材料；横式结构按事理分类的顺序安排材料。如果内容比较丰富，各层可加小标题。

（6）结尾　简报要不要结尾，因内容而定。事情比较单一，篇幅比较短小的，可以不单写结尾；事情比较复杂，内容较多的，结尾可对全文进行小结，以加深读者印象。

3. 报尾　在简报末页，用间隔横线和报核分开，包括发送单位、范围和印发份数。发送范围即简报的报、送、发单位。报，指简报呈报的上级单位；送，指简报送往的同级单位或不相隶属的单位；发，指简报发放的下级单位。印发份数，写于报尾右侧，注明本期简报的总印数。

五、简报的写作注意事项

1. 选材要准　简报不能有事就报，要注意从服从中心工作的需要出发，在众多的事件中选取最有指导意义或必须引起重视的经验、情况和问题，予以实事求是的报道。

2. 编写要快 简报也是一种"报"，具有新闻性。这就要求简报的编写应该"快"，对于工作中、会议中出现的新动向、新经验、新问题，编写者要及时地予以捕捉，并用最快的速度予以报道。否则，失去了新闻性、时效性，简报就会降低指导意义，甚至完全失去应有的作用。

3. 文字要简 简报的一个"简"字，概括了简报的基本特征。为了体现这一特征，作者在编写简报时要首先注意选材精当，不求面面俱到；其次，要求文字简洁，对事物作概括的反映。篇幅过长，文字过繁的做法，不适于简报的编写。

📱 知识链接

简报与新闻

简报与新闻都要求真实准确、迅速及时、简明扼要、内容新颖，其主要不同点如下。

1. 写作对象不同 简报写作对象较狭窄，主要写本系统、本单位；新闻写作对象则非常宽泛，可以写本系统、本单位、也可以写其他系统和单位。

2. 传播范围不同 简报传播范围狭窄，一般限于本系统、本单位内容；新闻一经发表，则面向全社会，传播范围非常广泛。

3. 编写格式不同 简报有固定的报头和报尾；新闻稿的编排则根据版面富于变化。

4. 语言风格不同 简报属事务文体，语言偏重平实质朴，一般不要求形象性；新闻属记叙文体，在真实的基础上，语言讲究文采，可读性强。

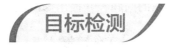目标检测

答案解析

一、选择题（请将正确选项填写在题后的括号内）

1. 下列说法，表述正确的一项是（　　）

　　A. 简报的时效性体现在简报发稿速度快，所以要把握准确的发稿时机

　　B. 简报是内部传阅的文字材料，一般也可以公开发表

　　C. 简报又称"动态""简讯""要情""摘报""工作通讯""情况反映""情况交流""内部参考"等，具有汇报性、交流性和沟通性等特点

　　D. 简报有汇报、交流和指导作用

2. 下列关于简报种类说法表述错误的一项是（　　）

　　A. 会议简报是召开大型会议时编发的，用来反映会议的概况

　　B. 情况简报又称工作简报，用来反映各项工作情况

　　C. 迅速及时反映近期的新情况、新问题、新动向的是动态简报

　　D. 专题简报往往针对工作中某一时期的中心工作、某项中心任务办的简报

3. 下列表述符合简报特点的一项是（　　）

　　A. 简报的内容简练，篇幅较短，一般在 200 字左右

　　B. 简报的特点可概括为"真、简、准、快、新"5 个字

　　C. 所有简报涉及内容都很专业，如《人口普查简报》《计划生育简报》《水利工程简报》《招生简

报》等，分别由主办单位组织专人撰写

    D. 简报采写快、编印快、发送快，因为它是内部参考

4. 下列表述不符合的"报头"一项是（   ）

    A. 报头在首页上方，约占整页 1/3 的位置

    B. 报头的要素有简报名称、期数、编发单位、印发日期、秘密等级、编号

    C. 简报名称用得最多的是情况反映和信息交流

    D. 编发单位在间隔线的左上侧顶格写，名称要具体

5. 下列有关"报核"表述正确的一项是（   ）

    A. 报核由按语、标题和正文三部分组成

    B. 按语是就简报所涉及的内容、情况作必要的说明并提出要求

    C.《诚信做人，良心做药》是正、副标题的形式

    D. 简报的主体要用典型、有说服力的材料，把导语的内容加以具体化

二、判断题（请在正确判断的括号内打"√"，错误的打"×"）

1. 简报近似于新闻报道，特点主要是真、准、新、快、简。   （   ）

2. 所有简报的内容涉及的都是机密，所以它具有保密性。   （   ）

3. 简报的内容要求新颖，所以只能写新近发生的事。   （   ）

4. 天津××堂顺利通过新版 GSP 认证的情况不可以编写简报。   （   ）

5. 简报是党政机关、企事业单位、社会团体等单位内部为及时反映情况、汇报工作、交流经验、沟通信息而编发的事务文书。   （   ）

三、纠错题（指出下面这则简报版式存在的问题，并提出修改意见）

工作简报

××市药品监督管理局办公室   20××年 1 月 10 日

    ×××××××××××××××××××××××××××××××××××
××××××

    ××××××××××××××××××××××××××××××××××

××××××

    ×××××××××××××××××××××××××××。

    送：××市药品监督管理局党委、××市药品监督管理局各中层处室

四、写作题

1. 为进一步规范校园食堂经营行为，严控学校食品安全风险，保障师生的饮食安全，近日，××市市场监督管理局组织开展校园食堂专项检查行动。执法人员重点从两方面对学校食堂进行检查：是否持有有效许可证；是否建立并落实从业人员健康管理及业务培训、食品留样、索票索证、食品加工制作、餐具清洗消毒等食品安全管理制度方面。同时，执法人员还积极宣传《食品安全法》《餐饮服务食品安全监督管理办法》等法律法规，以提高学校食堂负责人和从业人员的责任意识和食品安全水平。共检查学校食堂 71 家，下达责令改正通知书 2 份，监督意见书 71 份。下一步将继续加强监督检查力度，督促学校严格落实主体责任，定期开展食品安全自查，建立长效机制，保障师生饮食安全。请就此次专项检查编发一则工作简报。

2. 近日，××市药品监督管理局召开医疗机构制剂注册和临床试验机构监督管理工作会议。市药监局机关相关处、各监管办公室及市药检院、市药化审评查验中心、市不良反应监测中心主要负责同志，各医疗机构相关工作人员共100余人参加会议。会议总结了去年医疗机构制剂注册和临床试验机构监督管理工作，部署了今年工作任务。市药监局药品安全总监刘××出席会议并讲话。市中医药大学第一附属医院代表李××就医企共建、中药制剂新药转化、临床试验机构管理等内容进行了交流发言。请就此次会议编发一则会议简报。

书网融合……

知识回顾   微课   习题

学习引导

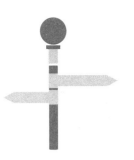

科技文书是科学技术研究中常用的一类文体，是以科学技术为内容，以书面语言为载体的专用文书。以叙述、说明、议论为主要表达方式，总结、交流、推广、普及、传播自然科学领域内的某些现象的特征、本质、规律，对发展科学技术有着重要的影响。那么，科技文书有些什么特点？我们应该如何抓住科技文书的写作方法进行规范化写作呢？

在本项目中，我们共同学习产品说明书、实验报告、毕业设计及综述四种科技文书的含义、特点、分类、结构与格式，以及写作注意事项等基本知识，结合实例解析，掌握各类科技文书的写作要领。

📖 学习目标

1. **掌握**　产品说明书、实验报告、毕业设计及综述的写作方法。
2. **熟悉**　产品说明书、实验报告、毕业设计及综述的结构。
3. **了解**　产品说明书、实验报告、毕业设计及综述的含义、特点、分类及写作注意事项。

任务一　产品说明书 📱微课

PPT

✎ 实训任务

一、情境任务

情境1：××制药有限公司生产的葡萄糖酸钙锌口服液，用于治疗因缺钙、锌引起的疾病，包括骨质疏松、手足抽搐症、骨发育不全、佝偻病、小儿生长发育迟缓、食欲减退、复发性口腔溃疡、痤疮等，也用于妊娠期、哺乳期、绝经期妇女钙的补充。作为复方制剂，每10ml含葡萄糖酸钙600mg（相当于钙54mg）、含葡萄糖酸锌30mg（相当于锌4.3mg）、盐酸赖氨酸100mg，辅料为乳酸、苯甲酸钠、阿斯巴甜、安赛蜜、香精和纯化水。血钙、血锌过高、甲状腺功能亢进症患者禁用。不良反应：①轻度恶心、呕吐、便秘等。②长期服用可引起反跳性胃酸分泌增高。注意事项：①肾功能不全或糖尿病患者慎用。②对本品过敏者禁用，过敏体质者慎用。③本品性状发生改变时禁用。④请将此药品放在儿童不能接触的地方。⑤儿童必须在成人监护下服用。⑥如正在使用其他药品，使用本品前请咨询医师或药师。⑦孕妇、哺乳期妇女、儿童、老人应在医师指导下使用。有效期24个月，贮藏方式为密封、干燥处保存。生产地址为××市××街 1099 号，咨询电话 400 - 679 - 77××，传真号码 03×× - 315××
××。该制药公司需要拟写一份产品说明书，你知道怎么写吗？

情境 2：××咖啡有限公司新推出一款小粒速溶咖啡，配料为植脂末（葡萄糖浆、食用氢化油、酪蛋白酸钠、三聚磷酸钠、单硬脂酸甘油酯、二氧化硅）、白砂糖、速溶咖啡粉。本品为牛奶制品，谨防过敏。冲饮方法建议每杯取本品 13g 放入杯中，加入约 120ml 热水（>80℃），调匀后即可饮用。贮存于阴凉干燥处，每次饮用后将罐盖盖好，防止吸湿回潮。保质期 24 个月，产品标准号：Q/KHG 0001 S，生产许可证号：QS5301 0601 04××，生产商为××咖啡销售有限公司食品分公司，生产地址为××市××路 8 号，服务热线 400 - 160 - 88××。若你代为拟写这份产品说明书，应该按照怎样的格式书写？

二、实训要求

根据任务情境拟写产品说明书，相互进行作品评价与纠错，并分组评比。

三、评价方案

评价权重，建议教师约占 60%，学生约占 30%，企业或其他专家约占 10%。评价等级，建议分为五等：优秀≥90 分、良好≥80 分、中等≥70 分、合格≥60 分、不合格 <60 分。参考标准见表 7 - 1。

表 7 - 1 产品说明书评价参考标准

评价项目	评价要点	分值	得分
产品说明书写作内容（60 分）	1. 正文内容完整 介绍产品名称、成分、作用、特点、保存方式等情况详略得当；事项书写完善；附文内容清楚	30	
	2. 注意产品特征，侧重点突出，格式规范	20	
	3. 条理清晰，逻辑性强，结构严谨	10	
语言逻辑文面处理（20 分）	4. 语言表达准确流畅，条理清晰 语句表达准确规范，文字简洁通畅	10	
	5. 排版格式规范，版面整洁干净	10	
作品评改综合素养（20 分）	6. 具备一定的评判和纠错能力	10	
	7. 学习态度认真，积极主动，参与热情高，责任心强；按时、按要求，高质量完成任务，具有团队合作和创新精神	10	
参评对象：	评分人：	总分	

📖 例文导读

【例文一】

香砂平胃丸说明书

请仔细阅读药品说明书并按说明使用或在医师指导下购买和使用。

【商品名称】香砂平胃丸。

【通用名称】香砂平胃丸。

【主要成分】苍术、陈皮、厚朴（姜制）、砂仁、木香、甘草，辅料为蔗糖、虫草蜡。

标题

产品名称 + 文种。

正文

药品名称、通用名、成分、适应证、规格、用法用量、不良反应、禁忌、注意事项、药物相互作用、贮藏、有效期等。

【功能主治】健脾，燥湿。用于胃脘胀痛。

【规格】每瓶装 60 克。

【用法用量】口服。一次 6 克，一日 1～2 次。

【不良反应】尚不明确。

【禁忌】尚不明确。

【注意事项】

1. 脾胃阴虚者慎用，其表现为食欲不振，口干舌燥，手足心热等。

2. 忌食生冷食物。

3. 重度胃痛应在医师指导下服用。

（略）

【药物相互作用】如与其他药物同时使用可能会发生药物相互作用，详情请咨询医师或药师。

【贮藏】密封，防潮。

【有效期】36 个月。

附文

生产企业名称、地址、联系方式等。

【生产企业】

企业名称：××医药集团有限公司。

生产地址：××生物科技园区。

邮政编码：435××。

电话号码：0713 − 721××××。

传真号码：0713 − 721××××。

mail：×××@ vip. 163. com。

网址：http：//www. ×××.com。

如有问题可与生产企业联系。

【例文二】

标题

产品名称。

甘草杏肉

本品选用优质大红杏，全封闭蒸汽设备，精制而成，工艺先进、制法独特、芳香浓厚、酸甜可口，是居家旅游、馈赠亲友佳品。

正文

（1）开头：简短介绍产品。

（2）主体：食品名称、产品类型、配料表、产地、产品标准代号、生产许可证编号、保质期、贮存条件、食用方法等。

品名：甘草杏肉。

产品类型：蜜饯、糖渍类。

配料：大红杏、白砂糖、甘草、食用盐、食品添加剂（甜蜜素、香兰素、柠檬酸、着色剂（日落黄）、苯甲酸钠、糖精钠。

产地：××省××市。

产品标准号：GB/T 10782。

食品生产许可证号：SC117×××。

保质期：12 个月。

贮存条件：常温保存。

食用方法：开袋即食（小孩食用注意杏核哽喉）。

制造商：××食品生产有限责任公司。

地址：××县城××街4号。

生产地址：××县××村。

电话：0934 – 712×××。

传真：0934 – 712×××。

附文
生产企业名称、地址、
联系方式等。

📖 知识要点

一、产品说明书的含义

产品说明书，可简称为说明书，是对产品的性能、规格、用途、使用方法、保管方法及注意事项等进行书面介绍的实用文体。

有部分零售产品、农副产品、生活用品等使用、保管方法相对简单的产品，只需在销售时口头说明使用方法即可。但对于使用方法复杂的产品，通常都会在消费者购买产品时附赠产品说明书，用以介绍产品的相关情况，以期帮助和指导消费者正确认识、使用、保管产品，并起到宣传生产企业和产品的作用。

二、产品说明书的特点

1. **知识性**　全面细致地说明、介绍产品的知识，是产品说明书的主要功能，也是其知识性的体现。
2. **实用性**　针对用户需求，向消费者介绍产品的特点、性能、用途、保养方式等，具有实用价值。
3. **客观性**　客观、真实、准确地介绍产品的真实情况，不夸张渲染，客观科学。
4. **表达形式多样性**　可以是文字条款，也可以是图表文兼备。

三、产品说明书的分类

1. **根据表达形式的不同**　可分为条款式说明书、文字图表式说明书。
2. **根据对象内容的不同**　可分为科技产品说明书、药品说明书、食品说明书、化妆品说明书、商业服务说明书等。
3. **根据传播方式的不同**　可分为包装式说明书（产品外包装上，通常比较简短）、内装式说明书（产品包装盒内，一般篇幅较长）。

四、产品说明书的格式与写法

说明的产品对象不同，产品说明书的篇幅和说明内容也不尽相同，有的产品说明书可印刷成册，有的则是简短的文字、图、表等组合式说明。通常产品说明书包含以下内容。

1. **封面或标题**　如果是篇幅较长、印刷成册的说明书，封面要醒目地标注出商品名称，也可印出商品照片或绘制商品外观图，如有注册商标，也可印制在封面上。如果是简短的产品说明书，首先应标注产品标题，标题一般由产品名称加"说明书"构成；如侧重介绍使用方法，说明书的名称则由产品名称或产品品类加"使用说明书"构成。

即学即练 7 – 1

1. 请为"复方氨酚烷胺片"设计产品说明书标题。
2. "皮肤修复敷料"侧重介绍使用方法，请为该产品设计说明书标题。

答案解析

2. 目录　印刷成册的产品说明书有目录这一结构，将产品说明书撰写的内容编制成目录索引，标注具体页数所对应的说明书内容；简短的说明书则无此结构。

3. 正文　不同类别的产品说明书，正文的侧重点不同，下面介绍 3 种常见的产品说明书正文部分的写法。

（1）**药品说明书**　多在正文开头标注"请仔细阅读药品说明书并按说明使用或在医师指导下购买和使用"。主要包括药品名称、成分、性状、适应证、规格、用法用量、不良反应、禁忌、注意事项、孕妇及哺乳期妇女用药、儿童用药、老年用药、药物相互作用、药物过量、药理毒理、药代动力学、贮藏、包装、有效期、执行标准、批准文号等。

（2）**食品说明书**　以包装式说明书为主。可在正文开头简短介绍产品，再说明食品名称、产品类型、配料表、营养成分表、产地、产品标准代号、生产许可证编号、保质期、生产日期、储存条件、食用方法等。

（3）**科技产品说明书**　概括说明本产品的用途、特点。

工作原理：简单介绍本产品的设计及工作原理。

使用方法：说明书的核心部分。可按操作步骤逐条说明产品使用方法；也可逐条介绍产品各部分的功能及其使用方法。可通过绘图加标注的形式更加直观地阐述，力求精准详尽，便于阅读。

注意事项及存储、维护、保养：分条目明确标注产品使用过程中需注意的问题；并介绍产品存储、维护、保养需注意的问题及常见的故障和排除方法。帮助用户解决常见故障，保护产品，延长使用寿命。

技术参数：标注产品各项技术参数。

4. 附文　是附在正文后面的一些信息，包括生产企业名称、生产地址、电话号码、传真号码、邮编、网址、执行标准等，出口产品要有中外文对照。有些电子产品还有附录，一般与产品售后服务相关，如保修卡、保修维修记录等。

五、产品说明书的写作注意事项

1. 真实性　要如实介绍产品，说明的内容必须符合产品的实际情况。

2. 条理性　产品说明书的书写要条理清晰、结构完整、重点突出。

3. 通俗性　针对大众消费群体，可适当使用图、表进行表述，语言表达要通俗易懂。

4. 宣传性　设计精美，力求宣传企业和产品，吸引消费者购买。

知识链接

广告文案与产品说明书

广告文案与产品说明书有以下几方面的不同。

1. **行文目的不同**　产品说明书以说明产品为目的，帮助和指导消费者正确使用产品；广告文案则以推销产品为目的，诱导和吸引消费者购买产品。

2. **内容侧重点不同**　产品说明书力求说明全面、细致，重在传播产品的相关知识，注重科学性和实用性；广告文案要求简明扼要，重在让消费者对产品有深刻的印象，在购买同类别产品时优先考虑该产品，注重艺术性和感染力。

3. **表达方式不同**　产品说明书以文字、图、表等方式表述，内容客观真实；广告文案的表现形式多样，力求创新，内容较为主观。

4. **传播方式不同**　产品说明书一般由企业自行撰写，随商品赠送；广告文案通常付费请专业人员创作，并通过媒介推广。

目标检测

答案解析

一、选择题（请将正确选项填写在题后的括号内）

1. 关于产品说明书错误的说法是（　　）

A. 产品说明书是对产品的性能、规格、用途、使用方法、保管方法及注意事项等作书面介绍的实用文体

B. 产品说明书可帮助和指导消费者正确认识、使用、保管产品

C. 产品说明书可用于宣传企业

D. 产品说明书通常需付费请专业人员创作，并通过媒介推广

2. 下列各项关于产品说明书特点错误的说法是（　　）

A. 知识性　　　　　B. 实用性　　　　　C. 客观性　　　　　D. 形式单一性

3. 根据内容和对象的不同将产品说明书进行分类，下列错误的选项是（　　）

A. 药品说明书　　　B. 食品说明书　　　C. 包装式说明书　　　D. 科技产品说明书

4. 下列哪项不是产品说明书必备的书写内容（　　）

A. 封面或标题　　　B. 目录　　　　　　C. 正文　　　　　　D. 附文

5. 下列哪项不是产品说明书写作需注意的事项（　　）

A. 真实性　　　　　B. 条理性　　　　　C. 学术性　　　　　D. 宣传性

二、判断题（请在正确判断的括号内打"√"，错误的打"×"）

1. 依据说明产品对象的不同，产品说明书的篇幅和说明内容也不相同。　　　　　　　（　　）

2. 所有的产品必须在包装内附赠产品说明书，便于消费者正确使用产品。　　　　　　（　　）

3. 药品说明书重在说明药品的用法用量，因此说明书也可只简单地标注其用法用量。　（　　）

4. 产品说明书要针对消费者使用需求撰写，要有实用价值。　　　　　　　　　　　　（　　）

5. 产品说明书要设计精美，力求宣传企业和产品，吸引消费者购买。　　　　　　　　（　　）

三、纠错题（分析下文不妥之处并修改）

说明书

［产品名称］天然维生素 E。

［主要原料］天然维生素 E、红花籽油、紫苏油、明胶、甘油。

［保健功能］美容（去黄褐斑）、延缓衰老、永驻青春。

［适宜人群］有黄褐斑者、中老年人。

［生产企业］×××有限公司。

［地址］××市××区××路 181 号。

［邮政编码］310×××。

［投诉电话］400700×××。

［不适宜人群］少年儿童。

［食用方法及食用量］每日 1 次，每次 1 粒。

［规格］250mg/每粒。

［保质期］24 个月。

［贮藏方法］密封、置阴凉干燥处。

［注意事项］本品不能代替药物。

四、写作题

1. 请根据以下信息，写一份产品说明书。

一家药企新推出一种中成药"归脾丸"，具体信息如下：由党参、白术（炒）、炙黄芪、茯苓、远志（制）、酸枣仁（炒）、龙眼肉、当归、木香、大枣（去核）、炙甘草等成分构成。益气健脾，养血安神。棕褐色的大蜜丸；气微，味甘而后微苦、辛，每丸重 9g，可用温开水送服，3 次/日，1 丸/日，可能引起消化不适及皮疹等症状。多用于心脾两虚，气短心悸，失眠多梦，头昏头晕，肢倦乏力，食欲不振，崩漏便血。要注意：①忌不易消化食物。②感冒发热患者不宜服用。③有高血压、心脏病、肝病、糖尿病、肾病等慢性病严重者应在医师指导下服用。④儿童、孕妇、哺乳期妇女应在医师指导下服用。⑤服药 4 周症状无缓解，应去医院就诊。⑥对本品过敏者禁用，过敏体质者慎用。⑦本品性状发生改变时禁止使用。⑧儿童必须在成人监护下使用。⑨请将本品放在儿童不能接触的地方。⑩如正在使用其他药品，使用本品前请咨询医师或药师。

2. 请根据素材写一份产品说明书。

××食品有限公司推出一款百醇抹茶味注心饼干，类型属于油脂型，要避免直射阳光、高温、潮湿的环境，尽量在凉爽的场所保管，保质期 12 个月。配料有小麦粉、白砂糖、食用氢化油、乳糖、全脂乳粉、起酥油、液体麦精（水、大麦、麦芽）、抹茶粉、食品添加剂（碳酸氢钠、磷脂、蔗糖脂肪酸脂）、食用盐、食用香精香料，但要注意其中含有麸质的谷物制品、大豆制品、乳制品等致敏物质，并且该生产线也加工蛋制品、花生制品、坚果果仁制品等产品。生产地址在××市××路××号，电话 021-632×××，传真：021-5678×××，邮编 200×××，官网 http://www.×××.com.cn。

任务二　实验报告

实训任务

一、任务情境

情境1：药物剂量是药物疗效的重要影响因素，请你根据所掌握的理论知识通过实验来验证药物的

PPT

不同剂量对药物作用的影响，并学习小白鼠捉拿法、腹腔注射给药法。实验过程中用大烧杯3个，电子秤1台，注射器3支，针头数个、2%水合氯醛溶液、染料、酒精棉球、小白鼠3只。按以下步骤进行实验：①取小白鼠3只，称重编号。②观察几只小白鼠的正常活动后，分别腹腔注射2%水合氯醛溶液0.05ml/10g、0.15ml/10g、0.5ml/10g。③给药后分别置于大烧杯中，观察活动有何变化。记录作用发生的时间和症状，并比较几只小白鼠有何不同。通过实验判别药物的不同剂量与药物作用的关联性。那么，这份实验报告该怎么写呢？

情境2：馒头是我国北方传统主食，为使其营养更为丰富，可在馒头的制作过程中添加一种或多种杂粮。但杂粮的添加存在品种单一、可添加量少、口感粗糙等诸多问题，并且杂粮本身不含有面筋蛋白，单独发酵性能也较差。请你就上述问题，设计杂粮配方，生产出风味颇佳且营养丰富的杂粮馒头产品，为杂粮主食化提供参考。那么，这份实验报告该怎么写呢？

二、实训要求

根据任务情境，依据所学理论知识进行实验，撰写实验报告，进行分组互评，并纠错。

三、评分标准

评价权重，建议教师约占60%，学生约占30%，企业或其他专家约占10%。评价等级，建议分为五等：优秀≥90分、良好≥80分、中等≥70分、合格≥60分、不合格<60分。参考标准见表7-2。

表7-2　实验报告评价参考标准

评价项目	评价要点	分值	得分
实验报告写作内容（60分）	1. 实验目的：明确阐述实施实验所要达到的学习目标	5	
	2. 实验原理：结合已经掌握的理论知识，科学合理地阐述实验的理论依据及其机制	5	
	3. 实验对象、仪器设备及药品试剂：详细书写实验对象、实验物品的信息	10	
	4. 实验操作流程及实验记录：实验步骤清晰明了，实验数据记录真实准确	10	
	5. 实验结果与结论：数据处理得当，统计分析方法正确，结果表述清楚；结论与实验目的契合	15	
	6. 讨论：能用推理和数据解释结果，对矛盾数据能够提出基于深入思考的判断和理解	10	
	7. 思考题：紧扣实验过程，思考题解答正确	5	
语言表述（20分）	8. 条理清晰，用词准确，语句通顺	10	
	9. 排版格式规范	10	
综合素养（20分）	10. 评改纠错能够抓住典型，纠错能力强	10	
	11. 治学态度严谨，责任心强，兴趣浓厚，掌握交流技巧，具有良好的团队精神和合作意识，按时完成实验报告；积极主动自主学习，对实验理解深刻，能够准确、清晰地解释要点和观点	10	
参评对象：	评分人：	总分	

例文导读

【例文一】

题头

（1）实验课名称。

（2）学生基本信息、实验成绩。

（3）实验项目名称。

目的

强调学习目标。

实验对象及实验物品

实验对象及物品的详细信息。

实验步骤

实验实际操作流程。

结果

实验过程中的各种记录。

讨论及结论

对结果的解释及通过分析结果获得的结论。

《药理学》 实验报告

班级	学号	姓名	分数

实验三　氯丙嗪的降温作用

目的： 观察氯丙嗪的降温特点。

材料： 肛表、5ml 注射器、冰袋、液状石蜡（石蜡油）。

药品： 生理盐水、2.5% 氯丙嗪溶液。

动物： 家兔。

实验方法：

1. 将家兔分成甲、乙、丙 3 组，1 只/组。观察正常活动，固定（扣住兔头，露出下肢和尾部方便测量体温），左手提高家兔尾部，右手将涂有石蜡油的肛表插入兔肛门内 4 ~ 5cm，3 分钟后取出并记录体温，每隔 2 分钟测 1 次，共 3 次，取平均值。

2. 甲组耳缘静脉注射 2.5% 氯丙嗪溶液 0.3ml/kg，并将家兔放在冰袋上。乙组耳缘静脉注射 2.5% 氯丙嗪溶液 0.3ml/kg，不用冰袋（室温）。丙组耳缘静脉注射等量生理盐水后将其放在冰袋上。

3. 给药后每隔 10 分钟测 1 次体温，分别观察记录 3 组家兔体温变化及全身状态有何不同。

结果：

兔号	体重（kg）	给药前体温（℃）	药物及剂量	条件	给药后体温（℃） 10分	20分	30分	给药前后体温差（℃）
甲	2.2	38.9	2.5% 氯丙嗪	冰袋	38.1	37.5	35.7	2.4
乙	3.9	38.6	2.5% 氯丙嗪	室温	38.5	38.3	38.1	0.5
丙	2.2	38.7	生理盐水	冰袋	38.5	38.6	38.6	0.1

讨论及结论：

1. 将 3 组结果画图（纵坐标为体温，横坐标为时间，用 3 种颜色线条表示 3 只家兔体温变化）。（图片略）

2. 根据实验说明氯丙嗪的降温作用特点及临床应用。

氯丙嗪降温特点：①氯丙嗪抑制体温调节中枢，体温随环境温度变化而变化；②氯丙嗪对正常家兔和发热家兔均有降温作用。

临床应用：①治疗精神病；②治疗顽固性呃逆和呕吐；③用于人工冬眠和低温麻醉。

思考题（略）

【例文二】

白藜芦醇对高脂血症大鼠心肌
间隙连接蛋白 43 表达水平的影响

×××

（××××单位）

［摘要］（略）

［关键词］白藜芦醇；高脂血症；间隙连接蛋白 43；RT－PCR；免疫组织化学；激光共聚焦

白藜芦醇（resveratrol，RES），化学名 3，4′，5－三羟基反苯二烯，是一种广泛存在于葡萄、花生和多种药用植物中的多酚类化合物。现已明确 RES 具有多种生物活性，如抗肿瘤、抗炎等作用[1]，抗心律失常作用和保护心肌缺血的作用[2]，对实验性高脂血症大鼠的降血脂作用[3]，但机制尚未得到明确。本文就白藜芦醇降血脂的作用做了进一步研究并阐述其机制。

1. 材料

1.1 动物　选用 Wistar 雄性大鼠 50 只，体重 180～200g，购自××医科大学动物学部，合格证号为医动字 9－3－1。

1.2 药物 （略）

1.3 试剂 （略）

1.4 仪器 （略）

2. 方法

2.1 高脂动物模型的制备　用脂肪乳（胆固醇 1%，脂肪 20%，丙硫氧嘧啶 1%，丙二醇 30%，聚山梨酯 80 20%，其他 20%）按照 10ml·kg^{-1} ig14d。

2.2 分组 （略）

2.3 样品采集及测定 （略）

2.4 半定量 RT－PCR （略）

2.5 免疫组织化学 （略）

2.6 数据处理及统计学分析所有数据均由 $\bar{X} \pm S$ 表示，用方差分析和秩和检验进行组间差异显著性比较。

3. 结果

3.1 血清指标测定结果　正常组与高脂组，高脂组与白藜芦醇中剂量组和高剂量组 T－CHO、TG、LDL、HDL 和 NEFA 均有显著性差异，而白藜芦醇低剂量组与高脂组无统计学意义。高脂组血脂代谢紊乱，表明高脂模型建立成功，白藜芦醇中剂量组、高剂量组血脂恢复接近正常，而低剂量组无变化，表明白藜芦醇具有降血脂作用并且有剂量依赖性。（略）

3.2 RT－PCR 结果 （略）

题名
实验中最主要内容的概括。

作者及单位

摘要
实验研究的目的、方法、结果、结论的概括。

关键词
文中选取能够描述文章主要内容的专业术语。

前言
总结实验动机，突出实验重要性。

实验对象及涉及的物品
研究对象及研究过程中用到的实验药品、试剂、仪器设备的详细信息。

实验方法
具体实验流程及统计学处理方法。

结果
对原始数据进行统计学方法分析处理所获得的结果。可用文字、三线表格、图表述。

3.3 免疫组织化学结果（略）

讨论

从理论上解释实验结果，并阐述在实验中获得的科学知识。

4. 讨论

血清学结果显示高脂血症时血清中 TC、TG、LDL、NEFA 含量增多，HDL 含量减少，表明高脂模型建立成功，而在白藜芦醇治疗之后血清中 TC、TG、LDL、NEFA 含量减少，HDL 含量增多，表明白藜芦醇发挥了降血脂作用，并具有剂量依赖性。RT – PCR 结果和免疫组织化学结果显示，高脂组心肌间隙连接蛋白 43 的表达下调，白藜芦醇高剂量组心肌间隙连接蛋白 43 表达恢复接近正常水平，此结果提示白藜芦醇降血脂作用是通过改变心肌间隙连接蛋白 43 结构实现的。（略）

参考文献

反映本研究借鉴了哪些他人研究成果。

参考文献（略）

📖 知识要点

一、实验报告的含义

实验报告是实验完成后对整个实验过程全面总结和记录的一种科技文书。医药、食品领域的研究是以实验为基础的，实验报告的书写是实验研究过程的重要组成部分，也是高等院校在校生必须掌握的一项基本技能。实验报告的书写过程能够体现学生分析、解决实际问题的能力。通过书写实验报告，培养学生逻辑思维能力、综合分析能力及文字表达能力，并可进一步加深和巩固学生对实验相关理论知识的理解和把握。

二、实验报告的特点

1. 真实性 实验报告中记载的实验结果是通过科学实验获得的真实可靠的记录，要能够经得起他人反复多次推敲、验证，不能按照自己的意愿随意改动。

2. 客观性 实验报告是以科学研究客观事实为依据而写的，是对科学研究过程的客观描述，虽然会叙述学生的个人观点，但观点的叙述也要以客观事实为依据。

3. 正确性 实验报告是科学研究的表述，是符合客观事实的科学研究成果的展示，实验过程要严格按照实验设计规范操作，保证实验结果真实、准确、完整。

4. 易读性 为便于教师对学生实验研究进行指导和评价，实验报告可以以文字、制图、表格等多种叙述方式的组合来说明实验原理，介绍实验流程，揭示和解释实验结果。

三、实验报告的分类

1. 验证性实验 是一种通过实验检验待定结论正确与否的实验方法。教师引导学生以学过的理论知识为基础，按照已有的实验步骤，完成既定实验，进而分析实验原理、验证实验结果，通过实验巩固所学知识。

2. 研究性实验 与验证性实验相比，研究性实验在实验进行前是不能明确实验结果的，首先需要围绕问题提出假说，再通过设计、实施实验来验证设定假说的正确性。研究性实验是一种创新性活动，学生要运用所学知识，应用科学研究方法来探索事物新规律，从而获得新知识。

四、实验报告的格式与写法

实验报告是学生进行实验活动的总结性汇报，能够反映学生的综合水平，是教师考核学生对所学知识的掌握程度、检验教学成果的重要依据，并能够为学生撰写毕业设计打下坚实的基础。每位学生都应秉承求真务实、严谨治学的态度，在完成实验后的规定时间内，按照规范的格式书写并提交实验报告。

（一）验证性实验的格式与写法

验证性实验报告通常由题头和主体两部分组成，题头一般介绍实验的相关信息，包括实验课名称、实验项目名称、学生基本信息（专业、班级、学号、姓名等）及实验成绩。实验报告的主体部分是实验报告的重点，主要包括以下几部分。

1. 实验目的与要求　实验目的与要求需明确实施实验所要达到的学习目标，包括通过实验验证怎样的结果、实验过程中要掌握哪些操作技能，以及要明确哪些实验的机制和原理等。应明确表述通过实验需要学生掌握什么、熟悉什么、了解什么。

即学即练 7 - 2

答案解析

硝苯地平（对称性二氢吡啶类药物）是临床上治疗高血压、心绞痛等心血管疾病的常用药，请就硝苯地平的合成实验拟定实验报告中的实验目的。

2. 实验原理　实验原理是进行实验的理论依据，实验所采取的方法和整个流程的设计都要以实验原理为基础，用以解释实验现象和获得实验结果的原因。

3. 实验对象、仪器设备及药品试剂　实验所涉及的研究对象的详尽信息；药品、试剂、仪器设备的详细信息记录，如药品、试剂的生产厂家、剂型、规格、批次号等；仪器设备的生产厂家、规格、型号等，可考虑用三线表格来表述。

4. 实验操作流程　实验教程上有明确的关于实验具体实施方法的实习指导，学生可根据教材及教师讲解来实施实验，并提炼要点书写实验流程。

5. 实验记录　实验记录主要记载实验过程中所获得的各种数据，可使用文字、表格、图形、图片、照片、声像等方式表述和记录，记录要以实验实际发生情况为依据，实事求是、准确无误。

6. 实验结果与结论　应用统计分析的方法处理实验记录中的数值数据，用文字、图形、三线表格等方式表述实际的实验结果，通过分析结果获得相应的结论。

7. 讨论　主要围绕实验过程中所存在的问题开展，指出问题，分析原因，并提出改进方法。

8. 思考题　解答课后思考题，进一步巩固所学理论知识及提升实践技能。

（二）研究性实验报告格式与写法

研究性实验报告包含了验证性实验报告的基本内容，并在此基础上进行完善，其报告的形式是学生毕业设计的雏形，主要包括以下几部分。

1. 题目　用简明精炼且概括性极强的语言通过逻辑组合的方式表达实验中最主要的内容。

2. 作者　另起一行书写作者姓名，再另起一行在圆括号内书写作者所在单位（学校、专业班级、学号等）。

3. 摘要 用简洁、准确、凝练的语言概括实验的目的、方法、结果和结论。

4. 关键词 从实验中选取、能够描述实验主要内容的多个专业术语，按重要性依次降低的顺序罗列，中间用分隔符分开，最后不加标点符号。

5. 正文 是研究型实验报告的主体，其完整格式如下。

（1）引言 通过研究中外文文献，总结本实验的研究动机，并对实验可行性进行分析，突出实验的重要性。

（2）实验对象及实验物品 实验研究的对象及实验过程中用到的实验物品（药品、试剂、仪器设备等）的详尽信息。

（3）实验方法 根据实验原理设计实验步骤与方法，并对实验对象应用实验物品实施实验的具体流程。

（4）实验数据与实验结果 包括通过实验所获得的原始数据，以及对原始数据经过统计学方法分析处理所获得的结果。

（5）讨论与结论 从理论上解释实验结果，阐述依据实验设计实施实验所获得的科学知识。

6. 参考文献 反映了本实验研究借鉴了前人的哪些研究成果，也提供了更多的相关研究。

研究性实验强调实验设计，突出创新性，其报告撰写难度较大。

五、实验报告的写作注意事项

1. 注意区分实验记录与实验结果 实验记录是实验过程中所获得的原始数据或资料的记载，实验结果则需要对实验记录中的原始数据进行统计分析等加工、处理，写作时应注意对其进行区分。

2. 提炼实验步骤要点 实验步骤的描述不要直接照抄教材或讲义，要简洁概括地提炼要点。

3. 结果真实准确 实验报告中所获得的结果必须是真实准确的客观事实，经得起反复验证。

4. 用词得当 对实验研究的相关描述要能够精确地表述实验研究的过程，用词恰当、准确。

5. 按要求书写实验报告 充分研读实验报告的书写要求，结合实验课授课内容，按照规范认真书写实验报告。要注意实验记录应使用不易褪色或擦拭的笔来书写，不得随意改动，如需修改，不得刮拭，不可重笔，应划去后在旁边重写，签名并标明日期，保证修改前的实验记录可查，使科学实验过程中所获得的每一步结果都有迹可循。如发生与待验证结果不符的实验数据，需重做实验，切不可擅自调整、修改、拼凑实验数据。

📱 **知识链接**

科研设计的内容要点

研究开始前，研究者要设计研究内容，其要点内容包括以下几部分。

1. 科研假说的确立 这一步骤也可以称为选题或立项。研究的题目可以来源于阅读的文献，也可以是科研实践工作中遇到的实际问题，对待解决问题提出理论假设，用科研设计来验证假设。

2. 选择研究对象 按照一定的纳入和排除标准，选择合适的研究对象。

3. 确立研究方法 根据研究目的选择科学合理的研究方法。

4. 确定研究观测指标 选择客观、可测定的特异性指标作为观测对象。

5. 选择正确的资料分析方法 要根据预期研究成果选择合适的统计分析方法来综合分析获得的数

据、资料等。

目标检测

答案解析

一、选择题（请将正确选项填写在题后的括号内）

1. （　　）是完成实验后对整个实验的全面性的总结和记录

    A. 实验设计　　　　　B. 实验记录　　　　　C. 实验结果　　　　　D. 实验报告

2. 下列哪项不是实验报告的特点（　　）

    A. 真实性　　　　　　B. 主观性　　　　　　C. 正确性　　　　　　D. 易读性

3. 关于实验报告结论，正确的说法是（　　）

    A. 以实验结果为依据，从结果和讨论中归纳出来的

    B. 是实验方案的理论依据

    C. 是实验报告的核心

    D. 反映学生对实验结果的理论认识

4. 关于验证性实验报告内容下列说法错误的是（　　）

    A. 需阐述实验原理，书写完整的实验步骤

    B. 不需要将原始数据呈现在实验报告上

    C. 需要设计实验表格，整理实验数据，并对其进行统计分析

    D. 需要对实验结果进行分析，体现自己的思考

5. 关于实验报告的写法不正确的选项是（　　）

    A. 要详细地描述实验物品参数信息，以便验证实验

    B. 实验步骤的描述不要直接照抄教材或讲义，要简洁概括地提炼要点

    C. 实验记录只能用三线表格记录实验过程中所获得的各项数据

    D. 实验要记录在专用的实验报告上

二、判断题（请在正确判断的括号内打"√"，错误的打"×"）

1. 验证性实验是一种通过实验检验待定结论正确与否的实验方法。（　　）

2. 研究性实验在实验进行前是不能明确实验结果的，需要围绕问题提出假说，再通过设计、实施实验来验证设定的假说正确与否。（　　）

3. 实验报告中所获得的结果必须是真实准确的客观事实，经得起反复的验证。（　　）

4. 如发生与待验证结果不符的实验数据，可以适当修改、调整，使其相符。（　　）

5. 实验报告需要更改时，可考虑用刀刮、用橡皮擦擦拭，尽量不要勾画涂改。（　　）

三、纠错题（指出下文不妥之处并修改）

    以下是关于设计性实验的部分内容，依据所学知识判别其书写内容正确与否，不正确该如何修改？

应用大明胶囊的高脂血症大鼠的心肌间隙连接蛋白43表达水平有何变化

1. 动物　大鼠40只。

2. 药物及试剂（略）

3. 仪器（略）

大明胶囊是已经上市的国家级降血脂新药，有确切的降血脂作用。研究表明许多心血管疾病的发生、发展与间隙连接蛋白的表达改变和间隙连接的功能受损有关，尤其间隙连接蛋白在心律失常发生中的功能备受人们关注。高脂血症是引起心律失常的重要诱发因素，其发病机制与间隙连接蛋白表达改变密切相关，而大明胶囊作为一种新型的降血脂药物，它的药物作用分子机制是否与间隙连接蛋白有关联尚未得到证实，本研究通过分子生物学方法和免疫组织化学方法探讨两者间的内在联系。

四、写作题

1. 观察镁盐的急性中毒症状及钙盐的解救作用，并学会家兔捉拿方法和耳缘静脉注射法。应用实验药品（10% 硫酸镁溶液，5% 氯化钙溶液）、器材（磅秤 1 台，5ml 和 10ml 注射器各 1 支）及家兔 2 只。按照以下步骤实施实验：①取家兔两只，称重，编号，观察其正常活动及肌张。②甲兔耳静脉缓慢注射10% 硫酸镁 2ml/kg，乙兔腿部肌内注射 10% 硫酸镁溶液 2ml/kg。给药后记录时间，注意观察家兔变化。当家兔出现行动困难，肌肉松弛无力，低头卧倒时，立即由静脉缓慢注射 5% 氯化钙溶液 4～8ml，直到四肢起立为止。完成实验并书写实验报告。

2. 对乙酰氨基酚是乙酰苯胺类解热镇痛药，可用于缓解发热症状，也可用于缓解头痛、肌肉痛、关节痛、神经痛、痛经、术后疼痛等轻中度疼痛。一般的合成方法有 3 种：①对氨基酚和乙酸酐酰化反应制得；②对氨基酚和乙酸酰化反应制得；③对乙酰氨基酚经肟化、Beckmann 重排制得。请选择一种合成方案设计实验并书写实验报告。

任务三　毕业设计

PPT

✏ 实训任务

一、任务情境

情境 1：腰椎间盘突出症是中老年人的常见病，年龄增长发生生理性改变，加之长期腰部负重、腰姿不当、腰部外伤或职业因素会增加患病风险，该疾病严重影响患者生活质量。如果就该疾病的常用治疗手段进行毕业设计，为患者提供治疗信息，那么这份毕业设计该怎么写呢？

情境 2：中国是茶的原产地，品茗已成为一些人的生活习惯。随着人们对健康重视程度的加深，以中草药为主要原材料的保健茶饮品也在市场上大受欢迎。目前市场上已有多种药茶产品，如石菊茶、灵芝茶、杜仲茶、山楂茶、桑椹五香茶等，因其独特的功效，被广泛应用于保健及疾病的预防和治疗等诸多领域。如果以市场上几种常见的药茶为调研对象，分析其功效及经济收益等问题来撰写一篇毕业设计，为药茶市场的进一步开发提供参考。那么，这份毕业设计该怎么写呢？

二、实训要求

根据任务情境，充分占有相关资料，结合理论知识与实践技能，完成毕业设计，并互评互改。

三、评价方案

评价权重，建议教师约占 60%，学生约占 30%，企业或其他专家约占 10%。评价等级，建议分为五等：优秀≥90 分、良好≥80 分、中等≥70 分、合格≥60 分、不合格＜60 分。参考标准见表 7 -3。

表 7 -3 毕业设计评价参考标准

评价项目	评价要点	分值	得分
毕业设计写作内容（60 分）	1. 题目：能够用简明、精准、确切的语言阐述研究的主要内容；题目大小合适、难易适中	5	
	2. 摘要：能够以简洁凝练的语言概括毕业设计的主要内容；以目的、方法、结果、结论的结构式摘要为宜	5	
	3. 前言：能够提供研究背景的理论支撑，参考文献恰当，开门见山地提出研究要解决的问题	5	
	4. 占有资料，方法恰当：研究对象处理得当、实验方法设计合理，充分体现科学性、创新性	10	
	5. 结果：数据处理得当，图、表、文字表述恰当，统计分析方法正确，结果科学合理、准确无误	10	
	6. 讨论与结论：讨论围绕主题、重点突出，对结果的解释全面、准确、实事求是；结论与前言呼应，简明扼要、精炼完整、逻辑严谨、表达准确	20	
	7. 参考文献：选择 3～5 年内的高质量文献，引用恰当，格式正确	5	
语言逻辑文面处理（20 分）	8. 逻辑清晰，结构合理，写作规范，用词得当，表述准确	10	
	9. 排版格式规范	10	
综合素养（20 分）	10. 评改纠错能够抓住典型，评改纠错能力强	10	
	11. 有较强的自主学习能力和意识，求知欲强，认真严谨，有较强的沟通能力及综合管理能力；有良好的信息素养，良好的文献搜集、获取能力，并有良好的文献分析利用能力	10	
参评对象：	评分人：	总分	

注：非研究型毕业设计，可参考任务四综述的评价标准评分。

📖 例文导读

【例文一】

复方丹参片的化学成分及药理作用

题目

中文摘要

复方丹参片是由丹参、冰片和三七联合组成的一种新型中药复方片剂，收载于 2005 年版《中国药典》一部，现已正式列入国家基本药品目录，其成分具有抗心肌缺血缺氧、扩张冠脉、降压、减慢心率，降血脂等重要药理作用。复方丹参片包含的化学成分比较复杂，其中丹参的有效化学成分为一种脂溶性的二萜醌类和一种水溶性的酚酸类，三七皂苷是三七的主要化学成分，冰片的主要化学成分为龙脑和异龙脑，文献报道这类化学成分均被认为具有治疗心血管疾病方面的药理作用，本研究主要探讨复方丹参片的主要化学成分及其药理作用，为复方丹参片的发展提供理论参考。

中英摘要

毕业设计正文部分的概括和总结。

中英文关键词

从文中提炼能够描述文章主要内容的名词或术语。

文献综述

提出所选问题，阐述研究目的、意义，阐述研究方法及内容，综合叙述国内外相关研究现状。

正文

毕业设计研究的主要内容。将毕业设计所涉及的问题分解成若干子问题，并分别解决子问题。

关键词：复方丹参片；化学成分；药理作用

Abstract

（略）

Keywords：（略）

一、文献综述

（一）选题的目的和意义

近年来，我国老年人群心脑血管疾病的患病率持续增高，复方丹参片因其疗效好、服用方便、不良反应少等特点，在临床上被广泛应用于心脑血管疾病的治疗。本研究通过分析复方丹参片的化学成分及药理作用，探索复方丹参片在预防和治疗疾病方面的临床应用价值，从而推动复方丹参片的产业发展。

（二）研究方法和内容（略）

（三）研究现状（略）

二、复方丹参片的化学成分

丹参中的化学成分

丹参是沙柳的植物干燥根，产于四川、河北、河南、山东等地，它是一种通过改善人体血液循环功能从而有效治疗心脏疾病的中药[1]，数千年以来一直被广泛用于治疗各种心脏疾病。两千多年前，中国早期的《神农本草》记载，丹参还可用于治疗肠胃系统疾病、心血管疾病、某些妇科疾病等。丹参中化学成分较为复杂，主要可以分为两大类：

1. 脂溶性成分（略）

2. 水溶性成分（略）

三、复方丹参片的药理作用

（一）扩张冠脉，保护心肌（略）

（二）改善血液流变异常（略）

四、复方丹参片的临床应用

（一）治疗冠心病（略）

（二）治疗消化性溃疡（略）

结论

获得的客观事实和规律的陈述。

五、结论

综上所述，复方丹参片可以用于医治多种临床常见疾病，不仅具有较好的临床疗效，且不良反应也相对较少。该药同时具有抑菌抗炎、抗氧化、抗肿瘤、抗动脉粥样硬化、抗糖尿病等多种药理活性。它含有的丹参酮、酚酸类、三七皂苷、龙脑、异龙脑等化学成分，被认为具有活血化瘀，抗心肌缺血、扩张冠脉，保护心肌的作用。复方丹参片在我国广泛应用于治疗心绞痛、冠状动脉硬化，能显著改善微循环。随着近几年人们对复方丹参片不断深入的研究，现在也用于医治消化系统、呼吸系统、内分泌系统等疾病。通过进一步的研究，复方丹参片将会有更加广阔的应用前景。

参考文献

参考文献（略）

【例文二】

临床病理科取材与记录过程中的质量控制

题目

中文摘要

（略）

关键词：临床病理科；病理取材；取材的记录；质量控制

Abstract

（略）

Keywords：（略）

中英文摘要

中英文关键词

1. 文献综述

1.1 选题的目的及意义

病理取材与记录是病理检验的基础，取材前标本的接收核对、取材时的记录、取材后的核对等工作非常重要，也直接关系到制片的质量和病理诊断结果。该研究对病理科取材与记录的规范做探讨，以期为临床病理诊断提供参考。

1.2 研究方法和内容（略）

1.3 研究现状（略）

2. 取材前标本的接收核对及编号

2.1 标本的接收标准（略）

2.2 标本的核对要求（略）

2.3 标本的编号（略）

3. 标本的取材和记录

3.1 器官等大标本（略）

3.2 小标本（略）

3.3 穿刺标本及内窥镜标本（略）

4. 取材记录完成后的注意事项

4.1 保留的标本放入标本保存冰箱（略）

4.2 核对电脑记录的取材块数（略）

4.3 及时放入固定液中（略）

4.4 清理取材工作台（略）

5. 结论

综上所述，病理的取材和记录工作相对烦琐，取材医生与记录的技术人员需默契配合、互相监督才能使操作更加规范。病理技术人员要学习取材相关知识及病理诊断知识，帮助病理医生提高取材准确性。

参考文献（略）

文献综述

提出所选问题，阐述研究目的、意义，阐述研究方法及内容，综合叙述国内外相关研究现状。

正文

毕业设计研究的主要内容。将毕业设计研究的问题分解成若干子问题，并提出解决方案。

结论

获得的客观事实和规律的陈述。

参考文献

📖 知识要点

一、毕业设计的含义

毕业设计是高等院校毕业生运用所学基础知识、专业知识及所具备的基本技能、专业技能分析解决实际问题的实践总结类文书。可巩固和检验学生在校期间的学习成果。通过毕业设计可反映学生对所学知识的掌握程度及对其综合利用的能力，毕业设计的撰写过程可提升学生的自学能力，培养学生的创新意识，帮助学生养成刻苦钻研的精神及严谨求实的治学态度。毕业设计是高等院校学生培养的最后一个实践教学环节，撰写好毕业设计才能给大学期间的求学生涯递交一份满意的答卷。

二、毕业设计的特点

1. 体现学术价值 毕业设计是高校在校生对所学知识的总结性汇报。学生通过分析问题，运用所学知识解决实际问题，是一种创新型学术研究过程，要体现一定的学术价值。

2. 选题范围较窄 学生毕业设计的选题要紧紧围绕所学基础及专业知识展开，选择本专业相关的重要问题。

3. 指导教师指导 毕业设计的每一个环节，包括文献检索、选题、具体研究过程的实施及毕业设计的书写等，都需要指导教师的指导和帮助，指导教师为学生答疑解惑，引导学生独立完成毕业设计。

4. 书写规范 毕业设计有其固定的格式及内容要求，应按照规范的格式书写。

三、毕业设计的分类

毕业设计主要可以分为以下几种。

1. 描述型毕业设计 学生通过观察或调查获得问题的相关资料或数据，强调对研究对象不施加或施加部分控制，通过情况的描述或数值数据的统计分析来寻求规律的一种毕业设计。

2. 研究型毕业设计 此类毕业设计以实验研究为基础，运用所学知识，采用先进、科学的方法和技术手段，通过设计和实施实验来获得实验数据，并以此为依据来探索新规律，发现新知识。研究型毕业设计要突出科学性和创新性。

3. 应用型毕业设计 以解决某种实际的具体问题为目的，应用先进的方法处理研究对象，通过收集各种指标或观察现象来判别方法的实用价值。

4. 文献型毕业设计 对本专业领域的经典著作或前人研究成果进行分析归纳、总结，并在其基础上提出自己的见解。文献型毕业设计通过比较多篇文献对以往研究进行深层次加工，力求从不同于作者的角度探索知识新的生长点。

四、毕业设计的格式与写法

选题、写作准备及写作是毕业设计的基本步骤。

（一）选题

选题是毕业设计的第一步，是要明确毕业设计研究内容的重要步骤，直接影响毕业设计的质量，因此学生要高度重视选题这一关键性环节。论文的选题要与所学专业相关，要能够巩固所学理论知识，提升实践技能，通过毕业设计的撰写来培养和提升自身的科研能力，进一步深化专业知识。

1. 选题原则　为保证选题的质量，毕业设计的选题一般要遵循以下几条原则。

（1）创新性　毕业设计是学生对科研活动的初步尝试，创新是科研活动的灵魂所在，因此学生对于设立的问题要有自己独特的见解，选题要结合已掌握的理论知识及实践经验，力求从中发现新问题，提出新观点。就毕业设计而言，对于学生的创新程度要求并不高，但要始终将创新意识融入选题过程中。可以是本专业有争议的热点问题；也可以是理论、方法、技术的创造、改进，或是其在不同领域的应用；还可以是毕业实习过程中所遇到的问题。只要有一定的研究价值，都可以作为选中的问题进一步探讨。

（2）可行性　毕业设计的选题最重要的是量力而行，学生要充分考虑自身的学术水平、科研能力等主观条件及研究的物质基础等客观条件，保证所选课题能够顺利完成。一般学生都是首次撰写毕业设计，缺乏经验，因此选题不宜过大，覆盖面不宜过广，以自身知识结构为基础，选择细小精深的课题为宜，最好能够与毕业实习的内容紧密结合，这样既有专业理论知识的积累，又有实践技能的支撑，学生更易于完成毕业设计。并且，要充分考虑目前可获得的研究条件及文献支撑情况，只有将二者考虑周全，才能达到事半功倍的效果。

（3）实用性　毕业设计是要通过研究解决实践过程中的某一具体问题，从学科发展和社会需求角度出发，选择有实际使用价值的课题。

2. 选题的方法

（1）结合指导教师研究方向选题　如果毕业设计指导教师有在研项目，指导教师也愿意让学生参与其科研工作，指导教师会在项目中抽取若干难度适中的模块形成相应的子项目，学生可根据自身能力与指导教师协商，选择其中能够完成的项目来作为毕业设计的选题。

（2）通过研究文献选题　学生查阅大量专业领域的相关文献，通过文献阅读及加工处理，在文献中发现问题，并通过毕业设计来解决这一问题。这种方式需要学生做长期的积累，并要对文献进行深入思考，选中课题后也要及时与科研经验丰富的指导教师共同商议，最终确定毕业设计的选题。

（3）根据工作需求选题　学生在撰写毕业设计期间，已经进行了毕业实习或已签订用人单位，学生对实际的项目有一定的认识和参与度，以实际的项目作为毕业设计的选题，学生边学边做，学以致用，更能够调动其主观能动性。但这一类的选题也要首先经过指导教师的严格把关，在充分考虑选题原则的基础上与指导教师共同确定毕业设计的课题。

（二）写作准备

课题选好后，学生要围绕课题来进行毕业设计写作前的准备工作。

1. 搜集资料　资料是毕业设计的基础，充分占有资料是毕业设计顺利完成的保障。毕业设计的资料搜集方式很多，比较常用的有 3 种。

（1）通过检索文献获得资料　研究毕业设计所选题目，对课题进行分析，析出课题研究的主要内容及其对应的关键词，按照课题所属学科范畴及涉及的专业领域选择合适的馆藏纸质及电子资源、网络资源等，应用关键词在相应的资源中检索毕业设计相关的重要文献。

（2）通过调查研究获得资料　有计划、有目的、系统地对研究对象的总体进行调查，获得研究数据，也可以从总体中抽取部分重点或典型的样本来进行调查，进而推断总体的情况。

（3）通过实验研究获得资料　依据选题有计划地设计实验，通过干预研究对象，观察实验搜集资料和数据。在任务二实验报告中，我们对于实验研究有了详细的阐述，这里就不做过多赘述了，但就医药行业这一实验性学科而言，通过这种方式搜集资料来进行毕业设计，学生受益更大。

2. 整理资料 搜集到关于毕业设计的相关资料，想要用资料更好地说明问题，就需要对资料进行进一步的加工处理。整理资料一般分为两个步骤。

（1）分类 初步搜集到的资料一般是分散、杂乱、无序的，要想更好地使用资料，首先需要将其分类序化。对于收集到的资料进行全面浏览，按照重要程度分层次进行粗读、细读和精读，再依据一定的逻辑关系，将有内在联系的资料按照重要程度依次降低的顺序排列，分别组织在一起。

（2）分析记录 仅仅将资料堆砌在一起，还不能有效利用，下一步是要通过分析、加工来处理资料。将分好类别的资料，就资料中的主要内容加以总结性概括、提炼并记录，以供毕业设计书写时使用。

（三）写作

1. 拟定提纲 提纲是学生对毕业设计全局的构思和规划，提纲为毕业设计搭建整体的框架结构，学生按照框架组织搜集素材，并撰写相关内容。提纲可以帮助学生理清毕业设计的整体思路，便于查缺补漏、调整修订，也使得毕业设计的条理更加清晰。

提纲以序号和文字组合的形式，按照"提出问题—分析问题—解决问题"的思路来安排逻辑结构顺序。提纲的拟定通常是由简到繁、由粗到细。首先，初定毕业设计文题，确定毕业设计研究方向及研究的主要内容。第二步，按照毕业设计写作格式安排毕业设计目录及细目，并分别对应列出大、小标题。最后，将搜集的材料加以整理或将实验所得数据、结果、讨论、结论等内容要点加以概括来填充、扩展细目。

2. 撰写毕业设计 毕业设计一般由四部分组成，包括前置部分、主体部分、附录部分及结尾部分。

（1）前置部分 毕业设计的前置部分主要包括封面、目录、题目、中英文摘要、中英文关键词。

封面：毕业设计一般篇幅较长，封面主要是作为封皮，记录毕业设计的基本信息，如学生所选的题目、院系、专业班级、学号、姓名、指导教师、实习单位、完成日期等。

目录：由标题、页码组成，在文档工具栏项中选择"视图"，点击"大纲"，选中正文部分的标题内容，按层次设置标题级别，自动生成目录即可，并可自动更新。目录与拟定的提纲有一定的相似之处，可直接查看毕业设计的框架结构及内容。

题目：是毕业设计主要内容的逻辑组合，一般中文在 20 个汉字以内，英文不超过 10 个实词。如果是研究型毕业设计，则题目以能够揭示研究对象、实验流程及指标结果三者之间的关联关系为宜。

即学即练 7 - 3

请通过文献题名《氯雷他定治疗皮肤划痕症疗效观察及对血浆组胺含量的影响》解析该篇文献研究的主要内容。

答案解析

摘要：是毕业设计正文部分的概括和总结，要能够涵盖全文的主要内容。如果是研究型毕业设计，则以目的、方法、结果、结论的结构式摘要为宜。摘要一般使用第三人称撰写，不含公式、图、表，不加注释评论，不引参考文献，字数在 300 ~ 500 字。将中文摘要的梗概翻译成英文即为英文摘要，在翻译过程中要注意时态。

关键词：是从文中提炼的能够描述文章主要内容的名词术语。一般为 3 ~ 8 个，并标注中文关键词翻译而成的英文关键词。

（2）主体部分 主要包括文献综述、正文。文献综述内容的组织主要分为三方面：第一，要提出毕业设计所选问题，并详尽地说明选题的原因和目的；第二，要对毕业设计的相关中外文文献进行综述，揭示国内外该专业领域研究的背景及现状。第三，要对毕业设计整体安排做阐述，并重点强调毕业设计的研究方法、预期结果及实际意义。

正文部分是毕业设计的核心，是毕业设计最重要的部分，由于每个人对毕业设计类型的选择有所不同，因此该部分的写作内容通常不做统一要求，但要能够阐述毕业设计研究的核心内容，解决预设的问题。可以是论点、论据和论证过程的阐述，也可以按照材料与方法、结果、讨论、结论的结构组织内容。相对而言，研究型毕业设计正文部分的撰写内容较为复杂，下面以该类型毕业设计为例，讲解正文部分的写作内容。

材（资）料与方法：阐述毕业设计实验研究的整个过程，包括受试对象及实验方法，是整个毕业设计科学性的体现。①受试对象：如果是动物实验，要详细记述动物的基本信息，如名称、物种、性别、体重、身长、遗传背景、饲养条件、健康状况、实验环境、选择标准、分组方式、观测指标的获取方式等。如果是临床研究，要记述疾病名称、患者年龄、性别、病程、临床症状及辅助诊断的生理、生化指标的检测方法和数值数据，患者入选标准、分组方式等。详细注明实验所涉及的药品、试剂、仪器设备的生产厂家、规格、型号等信息。对于受试对象的分组，要体现随机、对照、均衡原则，并详实地记录受试对象情况、实验条件等信息，便于他人重复模拟和验证实验。②实验方法：依据实验设计分列实验研究的技术、方法，具体实验操作流程，选择观测指标获取数值数据的方法和统计学方法。实验方法依据创新程度的不同，书写内容也有所不同。如果是常用的、大家都知道的方法，只需书写实验名称即可；如果是以已有的实验为基础进行了部分改进，则只需详细记述改进部分；如果是引用方法，除了对方法的主要内容进行描述外，要以参考文献的形式标注出引用方法的来源；如果是首创的研究方法，则要详细阐述设计的实验方法细则。

结果：是实验研究所获得的客观事实和数据真实客观的阐述。将实验研究过程中通过观察、调查、测定所获得数值数据经过统计分析处理，用文字、图、表格等方式表述出来。可依据实验流程的先后顺序，或是不同观测指标分段落列标题书写。结果部分要精准详实，实事求是地记录实验所获得的结果，如出现与预想不同的结果，也要真实、完整地记录下来，不能随意随主观意愿更改、摒弃，要尊重客观事实。

讨论：是对实验结果科学合理的解释与评价。讨论要对结果进行理论分析，通过推理过程揭示结果与结论之间的内在联系。讨论是毕业设计的点睛之笔，是其科学性和研究价值的集中表现，在讨论部分可撰写的内容有：①揭示原理：讨论部分最为重要的是解释结果，也就是以理论、事实为依据，通过实验研究的机制和原理推理实验效应产生的原因。②对比评价：与已有研究成果进行比较，分析异同点及其产生的原因，突出毕业设计标新立异之处，点明其研究的意义和价值。③阐述不足：毕业设计具体实施过程中发现的缺陷与不足，与预期成果相悖的数据与现象，分析其原因，提出改进措施。④提出计划：探讨进一步研究所需要解决的问题，指明今后发展方向。讨论要紧紧围绕毕业设计的目的，主题明确、有的放矢、深入透彻地展开，这部分内容的写作能够体现出学生对理论知识和专业知识理解掌握的程度，是实验型毕业设计老师重点考核的部分。

结论：对结果进行深入思考、探究，通过严谨的逻辑推理，获得的客观事实和规律的简明、精确陈述。结论要紧扣研究目的，回答前言中所提出的问题。

（3）参考文献 是毕业设计的研究基础，通过引证的方式阐述毕业设计中哪些工作是自己的，哪些方法、观点是从前人的研究中引用来的。既对前人研究表示尊重，又避免被认定为抄袭，还能增加毕业设计的可信度。

参考文献按照毕业设计中文献引用次序排序，文中引用部分用脚注标示（选中方括号及其中的序号，字体格式选为"上标"），参考文献部分以尾注的形式与脚注一一对应，说明引用的出处。引用的文献最好为学生亲自阅读过的 3～5 年内最新的公开发表的高水平文献。

（4）附录及结尾部分　①附录是毕业设计主体部分的补充项目，通常不宜放入正文中的图片、照片、表格、公式、标准等，或是更为详实的实验记录、研究方法、原始数据等有参考价值的资料。这部分不是毕业设计必须要撰写的内容，依据实际情况而定。②致谢：毕业设计是很难独立完成的，应对毕业设计实施过程中给予过自己帮助的人，如论文指导教师、帮助完成实验的同学、仪器设备实验材料提供者或经费资助者等真诚地表达感激之情。②结尾：毕业设计不是一定要有结尾部分的，可依据需要编制索引等。

五、毕业设计的写作注意事项

1. 准备充分，选题得当　由于学生一般都是第一次撰写毕业设计，所以一定要选择自己熟悉的、有一定认识的，并且感兴趣的课题，这样才能够保证在心理上不对毕业设计产生恐惧，有足够的信心和能力将其完成。

2. 资料搜集全面　资料是毕业设计的基础，因此要在资料的获取上多下功夫，钻研文献检索的方法，尽量保证文章的查准和查全，并用科学的方法整理分析文献，便于毕业设计过程中有效地利用。

3. 书写要规范　要认真研读院系发放的毕业设计的要求和范文，严格按照要求和毕业设计的写作规范组织内容，撰写毕业设计。

📱 知识链接

医学科研数据统计分析步骤

1. 数据整理　主要进行数据质量的检查，看数据分布及变量转换等是否符合特定统计方法的要求。

2. 统计描述　按分组因素或控制因素分组计算反映变量的基本统计量，如均数、百分率、标准差等，得出资料的大致轮廓和进一步分析方向。结果的表达方式通常是统计图或表。

3. 统计推断　用特定统计方法分析数值数据，通过各种检验方法得到 P 值，从而得出结论。

4. 结果表述　将各种结果简单明了地表述出来，为分析、讨论提供统计学依据。

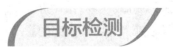

答案解析

一、选择题（请将正确选项填写在题后的括号内）

1. 毕业设计的特点，不包括下列哪个选项（　　）

　　A. 体现学术价值　　　　　　　　　B. 选题范围较窄

　　C. 有指导教师指导　　　　　　　　D. 没有书写规范限制

2. 以下关于毕业设计选题说法错误的选项是（　　）

　　A. 选题应符合本专业培养目标　　　B. 选题应结合工作实践

C. 选题应大小适中、难易适度　　　　　D. 毕业设计提倡"多人一题"

3. 下列哪种类型的毕业设计需要以实验为基础，通过设计和实施实验来获得数值数据用以撰写毕业设计的主体部分（　　）

A. 描述型毕业设计　　　　　　　　B. 研究型毕业设计

C. 应用型毕业设计　　　　　　　　D. 文献型毕业设计

4. 下面关于毕业设计正确的说法是（　　）

A. 毕业设计是学生对所学理论、专业知识掌握程度及实际问题分析解决能力的一次综合性考核

B. 毕业设计的摘要一般采用第一人称撰写

C. 毕业设计力求创新，可以不考虑其实用性

D. 毕业设计要略超出能力范围，有助于学生提升自身学术科研水平

5. 关于研究型毕业设计的实验方法，下列选项说法是错误的是（　　）

A. 常用方法，只需书写实验名称

B. 改进方法，只需详细记述改进部分

C. 引用方法，无须标注引用来源

D. 首创方法，要详细阐述设计的实验方法细则

二、判断题（请在正确判断的括号内打"√"，错误的打"×"）

1. 如毕业设计选题是关于实习内容的，则用人单位工作人员商议即可，无须再与指导教师探讨其可行性。　　　　　　　　　　　　　　　　　　　　　　　　　　　（　　）

2. 资料是毕业设计的基础，充分占有资料是毕业设计顺利完成的保障。　　（　　）

3. 整理资料就是要对获取的资料分类排序罗列。　　　　　　　　　　　　（　　）

4. 对于受试对象的分组，要体现出随机、对照、均衡原则，并详实地记录受试对象情况、实验条件等信息，便于他人重复模拟和验证实验。　　　　　　　　　　　　（　　）

5. 毕业设计的实验结果必须经过统计学方法处理，可以选择文字、图、三线表格其中的一种表述。　　　　　　　　　　　　　　　　　　　　　　　　　　　　　　（　　）

三、纠错题（指出下文不妥之处并修改）

【摘要】随着大数据及人工智能时代的到来，食品安全的无缝监管得以深入推进，食品安全形势不断好转。当食品安全遇上"人工智能"，并不断深入融合，必将会成为我国人民乃至全球人类共同的福音[1]。我们主要阐述和探讨了人工智能结合大数据在食品安全及监管中的应用，并希望该技术在未来的食品安全战略中更加普及，并带动人民生活水平与生活质量的提高，本研究具有很高的实用价值。

四、写作题

1. 药厂是环境监督管理部门重点监管对象，其主要原因是药品生产过程中会产生高盐、高色度、高毒性的工业废水，废水中含有的有机化合污染物，难以降解。请你就这一问题进行毕业设计，评估比较各种现有药厂的废水处理工艺，为药厂的工业废水处理提供参考。

2. 减肥一直是现代女性关注的问题，市场上有很多在售的减肥类保健食品，但其中也有部分产品非法添加化学品或药物，如添加食欲抑制剂、利尿剂、吸收抑制剂、腹泻药物等。请你就这一问题进行毕业设计，探讨保健食品非法添加剂有哪些种类，各自的检测方法是什么。

PPT

任务四　综述

📝 实训任务

一、任务情境

情境1：单味中药配方颗粒是以符合炮制规范的传统中药饮片作为原材料，经现代制药技术提取、浓缩、离心、干燥、制粒、包装而成的纯中药产品。它几乎具有原中药饮片的全部特征，又兼具不需煎煮、便于携带服用、成分相对安全、质量控制严格、适合制药厂大规模生产等优点。因其较中药饮片更具优势，市场需求日益扩大。我国中药配方颗粒仍处于研究的初级阶段，如果就该课题撰写综述文献，揭示中药配方颗粒的发展前景，那么这则综述该怎么写呢？

情境2：抑郁症是一种常见的情感障碍性疾病，患者会表现出情绪低落、思维迟缓和精神运动性抑制等症状。部分严重的抑郁症患者还会出现悲观焦虑，甚至有轻生的念头和行为。该疾病的病因较为复杂，迄今为止仍处于探索阶段，但诊疗手段已有一定的成就。抑郁症的特异性生物标志物在体内含量的变化可用于该疾病的辅助诊断，也可用于药物、疗法的效用评估。如果就抑郁症的几种常用生物标志物撰写一篇综述，为抑郁症临床诊断及药物效用评估提供参考，那么这篇综述该怎么写呢？

二、实训要求

根据任务情境，搜集相关资料，并对资料进行综合性论述，撰写文献综述，并分组讨论互评。

三、评价方案

评价权重，建议教师约占60%，学生约占30%，企业或其他专家约占10%。评价等级，建议分为五等：优秀≥90分、良好≥80分、中等≥70分、合格≥60分、不合格＜60分。参考标准见表7-4。

表7-4　综述评价参考标准

评价项目	评价要点	分值	得分
综述写作内容 （60分）	1. 题目：能够用简明、精准、确切的语言阐述研究的主要内容；大小合适、难易适中	5	
	2. 摘要：能够以简洁、凝练的语言概括综述文献的主要内容	5	
	3. 前言：能够提供研究背景的理论支撑，参考文献恰当，开门见山地提出研究要解决的问题	5	
	4. 正文：论点鲜明、论据充足、得当，逻辑严谨，结构合理，层次分明	30	
	5. 结论：与前言呼应，简明扼要、精炼完整、逻辑严谨、表达准确	10	
	6. 参考文献：选择3~5年内的高质量文献，引用恰当，格式正确	5	
语言逻辑文面处理 （20分）	7. 逻辑清晰，用词得当，表述准确	10	
	8. 排版格式规范，结构合理	10	
综合素养 （20分）	8. 评改纠错能够抓住典型	10	
	9. 有较强的自主学习能力和意识，求知欲强，认真严谨，有良好的信息素养，良好的文献搜集、获取能力，并有良好的文献综合分析、利用能力	10	
参评对象：	评分人：	总分	

例文导读

【例文一】

食源性致病菌高通量检测方法研究进展

时秀全　秦虹

（中南大学湘雅公共卫生学院 营养与食品卫生学教研室，长沙 410078）

摘要：食品常面临多种致病菌同时污染的风险，常规食源性致病菌检测方法一次只能检测一种致病菌，无法满足快速高效检测的需求。因此，建立食源性致病菌快速高效的检测新方法对有效应对食品安全问题具有重要意义。高通量检测方法如聚合酶链式反应（polymerase chain reaction，PCR）、生物传感器法、微流体技术、DNA 微阵列技术等能在单次分析运行中同时检测多种致病菌，从而减少检测时间和成本，已被应用于多种食源性致病菌的快速高效检测。本文重点综述了这 4 种方法的基本原理、特点，以及近几年来其在食源性致病菌检测方面的应用研究进展。

关键词：食源性致病菌；高通量检测；食品安全

2015 年 12 月世界卫生组织发布的《全球食源性疾病负担报告》中指出，食源性疾病发病率居各类疾病总发病率前列，2007 年至 2015 年全球食源性疾病发病总人数约 5.5 亿，其中 42 万人死亡[1]。食源性致病菌是引起食源性疾病的主要原因之一，食品从生产到消费的任何阶段均面临被致病菌污染的风险。因此，加强对食品中致病菌的识别和检测，对控制食源性疾病暴发具有重要意义。目前，广泛应用于食源性致病菌检测的方法为培养法，但其耗时长、某些不易培养的致病菌易出现假阴性[2]，且一次只能检测一种病原体，无法满足对致病菌快速高效检测的需求。与培养法相比，高通量检测方法能在单次反应中同时检测多种致病菌，具有检测时间短、检测效率高的优势，可满足快速高效检测的需求，能有效应对食品安全问题[3]。因此，食源性致病菌高通量检测技术逐渐成为研究热点。目前用于食源性致病菌高通量检测的方法主要有聚合酶链式反应法（polymerase chain reaction，PCR）、生物传感器法、微流体技术、DNA 微阵列技术等。本文归纳总结这些方法在食源性致病菌高通量检测中应用的最新进展，以期为其进一步优化创新及合适的分析样品前处理技术的开发提供新思路。

1. 基于 PCR 技术的高通量检测

PCR 技术基本原理类似于 DNA 的天然复制过程，由变性、退火、延伸 3 个基本反应步骤构成，能在较短时间内扩增出数百万倍的目标基因片段，特异性依赖于与靶序列两端互补的寡核苷酸引物。基于 PCR 技术的高通量检测方法能在单个反应中同时扩增多种细菌的靶基因片段，相对于单重检测，

题名

综述的对象 + 文种标识语。

作者及其单位

摘要

揭示研究目的、研究资料、研究现状、存在问题、解决方案、发展方向。

关键词

综述主要内容所涉及的名词或专业术语。

前言

介绍前人研究成果及目前要解决的实际问题，交代综述要撰写的基本内容和研究范畴。

正文

将问题分解成若干子问题，按一定的逻辑顺序组织文献说明子问题。

能减少检测时间和成本。目前基于 PCR 技术的高通量检测方法有多重 PCR、多重实时荧光定量 PCR 及多重微滴数字 PCR，这些方法均是在普通 PCR 基础上加以改进发展起来的多重检测方法。

1.1 多重 PCR（略）

1.2 多重实时荧光定量 PCR（略）

1.3 多重微滴数字 PCR（略）

2. 生物传感器（略）

2.1 光学生物传感器（略）

2.1.1 表面等离子体共振生物传感器（略）

2.1.2 表面增强拉曼光谱生物传感器（略）

2.2 电化学生物传感器（略）

3. 微流体技术（略）

4. DNA 微阵列技术（略）

结语

对综述文献叙述内容的总体归纳，对文中各子问题的见解和评述的浓缩。

5. 结语

食品常面临多种致病菌同时污染的风险，因此高通量检测方法对于保障食品安全和防控食源性病原菌感染意义重大。高通量检测方法为快速高效地检测食源性致病菌提供了有力工具，其通过在单次反应中同时检测多个致病菌，达到缩短检测周期、降低检测成本、提高检测效率的目的，尤其适合在基层食品微生物检测实验室的推广和应用。但目前仍存在一些需要改进的地方：（1）检测通量：因仪器自身的特点，大部分方法检测通量较低，需要对仪器加以优化、创新，增加检测通道达到提高检测通量的目的。（2）灵敏度：除了优化仪器外，还可与其他新型检测技术或新型生物纳米材料联用来提高灵敏度。（3）应用性：尽管这些方法已在致病菌高通量检测方面进行了大量研究，但大多数仍停留在实验室阶段，还应结合实际情况进一步融合，实现现场或在线检测。（4）样品前处理技术：目前大多数样品前处理技术都只适用于单一致病菌检测，且高通量检测食品样品中的多种致病菌也提高了相应样品前处理技术开发的难度，目前只有少数样品前处理技术如混合培养富集等被用于高通量检测方法，而一些分离技术如免疫磁分离等仍处于初级阶段，需要进一步研究。未来若能克服这些问题对推进高通量检测方法具有重要意义。此外，食源性致病菌高通量检测方法未来发展方向应迎合食品安全检测的要求实现自动化、标准化、高灵敏度、高通量、低成本的检测致病菌。

参考文献

参考文献（略）

（参考：时秀全秦虹. 食源性致病菌高通量检测方法研究进展［J］. 卫生研究，2020，（04）：678 – 683. ）

【例文二】

新生儿黄疸管理研究进展

黄家虎 孙建华

（上海交通大学医学院附属上海儿童医学中心 NICU，200127 上海）

摘要：新生儿黄疸是新生儿常见的临床表现，即使在发达国家，新生儿胆红素脑病和核黄疸仍有发生，甚至出现患儿死亡，因此在新生儿期间做好黄疸管理尤为重要。随着现代技术的发展，如家庭光疗仪及黄疸检测手机应用软件的出现，为新生儿黄疸的治疗与随访提供了新契机。笔者对新生儿黄疸管理的研究进展进行综述，旨在为临床新生儿黄疸管理提供参考。

关键词：新生儿黄疸；黄疸管理；高胆红素血症；胆红素脑病；核黄疸

新生儿黄疸是新生儿的常见表现，约 60% 的足月儿及 80% 的早产儿在出生后 1 周会出现黄疸[1]。这意味着，在全球每年出生的 1.4 亿婴儿中，有 8400 万到 1.12 亿新生儿会出现不同程度的黄疸[2]。我国是人口大国，新生儿黄疸人数较多，据统计，新生儿黄疸占我国住院新生儿病例的 48.2%[3]，我国胆红素脑病及核黄疸的发生率更是居高不下[4]。因此，在新生儿期管理好黄疸尤为重要。本研究拟通过对新生儿黄疸管理的研究进展进行综述，探讨新生儿黄疸的预测、检测、治疗和随访等临床问题，旨在为临床新生儿黄疸管理提供参考。

1. 院内管理

1.1 TcB/TSB 测定

临床上仅凭肉眼判断新生儿黄疸的严重程度是不准确的，而且常常会遗漏严重高胆红素血症的患儿，因此黄疸新生儿都应该进行经皮胆红素（transcutaneous bilirubin，TcB）或者血清总胆红素（total serum bilirubin，TSB）测定。TcB 测定降低了高胆红素血症被遗漏的可能性，有助于评估随后高胆红素血症的发生风险[5]。研究表明，TcB 与 TSB 在足月儿和早产儿中均具有明显相关性[6]。但对于某些患儿来说，仍需进行 TSB 测定，英国国家健康和保健医学研究所（NICE）指南指出，对于出生后 24h 内出现黄疸的新生儿、胎龄 <35 周的早产儿及需要接受光疗的新生儿，均需要进行 TSB 检测来确定胆红素水平[7]。

1.2 院内黄疸监测（略）

1.3 其他实验室检查（略）

1.4 院内治疗（略）

1.5 出院前风险评估（略）

2. 院外管理

2.1 院外黄疸监测

2.2 门诊就诊（略）

题名

综述的对象 + 文种标识语。

作者及其单位

摘要

对文献简明扼要地概括。

关键词

综述主要内容所涉及的名词或专业术语。

前言

介绍文献研究主题、交代综述要撰写的基本内容和研究范畴。

正文

先提出问题，再通过大量纳入文献的分析、归纳、整理，用文献作为依据阐述问题。

2.3 家庭光疗（略）

结语

总结综述全文，强化综述对科学研究的导向作用。

3. 结语

新生儿黄疸的管理对于临床实践来说仍是一项挑战，因为在治疗中既希望避免核黄疸的发生，又希望尽量减少对新生儿的检测和治疗。通过将患儿危险因素评分与出院前的小时特异性胆红素水平（TcB 或 TSB）相结合进行评估，可以较准确量化大多数新生儿发生严重高胆红素血症的风险，达到预防核黄疸的目的。此外，目前强化光疗、手机软件及家庭光疗等设施的应用，为临床工作提供了便利，但仍需要大量队列研究证实。

参考文献

综述文献引用部分的可靠依据。

参考文献（略）

（参考：黄家虎，孙建华. 新生儿黄疸管理研究进展［J］. 海军医学杂志，2021，42（01）：126 – 128.）

📖 知识要点

一、综述的含义

综述是对某一时期、某一专题的大量文献进行广泛搜集、阅读整理、归纳分析，并在此基础上阐述自己的观点，综合而成的一类科技文书。其撰写过程要兼顾"综"与"述"，既要查阅大量的高质量相关文献，在其基础上进行归类和提炼，又要以自身专业理论知识及技术水平为基础，通过分析问题提出自己独特的、具有创新性的见解。

此类科技文书通常是在多篇同类级别的前人研究成果基础上进行的辩证思考，得出的结论更符合客观实际，是一种知识再创造的过程。通常，学生进行毕业设计时需要就相关问题参阅大量的综述文献，以便于对该专题有快速、整体的认识，并且毕业设计书写时也要对研究的专题先作综合性论述，因此，掌握综述文献的写作方法是十分必要的。

二、综述的特点

1. 综合性 文献综述是对所选专题中所有重要研究成果的综合性概括。将大量核心期刊、经典著作中的原始文献横、纵向比较，综合分析撰写而成的。

2. 客观性 文献综述要对原始文献中的数据、观点、结论做客观阐述，在分析、比较各种理论、方法、观点时要站在公正、客观的立场上恰当中肯地表述自己的观点。

3. 时限性 综述性文献是对原始文献综合性的论述，需要收集大量的文献。但文献的收集应有时间限制，如果是研究进展，则一般选择近 3 年最新的研究成果；如果是回溯性研究，为便于读者了解专题的整个发展脉络，组织文献时间跨度可适当延长。

4. 学术性 文献综述撰写过程是一种知识的再创造过程，作者需要依靠自身学术水平辨别文献的取舍，既有对科学研究成果的客观综合叙述，又有对其科学合理的分析论述；既能反映知识的发展脉络，又有研究现状的展示或研究前景的展望，是一种具有很高学术价值的应用文。

三、综述的分类

1. 回顾性综述　对过去一定时期内某专题阶段性的代表文献，按时间发展顺序对其进行综述，揭示该专题的发展历程，总结性强，可用于回溯性研究，并对当前研究有一定的参考价值。

2. 动态性综述　横、纵向比较某一专题近期的研究成果，并对其综述，时效性强，可反映该专题目前研究的新进展。

3. 前瞻性综述　对某专题最新的代表性文献进行综述，以此为依据预测该专题未来一定时期的发展方向，对进一步研究有一定的提示作用。

四、综述的格式与写法

（一）选题

综述性文献选题的恰当与否，直接关系到综述文献的质量和学术水平。选题要有明确的目的，要充分体现创新性，研究的成果要有学术价值和实用价值。所选题目应为作者所从事的行业，将作者的知识背景、专业技能运用到专题综述的写作中，是撰写好综述的先决条件。

综述文献的题目可大可小，可大到一个专业领域、学科、专题，也可小到一种疾病、药物、方法。选题的大小视撰写综述的目的和实际情况而定。对于初学者，建议不要选题过大，不要企图在一篇综述中将某课题论述得面面俱到，以免由于文献收集不全或专业知识水平不足而导致无法将综述所涉及的问题交代清楚。

通常选题可考虑以下几个方面：①教学、科研过程中急需解决的问题。②科研或实践工作中，能够提示本专业今后发展方向的课题。③国内外发展较快的，能够推动学科发展的课题。

（二）收集、阅读、整理加工文献

1. 文献收集　收集文献是综述文献写作的基础，收集到高质量的新文献用于撰写综述，是综述学术价值水平的保障。

撰写综述要兼顾新颖性、全面性和可靠性。新颖性是指要收集到该专题最新的研究成果和论点，科技文献的时效性日益缩短，一般3~5年内发表的文献才能够反映当前该领域最新的研究情况。全面性主要依托作者的检索水平、信息素养和专业知识，作者系统、全面地收集该专题不同学术观点的重要文献，可考虑应用最为广泛的权威性检索工具来获取文献，先制定较为宽松的检索策略进行初步预实验，再根据初步检索结果调整检索策略，获得较为理想的资料。可靠性是指应围绕专题的主题，获取权威性强、影响力大的期刊中的一手资料。

2. 阅读文献　阅读收集到的文献是有一定方式、方法的，阅读策略如下。

（1）先文摘，后全文。在数据库中检索文献，首先要对文献做筛选，通过阅读摘要了解文献涉及的学术问题及文献质量来获得与课题相关的文献，再获取选中文献阅读全文。

（2）先中文，后英文。阅读中文文献没有语言障碍，可以帮助读者巩固基础知识、快速了解专题发展情况、熟悉专业术语，有助于外文文献的阅读和理解。

（3）先综述，后专著。综述文献是在大量专著基础上撰写的，优先阅读综述文献可以快速地了解专题发展水平，便于读者对课题有总体的认识，在此基础上再阅读专著，帮助读者学习和理解专深的专著。

（4）先近期，后早期。科研活动一定要有创新性，近期的文献是在前人的研究基础上所获得的学术成就，新颖性和延伸、延展性更强，应按照由近及远的顺序阅读文献。

此外，近期文献文末所附参考文献都是有关该主题的相关研究，也可考虑查找参考文献来汇聚该主题的文献资料。

3. 加工整理文献　文献的整理是综述撰写的重要步骤，用科学的方法对文献整序、记录，方便综述文献的撰写。

对文献整序，第一步是要对获取文献细细研读，抓住文献主要的观点和结论并对其进行分析，逐篇列出纲要并予以记录。第二步是要对记录后的文献整序，这是一种信息组织过程，信息组织最为常用的方法是分类法和主题法。分类法主要依据的是《中国图书馆分类法》，作者可应用第一步中对文献的记录结合文献提供的中图分类号，根据该篇文献的学科属性对其进行分类组织整理。主题法组织主要是通过研读文献，对其研究的主题内容做提炼，再将其通过聚类归类，形成大小标题，并排好顺序。

目前还有一种常见的综述形式，由于综述主要针对的是原始文献中的数据，所以可将文献资料中的原始数据抽取，并按照一定的方式编排存储，用于撰写综述。

（三）写作

1. 拟定提纲　提纲是综述文献的整体构思，通过拟定提纲构建综述文献的骨架。

提纲的设计要紧扣论述的主题，结构严谨、层次分明、重点突出。提纲的拟定主要针对正文部分，这部分的提纲一般没有固定的模式，比较常见的是将专题所要论述问题的各级标题对应形成提纲的纲目和细目，再将整理后的文献按照重要观点在前，次要观点在后的顺序分别归类排序，安排到相应的纲目下，形成综述文献的提纲。

2. 撰写文献　按照拟定好的提纲撰写综述，并不断修改直至成文。

一般来说，综述性文献由题名、作者（作者单位、邮编）、摘要、关键词、前言、正文、结语、参考文献这几部分组成。

（1）题名　要包含文献综述的对象和文种标识语。题名应高度概括综述所论述的主要内容，一般不宜超过20个汉字，做到简明扼要、恰当、鲜明醒目，体现综述的独到、新颖之处，吸引读者。

（2）作者　综述性文献的作者一般只有一个人。

（3）摘要和关键词　摘要是对综述性文献简明扼要的概括，摘录的叙述和论述要高度凝练概括综述文献最主要的内容，包括目的、研究资料（来源、选择标准、提炼数据规则、方法等）、研究现状、存在问题、解决方案、发展方向，使读者通过阅读摘要就能够了解文献所述内容，字数以200字左右为宜。如摘要中有尚未规范的名词术语，需加注释说明，首次出现的缩略语需加括号置于原词后。

关键词是综述主要内容所涉及的名词或专业术语，是用来描述文献主要内容的，一般为3~8个。

（4）前言　要向读者介绍前人研究及基础知识等研究背景，提出课题研究现状及目前要解决的实际问题或争论焦点，进而向读者阐述综述的目的和意义所在，揭示研究的学术价值和实用价值。

前言要简单、直接地介绍文献研究的主题，交代综述所要撰写的基本内容和研究范畴，读者通过阅读前言可对综述文献论述的内容有大致的了解，帮助读者理解综述，引导读者阅读该篇综述。前言篇幅不宜过长，一般 100 ~ 200 字即可。

（5）正文　是整篇文献的主体和核心部分，是综述价值的体现。一般无固定格式，结构合理即可。通常是先提出问题，再通过对大量纳入文献分析、归纳、整理，用文献作为依据来阐述问题，再提出自己的观点来解决问题。

按综述类型的不同，内容组织方式和撰写方法也有所不同。回溯性综述，对研究专题所纳入的文献进行纵向比较，按学科进展的时间顺序对不同时间节点的重要文献加以组织和论述，总结前人的成就，说明目前已经达到的水平。动态性综述则是按问题涉及的不同领域或范畴，或争论焦点的不同学派，将问题分解成若干个子问题，按一定的逻辑顺序对文献准确、客观地论述，使读者了解专题的最新研究进展。前瞻性综述，主要是对专题未来发展方向的揭示，给科研工作者提供专题的发展前景，以供参考。

无论是哪一种综述，在写作过程中都既要体现"综"，又要体现"述"。"综"是要将检索获取到的大量专题相关的文献，通过阅读、分析、归类，按照一定的顺序将其编排在相应的子问题下，用文献说明问题。"述"强调的是子问题下的文献不能是简单地罗列堆砌，而是要将文献中与主题相关的观点、论据提炼出来，并围绕主题对其进行评述。

正文部分是综述科学性和创新性的集中体现，资料的引用要科学合理、准确无误，论述要有理有据。

（6）结语　是对综述全文报道内容的总结，是作者对该专题总的评述。可以是文献叙述内容的总体归纳，也可以是对文中各子问题提出见解和评述的浓缩，还可以是对今后专题发展的展望。

结语的撰写不能是正文部分的简单重复，要言简意赅、明确地提出结论，强化综述对科学研究的导向作用。结语并非综述文献必不可少的部分，如果是简单的综述，也可省略该部分。

（7）参考文献　是综述不可或缺的部分。首先，参考文献为综述提供可靠的科学依据，增强综述置信度。其次，可帮助读者找到该专题的相关文献，便于进一步研究。最后，出于对原作者的版权保护和尊重，应标注文献的来源。参考文献的著录有其规范化、标准化的格式，常用的有 3 种。

期刊论文：［序号］作者姓名 . 题名［J］. 刊名，出版年，卷（期）：起 – 止页码 .

学位论：［序号］作者姓名 . 学位论文题名［D］. 发表地：学位论文授予单位，年份 .

图书：［序号］主要责任者姓名 . 书名［M］. 版次 . 出版地：出版者，出版年：起 – 止页码 .

即学即练 7 – 4

下列文献是综述的引用部分，请按照参考文献著录格式书写。

1. 2006 年刘庆思、庄洪、黄宏兴主编的《中西医结合治疗骨质疏松症》，由人民卫生出版社出版，引用部分为该图书 117 至 125 页。

2. 贾强强、陈贝贝、朱如愿等人在 2019 年发表在《中草药》杂志第 50 卷第 16 期 3852 至 3858 页上的《女贞子对去卵巢大鼠抗骨质疏松作用及其对 GH/IGF – 1 信号通路的影响》。

3. 2018 年南京医科大学王礼宁发表的学位论文《蛇床子素对体外培养破骨细胞分化成熟的影响及作用机制研究》。

答案解析

五、综述的写作注意事项

1. 选题新颖，充分体现学术价值　综述文献是创新性的研究成果，选题新颖性是最基本的要求，以近期刊物中未发表的问题为宜。综述性文献的撰写要求作者有较强的综合分析能力和较高的专业学术水平，对专题的研究既要保证深度又要保证广度，从而系统地反映专业领域的研究情况，论述的内容要能够提示知识新的生长点，启迪读者思路。

2. 收集文献要系统、全面、客观　文献资料是撰写综述的主要原材料。要围绕专题所设计的纲目系统、广泛、全面地收集最新的高质量且有代表性的文献，不能有遗漏，重要的文献如果被遗漏，可能影响综述所论述的结果。

3. 引用文献要忠实于原文　文献的引用要求作者必须亲自阅读过原始文献全文，对于文中观点认真鉴别分析，有选择性地引用，引用的内容要忠实于原文中作者的观点，不能擅自改动。

4. 观点鲜明、层次分明、用词准确　综述要重点突出、有理有据，切不可堆砌文献。行文要精炼、通俗易懂。

5. 文献篇幅合理、参考文献适量　综述文献篇幅一般以 4000～5000 字为宜，最多不超过 8000 字。参考文献一般在 20 条左右，系统综述相对更多。外文期刊对于综述文献的文字量和参考文献量一般不作要求。

🔗 知识链接

文献分层次阅读技巧

（1）若是为学习、扩大知识面，通常阅读文献摘要即可。

（2）若是为满足科研需求，首先应了解论文与自己科研能力、技术水平、研究条件之间的差异，如无法实现，阅读可到此为止。如为撰写综述，也可继续精度。

（3）如要解决某一实际问题，并且自身实验研究与文中实验研究条件相符，则需对选中文献的研究对象、方法、机制等内容进行深入细致地研读和分析。

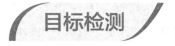

目标检测

答案解析

一、选择题（请将正确选项填写在题后的括号内）

1. 关于文献综述错误的说法是（　　）

　　A. 是建立在自己独立完成的科研基础上的

　　B. 综合分析报道已公开发表的某一专题的研究成果

　　C. 是对某学术领域最新进展和趋势进行的归纳和总结

　　D. 文献综述中可提出自己的观点

2. 下列关于文献综述，表述错误的是（　　）

　　A. 文献综述同研究问题没有必然关联

　　B. 文献综述是围绕某个研究问题进行文献查阅基础上的文献梳理、审阅与评析

　　C. 文献综述的目的主要是围绕特定研究问题，探究已有研究做了哪些工作、如何做的、大致有些什

么样的结论，并奠定研究问题的逻辑基础，开掘后续研究的生长空间

D. 文献综述用到的主要表达方式是阐释或说明，也会用到基于相应证据的推理与证明

3. 对于文献综述，下列说法错误的是（　　）

A. 文献综述可以是单独的一篇文献，也可以是毕业设计中的一部分

B. 文献综述可以帮助我们快速了解某一个研究领域

C. 文献综述只是罗列了别人的观点

D. 毕业设计的开题前，要参考阅读综述文献

4. 下列对于综述的特点描述错误的选项是（　　）

A. 对文献的概括要体现综合性

B. 对文中数据、观点、结论的阐述要体现客观性

C. 对于引用文献的选择没有时间限制

D. 要体现一定的学术价值

5. 下列对于文献阅读策略错误的描述项是（　　）

A. 先文摘，后全文　　　　　　　B. 先中文，后外文

C. 先专著，后综述　　　　　　　D. 先近期，后早期

二、判断题（请在正确判断的括号内打"√"，错误的打"×"）

1. 动态性综述通过横、纵向比较某一专题近期的研究成果来反映该专题目前研究的新进展。　　　　（　　）

2. 对于初学者，选题不宜过大，但对课题的介绍和论述要尽量做到面面俱到。　　　　（　　）

3. 综述是对某专题已发表的成果论文进行综合论述，因此对其新颖性不做要求。　　　　（　　）

4. 撰写综述文献所收集的资料要尽量做到全面、系统、客观。　　　　（　　）

5. 综述文献中引用的内容要忠实于原文，不能擅自改动。　　　　（　　）

三、纠错题（指出下文不妥之处并修改）

【摘要】AMI 起病急，而实施 PCI 可降低患者死亡率及预后风险。随着医疗水平的进步，直接行 PCI 治疗会使 AMI 成功率升高，但仍有部分患者术后无复流，可进一步加重患者预后风险，有一定院内致死率。PCI 后无复流的发生与血管内皮功能、心肌微循环障碍等机制有关，但其确切机制尚未明确。本研究对 AMI 患者直接 PCI 后无复流的发生机制进行深入探讨，进一步制订预防及诊治措施。

参考：

殷宁宋莉陆迎爱牛利利杨秋荣宫艳艳庄娜. 急性心肌梗死患者直接 PCI 后无复流的研究进展［J］. 医学综述，2021，（04）：743 – 747.

四、写作题

1. 皮肤划痕症，也称为"人工荨麻疹"，是慢性荨麻疹的一种特殊类型，患者皮肤在受到外界刺激时会产生一系列过敏反应，引起身体不适，影响健康。请你就皮肤划痕症的临床用药及其作用机制撰写综述。

2. 临床上二甲双胍是治疗 2 型糖尿病的一线用药，近年来的研究表明，二甲双胍除了有降糖的作用外，也有抗肿瘤的功效。请参阅文献，以"二甲双胍在肿瘤治疗中的研究"为题撰写综述。

书网融合……

知识回顾

微课

习题

项目八　口语交际

学习引导

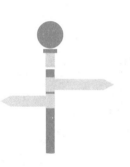

口语交际是人与人在交往的特定语境中，听、说双方运用口头语言，交流思想、表达情感、传递信息的一种活动。它不仅是一门学问，更是一种能力，涉及听说双方的知识、思维、性格、人文精神、组织才干等多方面。口语交际作为信息传播的复杂过程，涉及传播者（说话者）、信息的接受者（听话者）以及语言环境等众多因素，每一个因素对口语交际过程都会产生不同的影响，所以口语交际要因人、因时、因地、因语境而异。口语交际不仅是一种处世本领，也是一门艺术。"赠人益言，贵比黄金；伤人之言，恶如利刃"，因此如何进行高质量、高效率的口语交际是每位大学生的必修课。我们通过说话交流信息，沟通彼此，凝聚力量，整合资源，成就事业，实现梦想。良好的口语交际能力能够帮助大学生将来走进职场时尽快地适应新环境，更好地学习工作，更轻松地处理好人际关系。那么，口语交际对医药食品领域的从业人员有哪些基本要求？如何在具体的工作环境中，完整而准确地表达出自己的意图，运用交际技巧达成良好的交际目的呢？

本项目主要介绍即兴发言、劝说、洽谈、辩论这几种口语交际形式的含义、特点、分类等基础知识；同时结合案例分析，重点介绍各个口语交际形式的要求与技巧、运用注意事项等。

> 学习目标

1. **掌握**　即兴发言、劝说、洽谈、辩论等不同口语交际形式的技巧，能够从容自如地参与交际活动。

2. **熟悉**　即兴发言、劝说、洽谈、辩论等不同口语交际形式的要求与运用方法。

3. **了解**　即兴发言、劝说、洽谈、辩论等不同口语交际形式的含义、特点等基本知识。

PPT

任务一 即兴发言

✍ 实训任务

一、任务情境

情境 1： 面对突发公共疫情事件，××大药房连锁有限公司小赵即兴发言，号召青年人弘扬奉献、友爱、互助、进步的志愿精神和自我管理、自我服务、自我提高的主人翁精神，积极报名参与疫情防控志愿者工作。如果你来代小赵就此进行即兴发言，该怎么做呢？

情境 2： 第十三届全国人民代表大会常务委员会第二十八次会议通过了《中华人民共和国反食品浪费法》。××食品有限公司组织人员深入社区举办"拒绝浪费，健康饮食"宣讲活动。如果让你即兴发言，该注意哪些事项？

二、实训要求

根据任务情境或生活中真实的情境，分组开展即兴发言，并进行评比。

三、评价方案

评价权重，建议教师约占 60%，学生约占 30%，企业或其他专家约占 10%。评价等级，建议分为五等：优秀 ≥90 分、良好 ≥80 分、中等 ≥70 分、合格 ≥60 分、不合格 <60 分。参考标准见表 8-1。

表 8-1 即兴发言评价参考标准

评价项目	评价要点	分值	得分
即兴发言内容 （50 分）	1. 主题鲜明，重点突出，基调积极，见解独到	10	
	2. 材料充实，典型新颖，生动感人，体现时代精神	10	
	3. 条理清晰，结构严谨，构思巧妙，引人入胜	10	
	4. 语句表达规范，文字简洁流畅	10	
	5. 或以情动人，或以理服人；体现交际的口语性、现场性、鼓动性	10	
即兴发言综合素养 （50 分）	6. 发言者精神饱满，普通话标准，吐字清晰，声音洪亮；语言表达准确流畅，熟练自然	10	
	7. 语言技巧处理得当：语速语气、语调节奏等语言技巧处理恰当，较好运用肢体或表情以增强感染力	10	
	8. 积极主动，热情参与，按时完成，责任心强；谦虚诚恳，礼貌大方，独立思考，具有开拓创新精神	10	
	9. 评价人员能够抓住重点，点评到位	10	
	10. 具有较强的感染力、吸引力和号召力，能较好地与听众产生情感共鸣；发言时间控制在规定时间之内	10	
参评对象：	评分人：	总分	

例文导读

【例文一】

××省省长在送别支援武汉抗疫医护人员时的即兴发言

开头

自报家门的开头。

在我的职业生涯当中，我已经记不起有多少次，在机场迎送医疗队员：我在××市当医院院长的时候，在当医科大学校长的时候，在当××市副市长的时候；有送去国外的，有送去国内的；有送去抗击埃博拉疫情的，有送去帮助救援地震海啸的，有送去汶川的……但是，这一次有点特别，不仅仅是因为我的身份变了，而且因为这一次大家去完成任务的时间点不一样，大家要去完成的任务不一样。

主体

（1）发言时抓住一点，让现场的主题外延扩大或缩小来进行阐述。

（2）主体条理分明，层次清晰。

今天是正月初三，应该是万家团圆的日子，但不仅仅是你们的家庭需要你们，不仅仅是我省需要你们，武汉更需要你们！因此，作为一名医务工作者，我认为，确实有这样的义务，要舍小家为大家。事实上，我们舍小家为大家，并不是从今天开始的，我们一直都是如此。

第二个不一样，是这次的任务，我们这次的任务是根据国家的安排，协助湖北当地的医疗机构救助患者。但是现在疫情还处于上升期，我不像送以前的队员一样，如送去汶川救援者时，我知道他们大概 1 个月能回来；送去印度尼西亚救助海啸者时，我知道他们大约 2 周能回来。而这次我很难预计你们要在武汉待多长时间，但是我相信，你们一定能够不负使命，光荣地完成任务！

今天我代表省委省政府，代表省委书记×××同志，在机场送大家，非常简单地嘱托大家三句话。

第一句话，希望大家继续发扬救死扶伤的光荣传统，永远把患者放在医生、医护人员心目当中最重要的位置。我相信，你们一定能够做到！

第二句话，是希望大家要记住，大家代表的是××省，代表的是××省人民！去了以后，刚才省卫生健康委员会的同志说了，要成立指挥部、成立党组织，大家要相互帮助、相互协助，尤其是根据我的经验，大家去了以后，你们可能会被分散在不同的岗位，甚至是不同的医院，大家要相互关心。

结尾

充满深情。

第三句话，希望大家要有自我保护的意识，因为我们面对的是传染病。医生是不能生病的，医生生病与一个普通患者生病相比，带来的危害要大得多。因此，累的时候不要扛，要马上说出来，因为累的时候特别容易感染。你们如果感染了，可能会感染到更多的人，所以为了更多的人，你们自己也不能感染。我今天一看，所有人中，估计都是我学生辈的人。

这个（讲话），是领导对你们的嘱托，也是老师对你们的嘱托，我就讲这些，我期待着你们早日凯旋！谢谢大家！

【例文二】

××市卫生健康委员会主任慰问新型冠状病毒肺炎抗疫一线工作人员时的即兴发言

今天又见到了你们，从你们的眼神中，我看到了坚强。

根据我市疫情防控的形势，已连续 20 天没有发现新的确诊病例，从发现最后 1 例到现在，全市确诊 47 例，其中 43 例在我市传染病医院治疗，目前已出院 28 例。

我市传染病医院作为全省 10 家定点医院之一，是我省"战疫"的主战场。这是一场人民的战争，是一场生与死的拉锯战，更是人民防疫防控的阻击战。这次阻击战不亚于 2003 年的"非典"（重症急性呼吸综合征），确诊的病例就发生在我们身边。无论是发热门诊，还是隔离病房的救治，尤其是重症医学科，直接面对面地接触疑似患者、重症患者，传染病医院医护人员担负着重任！

这是一家特殊的医院，新型冠状病毒肺炎的确诊病例和疑似病例都在这里，这里传染性风险最大，工作最辛苦，你们已经持续作战了 40 多天，不畏艰险，不畏困难，在这个特殊岗位上，体现了责任和担当！

零死亡、零感染的"双零"战果，也说明传染病医院在医疗保障、抗病毒、抗感染，包括中西医综合治疗和营养支持方面，取得了很好效果，再现了医院的医疗质量和水平，也证实了我市传染病医院在突发公共卫生事件发生时，是一支拉得出、顶得住、打得赢的坚强队伍，在抗疫过程中，淋漓尽致地展现出了良好的精神风采！

今天你们从医院隔离病房出来，又在这里进行集中隔离，这也是一种考验和奉献，更是在为社会做贡献。你们是想回家又不能回家的人，而隔离是一种责任、担当。

在医院，你们救治患者的同时也在心理上安慰、抚慰他们，作为医护工作者，你们用专业精神掩盖了自己脆弱的一面。今天，你们将要在这里面临跟患者一样的隔离状态，十几天时间里，大家不能跟外界接触，不能跟家人团聚，要在这里耐住寂寞，就像当初我们劝慰和安抚患者一样来劝慰安抚自己。

开头

即景即事的开头，引出讲话内容。

主体

（1）对听众的高度评价。

（2）数据、资料引用准确无误。

结尾

饱含感情，表达希望。

🎓 知识要点

一、即兴发言的含义

即兴发言是在没有任何准备的情况下，在众人面前发表自己的见解，或是在特定语境中表达某种愿望的口语样式。这是一种在特定情景下实现没有准备的临场说话的语言表达方式。一般需要即兴发言的场所包括集会、参观、访问、联欢等。

在当今社会中，即兴发言是一种广受欢迎的口头演说方式，无论是在自我介绍、安排工作、就职发言时，还是在会议主持、酒会致辞、答疑解惑时，即兴发言都是使用率较高、应用范围较广的沟通方式。

二、即兴发言的特点

1. 突发性　即兴发言行为的发生，常常是由某种特定的场景、特殊的环境氛围引起的。

2. 临场性　即兴发言大多是靠"临阵磨枪"。当众即兴发言是在特定场景和主题的诱发下，或自发要求，或由他人提议，即刻决定进行的讲话。即兴发言者往往是临场打腹稿，临场发挥。

3. 敏捷性　即兴发言者必须在短短的时间里反应迅速，迅速选择话题，进行构思，组织材料，针对具体的对象和情景能够做到出口成章。

4. 简洁性　在即兴发言的场合，讲话者只要言简意赅，当场表示某种心意，把事情讲清楚即可。而且，由临时兴起而发表的讲话，由于事先无充分准备，所以一般都是主体单一、篇幅短小、时间短暂的。

三、即兴发言的要求与技巧

与其他演说相比，一般即兴发言的格式无一定之规。有时候也可以有称谓、开头、主体、结尾几部分。

1. 称谓　一般是指对发言对象的称呼，如来宾、朋友、同志们、同学们等，前面可以加"敬爱的"等修饰词。

2. 开头　即开场白，是即兴发言中非常重要的部分。好的开场白能够紧紧抓住听众的注意力，为整场即兴发言的成功打下基础。即兴发言的开头要么一鸣惊人，要么追求个性。可采用名人名言、即景即事、诗词、自报家门等切入法。

3. 主体　即兴发言讲求临场发挥。临场发挥是即兴发言的灵魂，较常见的方法有以下几种。

（1）**借题发挥**　即让某一场合的主题外延扩大或缩小来进行阐述。在发言时抓住一点借题发挥，能迅速摆脱尴尬，这是即兴发言中最基本的方法。

（2）**典型引路**　即运用典型案例论证自己的观点，以案例来开头，寓理于事中，更加通俗易懂，会增强发言的说服力和吸引力。

（3）**散珠连缀**　即在作即兴发言时，把脑中闪现的"灵感"或"思维点"快速筛选和整理，按照一定的顺序和结构连缀起来，形成较为完整的发言网络。

（4）**三部成篇**　即在准备发言时，把要说的内容分成几个部分：第一，我要阐明什么观点？第二，我为什么要提出这样的观点？第三，如何才能实现？也就是所说的"提出问题、分析问题、解决问题"。

（5）**避实就虚**　即兴发言时，遇到自己并不太熟悉的问题时要扬长避短，对不熟悉的事物不要讲得太具体、太务实，主要从宏观上讲，多讲一些自己较熟悉的、带有指导性的意见。

4. 结尾　即兴发言的结尾讲求妙语收场或以礼作结，通常可采用充满激情式、诗词佳句式、彬彬有礼式等形式结尾。

四、即兴发言的注意事项

1. 务求形式简短　即兴发言应避免长篇大论及空洞的说教。

2. 符合现场气氛　即兴发言要使发言内容与场面气氛相符，根据现场的具体情况，选用正式或活泼的发言方式。

3. **注意聚会礼仪**　即兴发言要注意听从主人或主持人安排，遵循现场的一定礼仪，保持必要的礼节性。

4. **保持平和心态**　即兴发言应注意营造融洽的气氛，避免冲突和对抗性的语言，如有意见和建议可以在会后再沟通。

即学即练 8-1

答案解析

感谢"寻找身边最美药师"活动为执业药师搭建了一个展示平台。作为一名执业药师，我们将"不忘初心、牢记使命"，不断为顾客提供专业优质的服务。认真审核处方、指导合理用药，为公众的自我药疗和安全用药做好参谋，保障顾客用药安全；传播创新、合作、包容、责任、激情的企业文化，倡导工匠精神，为促进药品零售行业整体水平提升，为"健康中国"战略实施做出积极贡献！

以上这篇即兴发言，是一名_____在_____场景下的获奖感言。感言的主旨语句是_____。

知识链接

即兴发言的准备

即兴发言，是在短时间内、无准备的情况下展开，一般没有发言稿件，不过也要适当准备，否则无准备的讲话就是信口开河。

1. **备心理，克服紧张情绪**　即兴发言前，要对所讲的话题处于积极主动的状态，要在精神上放松，沉着冷静，克服紧张情绪，对自己要讲的内容充满信心。如此方能全身心投入发言，充分发挥自身潜能。

2. **备思路，反应迅速敏捷**　即兴发言前，可短时间打腹稿，不过大多是边讲话边组织语言，同时还要斟酌后面的内容。此时，发言者必须思维敏捷、反应迅速，根据主旨筛选信息、组织语言，方能取得较好效果。

3. **备知识和经验，要注重积累**　发言者要想在短时间的发言中找到生动例证和恰当词汇，方寸不乱，应对自如，让发言吸引听众，就要求发言者在平时要多读书、多思考、多观摩、多练习，积累丰富的学识和经验。

4. **备发言提纲，现场迅速列出**　只要时间允许，可在即兴发言前快速写出发言提纲与要点，尽量做到条理清晰、逻辑严密、语言准确。

目标检测

答案解析

一、选择题（请将正确选项填写在题后的括号内）

1. 关于即兴发言的描述，错误的一项是（　　）

A. 即兴发言行为的发生，常常是由某种特定的场景、特殊的环境氛围引起的

B. 即兴发言大多是靠"临阵磨枪"，发言者往往是当即打腹稿，临场发挥

C. 即兴发言者必须在短短的时间里反应迅速，针对具体的对象和情景能够出口成章

D. 在即兴发言的场合，讲话者当场表示某种心意，由临时兴起而发表的讲话，一般都是长篇大论

2. 下列哪个选项属于即兴发言的特点（　　）

    A. 突发性   B. 利益性   C. 对立性   D. 强制性

3. 以下选项属于即兴发言的关键内容，除了（　　）

    A. 称谓   B. 开头   C. 主体   D. 附件

4. 即兴发言适用的场合不包括（　　）

    A. 集会   B. 访问   C. 笔试   D. 联欢

5. 即兴发言者要想在短时间内找到生动例证和恰当词汇，这就要求发言者在平时注意积累（　　）

    A. 备心理   B. 备思路   C. 备发言稿   D. 备知识和经验

二、判断题（请在正确判断的括号内打"√"，错误的打"×"）

1. 即兴发言虽然具有突发性的特点，不过也要作一定准备。 （　　）

2. 即兴发言，要使发言内容与场面气氛相符，根据现场的具体情况，选用正式或活泼的发言方式。

                                                                   （　　）

3. 即兴发言，可以根据发言者的自身感受，进行随意发挥。 （　　）

4. 即兴发言时，遇到自己并不太熟悉的问题时扬长避短，对不熟悉的事物不宜讲得太具体、太务实。

                                                                   （　　）

5. 即兴发言时，如对主办方有意见和建议，要在现场直接指出。 （　　）

三、根据提供的情境，在"＿＿＿＿＿"填充恰当的即兴发言内容（意思相近即可）

    某主持人参加一次医药产品推广活动，下台阶时不小心摔了下来。出现这种情况确实令人难堪，但这位主持人非常沉着地站起来，凭着她的口才，对台下的观众说：＿＿＿＿＿＿＿＿＿＿＿。这位主持人的这段非常成功的即兴发言，不仅为她自己摆脱了难堪，更显示出她非凡的口才，以致她话音刚落，现场就立刻发出热烈的掌声。

四、即兴发言口语实训

1. 你参加学校组织的深入社区普及传染病预防知识宣讲，恰逢小区组织接种新型冠状病毒疫苗，许多居民因为重重顾虑，对于是否接种犹豫不决。请你就此作即兴发言。

2. 为了防止食品浪费，保障国家粮食安全，弘扬中华民族传统美德，践行社会主义核心价值观，节约资源，保护环境，促进经济社会可持续发展，2021年4月29日，第十三届全国人民代表大会常务委员会第二十八次会议通过《中华人民共和国反食品浪费法》。请你结合实际，在班级开展的"厉行勤俭节约，反对餐饮浪费"主题班会上作即兴发言。

任务二　劝　说

PPT

实训任务

一、任务情境

    情境 1：家中患有高血压的长辈，近期一味听信不良商家的广告推销，将某保健食品当作包治百病

的"万能药"。如果让你结合专业知识劝说长辈配合医生进行有效治疗，该怎么展开劝说呢？

情境2：聚会宴请，有些人认为一定要多点菜，不然觉得丢面子。往往餐桌上菜点得不少、赴宴的人吃得不多，一桌宴席总有不少会被浪费。××食品有限公司10周年庆典活动宴请了不少客户，假如你来劝说大家按需点菜、厉行节俭、珍惜粮食，该怎么说呢？

二、实训要求

根据实训任务情境，分组分角色进行劝说，并评分。

三、评价方案

评价权重，建议教师约占60%，学生约占30%，企业或其他专家约占10%。评价等级，建议分为五等：优秀≥90分、良好≥80分、中等≥70分、合格≥60分、不合格＜60分。参考标准见表8－2。

表8－2　劝说评价参考标准

评价项目	评价要点	分值	得分
劝说内容 （50分）	1. 主题鲜明，重点突出，基调积极，见解独到	10	
	2. 材料充实，典型新颖，生动感人，体现时代精神	10	
	3. 条理清晰，结构严谨，构思巧妙，引人入胜	10	
	4. 语句表达规范，文字简洁流畅	10	
	5. 或以情动人，或以理服人；体现交际的口语性、现场性、鼓动性	10	
劝说综合素养 （50分）	6. 发言者精神饱满，普通话标准，吐字清晰，声音洪亮；语言表达准确流畅，熟练自然	10	
	7. 语言技巧处理得当：语速语气、语调节奏等语言技巧处理恰当，较好运用肢体或表情以增强感染力	10	
	8. 积极主动，热情参与，按时完成，责任心强；谦虚诚恳，礼貌大方，独立思考，具有开拓创新精神	10	
	9. 评价人员能够抓住重点，点评到位	10	
	10. 具有较强的感染力、吸引力和号召力，能较好地与对方产生情感共鸣；发言时间控制在规定时间之内	10	
参评对象：	评分人：	总分	

例文导读

【例文一】

劝说大学生自觉厉行节约

据报道，我国高校食堂每年的食物浪费量惊人，3000万大学生1年浪费的粮食相当于1000万人1年的食物！另据统计，中国人在餐桌上浪费的粮食1年高达2000亿元，被倒掉的食物相当于2亿多人1年的口粮。餐饮浪费现象，触目惊心、令人痛心。与此形成鲜明对照的是，我国还有1亿多农村扶贫对象、几千万城市贫困人口以及其他为数众多的困难群众。这种"舌

（1）提出问题："舌尖上的浪费"现象触目惊心。

尖上的浪费"必须引起高度重视!

（2）引用谚语，希望大家珍惜食物。建设美丽中国需要"开源节流"!

"一饭一粥，当思来之不易；半丝半缕，恒念物力维艰。"每一样食物的背后都蕴藏艰辛劳作，也伴随着资源消耗。我们的先辈把勤俭节约视作弥足珍贵的传统，我们任何时候都不可丢弃。"建设美丽中国，实现中华民族永续发展"是我们的共同愿景。"永续发展"不仅来源于生产创造这一"开源"之方，也来自全民勤俭节约的"节流"之法。作为新一代有理想、有抱负的青年，我们应养成节约习惯，勤俭立身，倡导风尚。

（3）运用排比句式，倡导人民自觉厉行节约。

人无俭不立，家无俭不旺，国无俭必亡。每个人都应该把勤俭节约当成一种健康时尚的生活方式，科学消费、理性消费，从我做起、从小事做起，自觉厉行节约、反对浪费。"兴家犹如针挑土，败家犹如水冲沙。"一个家庭的富裕，离不开开源节流、勤俭持家；一个国家的强大，需要全民养成节约习惯、形成勤俭之风。只有全社会警醒起来，进一步加强宣传教育，切实培养节约习惯，在全社会营造浪费可耻、节约为荣的氛围，坚决抵制铺张浪费的不良风气，才能培育积极健康的节俭风尚。这不仅关系每个人、每个家庭的切身利益，更关系国家的长远发展。

（4）号召大家遵从古训，做勤俭节约的传播者、实践者、引领者。

"历览前贤国与家，成由勤俭破由奢。"节约是美德，节约是品质，节约是责任。我们不能忘记中华文明传承至今"勤以修身，俭以养德"的古老训诫，从爱惜每一粒粮食、珍惜每一滴水、节约每一度电开始做起，躬行点滴，同心协力，积少成多，做勤俭节约风尚的传播者、实践者、引领者，让"节约光荣，浪费可耻"的理念蔚然成风，用实际行动为校园、为社会、为国家尽一分力量。

【例文二】

劝说 "低头族"

（1）开门见山，正面劝说，一针见血地说明对方的问题所在。

同学，你不要沉迷手机游戏了，这样会极大影响你的学习和身心健康。听说你因为迷恋手机游戏，学习成绩从班级前三滑落到二十几名；并且，长时间使用手机会导致视力下降，造成近视眼，眼前一片茫然，雾里看花，给学习生活造成相当的不便。

长期低头玩手机，还会影响智力，引起机体免疫力下降，易导致疲惫、恶心等不良反应，会造成慢性劳损，诱发颈椎病，还会引起失眠，损伤皮肤。

而且最可怕的是，长期低头是非常危险的，一不小心可能会引发交通事故。

（2）直接陈述，层层深入，因势利导，分析利害关系，力求使人幡然醒悟。

因此，我衷心地劝你不要再沉迷于手机游戏中了，否则你真的会变成像我说的那样。我不希望你变成那样。

如果你真的想打游戏，应该先完成手头的学习任务，然后利用周末适度玩耍娱乐，这样才能做到娱乐学习两不误，身心健康齐头并进，你说这样不好吗？

📖 知识要点

一、劝说的含义

劝说是一种常见的口语交际方式，说话人用充分的理由或委婉方式等语言策略，借助交际技巧，使听话人放弃原有的观点立场、意见看法，认同劝说者主张或意见的一种口语交际形式。

劝说在日常生活和工作中应用十分广泛，如人与人的沟通、产品销售、商业谈判、政治演讲等各种领域都离不开劝说。可以说，劝说出现在社会生活的方方面面。现代社会交往中，它是人们沟通、合作和相互协调的工具。有效的劝说，可以把不同地区、教育和文化背景的人融合成为一个统一思想和行为的高效团队。

二、劝说的特点

1. 目的性 在劝说过程中，劝说者往往有明确的目的，就是让对方能够改变自己的观点，接受自己的建议。劝说者所说的每句话、所使用的语言策略都是服务于这一目的的。

2. 双向性 在劝说过程中，劝说者和劝说对象要不断地传递和反馈信息，劝说者要充分考虑双方的看法和态度，因此劝说是双向信息交际的过程。

3. 通俗性 劝说作为一种口语交际活动，劝说者要用浅显易懂的语言，把想要表达的内容表述得通俗明白，使对方能迅速理解和接受。

三、劝说的要求与技巧

劝说首先是建立正常的口语交际，然后在此基础上展开心理交流，最终实现心理相容，达到劝说的目的。因此要做到以下几点。

（一）劝说前的准备

1. 了解劝说对象 劝说者要对劝说对象进行全面了解，不仅要了解清楚对方的观点和想法，还要了解对方的脾气、性格、爱好、情绪、处境等。只有全方位地了解劝说对象，才便于找到说服的最佳突破点，做到有的放矢，从而达到最佳的劝说目的。

2. 心理方面的准备 劝说者要做好心理准备，端正自身的心态。劝说是心与心的交流，劝说者要以己之心说服劝说对象之心，必须有充分的心理准备。这需要即时的心理应激准备，劝说者应充分了解自己的心理，注意改变自身的不良心理品质。

（二）劝说的导入

劝说时应采取合适的导入方法。劝说对象只有在情绪稳定的状态下，才能更好地听取劝告，劝说的效果才会更好。常见的劝说导入方法有以下几种。

1. 避实就虚 在劝说前，劝说者避实就虚，谈一些与劝说主题不相关之事，可使情绪激动的劝说对象慢慢稳定情绪。

2. 欲擒故纵 在劝说时，劝说者要清楚对方的处境、情绪。必要时尽可能避开问题矛盾，先讨论一些对方感兴趣、引以为傲的话题，转移对方注意力，缓解情绪，耐心等待劝说时机。

3. 褒扬肯定　劝说者先肯定表扬劝说对象，对劝说对象的成绩或优点加以褒奖，使对方心情轻松、身心愉悦。

4. 寻求共鸣　劝说者寻求共同关心的话题或利益，能使双方产生共鸣，从而更好地实施劝说。

（三）劝说的技巧

劝说要注意使用一些技巧，可帮助劝说对象认识是非曲直，认清事情全貌，起到事半功倍的效果。常见的劝说技巧有以下几种。

1. 开门见山，正面劝说　一针见血地说明对方的问题所在，直接陈述，因势利导，并帮助对方分析利害得失，层层深入，使人幡然醒悟。

2. 含蓄曲折，委婉劝说　采用委婉含蓄、旁敲侧击的劝说策略，可以避开与劝说对象直接发生冲突。如通过讲故事或故意言他事，让劝说对象自己从中悟出道理，从而改变其态度或决定。

3. 逻辑推导，"归谬"劝说　针对对方认识上的不足，先肯定对方，随后进行逻辑引申和分析，最后归结出一个自相矛盾的结论，让对方认识到其中的荒谬。归谬法一般指反证法，首先提出论题，然后设定反论题，并依据推理规则进行推演，证明反论题的虚假。

4. 因势利导，"激将"劝说　根据劝说对象的意思，层层推导，顺水推舟，运用言语激将，达成劝说的目的。俗话说"请将不如激将"。劝说中，有时用刺激性的话或反话鼓动对方，以"刺激"的方式，激起其不服输的情绪，将其潜能发挥出来，可能会得到不同寻常的劝说效果。

5. 善用修辞，"共情"劝说　在劝说中，通过比喻、拟人、排比等修辞手法，语言会更加生动形象。人是感性动物，也是理性动物，动之以情、晓之以理是比较常见的劝说策略。劝说者用真情实感调动对方的情感思绪，将道理分析得清楚透彻，论证逻辑严密。论说鞭辟入里，道理直抵人心，劝说自然事半功倍。

四、劝说的注意事项

在劝说开始前，劝说者就必须充分考虑劝说对象的需要，这样才有利于劝说继续下去，这就要求劝说者做到以下几点。

1. 端正态度　在劝说过程中，劝说的双方是平等主体，劝说者要以公平公正的态度，充分考虑劝说对象的自尊，接受对方有自己的看法和主张。

2. 平等交流　在劝说过程中，劝说者要保持正常的心态，与劝说对象进行平等交流，让对方畅所欲言，沟通才能顺畅，劝说成功的概率才能提高。

3. 掌握理论知识　劝说者要不断学习心理学和劝说方面的理论知识，调整自己的心理，了解劝说对象的心理状态，掌握一定的说理知识与技巧，有针对性地采取灵活的劝说方式。

4. 选择劝说环境　劝说环境设置的好坏，对劝说的效果有重大影响，劝说者应把劝说地点设置在让对方放松、舒适的地方，尽量使劝说对象有一种亲近感。

即学即练 8-2

说说以下案例中采用了怎样的劝说技巧?

答案解析

新型农村合作医疗,简称新农合,现在已经和城镇居民医疗保险合并统称城乡居民医疗保险。新农合就是为了解决农村人看病贵、看病难的现状,也是我国政府历史上第一次为解决农民的基本医疗卫生问题而进行的大规模的投入。但是,这项政策并不是免费的,且缴费的标准在提高,导致一些农民不愿意缴费。村干部专门花时间去农民家里劝说,强调未来缴纳新农合费用后,可以享受的 3 大新的福利:城乡医保并轨、异地报销实时结算、先看病后交钱。同时,让患者以自己的亲身经历向身边亲朋、邻居宣传,鼓励大家积极参保,切实感受城乡居民医保是"花小钱,享受大保障"的好政策。

知识链接

劝说语言方面要遵守的原则

1. 语气委婉　在劝说中,劝说者一定要尊重劝说对象,语气要委婉平和,不能中伤和侮辱对方。若对方情绪激动,要先安抚对方,待对方平静下来再进行劝说。

2. 语速适中　在劝说中,劝说者语速要适中,以方便对方的倾听和理解,来保证双方良好的沟通效果。如此一来,对方才能卸下心头的包袱,接受、听从劝说者的意见。

3. 请对方多说　在劝说中,劝说者要让对方多说话,从劝说对象那里获取更多信息,保证双向沟通的畅通,让对方主动参与到劝说中。

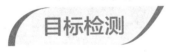目标检测

答案解析

一、选择题(请将正确选项填写在题后的括号内)

1. 在劝说过程中,劝说者往往有明确的目的,充分考虑被劝者的看法、主张和态度,以合适的语言形式传达信息,让对方接受劝说,因此劝说具有(　　)的特点

　　A. 目的性　　　　　B. 双向性　　　　　C. 通俗性　　　　　D. 生动性

2. 劝说前,劝说者先表扬与褒奖劝说对象,肯定劝说对象的成绩或优点,使对方放松心情、身心愉悦,这种劝说导入方法属于(　　)

　　A. 避实就虚　　　B. 欲擒故纵　　　　C. 褒扬肯定　　　　D. 寻求共鸣

3. 下列不属于劝说特点的是(　　)

　　A. 针对性　　　　　B. 双向性　　　　　C. 通俗性　　　　　D. 权威性

4. 根据劝说对象的意思,层层推导,顺水推舟,运用言语激将达成劝说的目的,这种劝说技巧属于
　　(　　)

A. 开门见山，正面劝说　　　　　B. 含蓄曲折，委婉劝说

C. 逻辑推导，"归谬"劝说　　　　D. 因势利导，"激将"劝说

5. 下列有关劝说，表述错误的一项是（　　）

A. 劝说者要用浅显易懂的语言，把想要表达的内容表述得通俗明白，使对方能迅速理解和接受

B. 劝说前，劝说者要做好心理准备，端正自身的心态

C. 如果劝说对象情绪激动，劝说者就要努力说服对方接受自己的观点和意见

D. 劝说者寻求共同关心的话题，能使双方产生共鸣，从而更好地实施劝说

二、判断题（请在正确判断的括号内打"√"，错误的打"×"）

1. 在劝说过程中，劝说者要与劝说对象进行平等交流，让对方畅所欲言。　　　（　　）

2. 劝说重在说服对方，因此是单向信息交际的过程。　　　（　　）

3. 在劝说中，要充分考虑劝说对象的自尊，接受对方有自己的看法和主张。　　　（　　）

4. 在劝说中，语速要适中，以方便对方的倾听和理解，来保证双方良好的沟通效果。　　　（　　）

5. 在劝说中，要让对方多说话，从劝说对象那里获取更多信息，保证双向沟通的畅通。　　　（　　）

三、纠错题（指出下列劝说中的不妥之处，并根据情境设置劝说语）

小李看到新来的同事小王在办公室里偷偷吸烟，搞得屋内烟雾缭绕，随即劝说："你怎么又在房间里吸起来？说你几次了？你又不是不知道吸烟有害身体健康，怎么还抽？烟卷里有尼古丁、焦油等，不但会使人上瘾，更会让人慢性中毒，会得肺癌的！会要人命的！"

四、劝说口语实训

1. 家中有长辈身患高血压、糖尿病，却常年烟照抽、酒照喝，显得非常"淡定"。你该如何有效劝说？

2. 小黎要参加义务献血活动，爸爸妈妈均不同意，认为献血会影响身体健康。请你帮小黎劝说他的父母。

任务三　洽　谈

PPT

✎ 实训任务

一、任务情境

情境1：××药业有限公司相关负责人准备就招聘实习生事宜，与本省食品药品学院进行洽谈。如果你是该负责人，该如何开展本次洽谈？

情境2：××食品有限公司负责人带队到××包装有限公司，就食品包装设计项目进行洽谈。假如你是该负责人，该如何开展本次洽谈？

二、实训要求

参照任务情境，分组开展洽谈，并进行评比。

三、评价方案

评价权重，建议教师占60%，学生占30%，企业或其他专家占10%。评价等级，建议分为五等：优秀≥90分、良好≥80分、中等≥70分、合格≥60分、不合格<60分。参考标准见表8-3。

表8-3　洽谈评价参考标准

评价项目	评价要点	分值	得分
洽谈内容 （50分）	1. 主题鲜明，重点突出，基调积极，见解独到	10	
	2. 材料充实，典型新颖，生动感人，体现时代精神	10	
	3. 条理清晰，结构严谨，构思巧妙，引人入胜	10	
	4. 语句表达规范，文字简洁流畅	10	
	5. 或以情动人，或以理服人；体现交际的口语性、现场性、鼓动性	10	
洽谈综合素养 （50分）	6. 发言者精神饱满，普通话标准，吐字清晰，声音洪亮，语言表达准确流畅，熟练自然	10	
	7. 语言技巧处理得当：语速语气、语调节奏等语言技巧处理恰当，较好运用肢体或表情以增强感染力	10	
	8. 积极主动，热情参与，按时完成，责任心强；谦虚诚恳，礼貌大方，独立思考，具有开拓创新精神	10	
	9. 营造洽谈氛围，控制洽谈时间，达成洽谈意愿	10	
	10. 评价人员能够抓住重点，点评到位	10	
参评对象：	评分人：	总分	

📖 例文导读

【例文一】

甲方：您好，王先生，很高兴在这次进出口交易会上与您会面。

乙方：我也很高兴。请坐！

甲方：好，谢谢。贵公司看起来生意兴隆，客户盈门！

乙方：嗯，我们产品还好。这几年销量递增，我们公司的生产潜力还是有的。

甲方：我们期望作贵公司医疗器械产品销售的代理人，经营定位主要是西南几个省。您意下如何？

乙方：听起来还不错。

甲方：那么，一般情况下，贵公司给代理人的佣金率是多少？

乙方：一般是百分之二。

甲方：我认为百分之二还是低了一些。您清楚，代理方要做许多工作来推销贵公司的产品。例如，在网络平台、电视或电台做广告，印刷大量资料等。这些花销不菲，百分之二明显是不够的。

乙方：您不用担心，如果贵公司的销量有大幅增长，我方将给予更高佣金，而且我们希望与贵公司保持长期的良好合作关系。请您好好考虑。

（1）洽谈双方都为了谋求利益而进行洽谈。

（2）双方在洽谈过程中要做到语言得体，注重礼仪。

（3）洽谈双方都要根据洽谈主题对内容做充分准备。

甲方：好的，如果可以，我们会立即与您签订代理协议。

乙方：好的，合作愉快！

甲方：合作愉快！

【例文二】

（1）洽谈过程中，出现争执是正常现象。

（2）专注倾听对方，边听边想，及时调整洽谈策略，合作共赢，获得商机。

甲方：刘先生，这是我们的最低价了。

乙方：如果这样，再谈就没有什么意义了。我看我们的洽谈就到此为止吧！

甲方：我是说我们公司无法把价格降到你们要求的标准，这个差距太大了。

乙方：我觉得我们都这样强硬是不明智的，能不能各让一半？

甲方：您的意思是？

乙方：您提出的价格比我们想要的高出 1000 元。我提议各让一步。

甲方：您是说让我们公司再减价 500 元吗？那确实不可能。

乙方：您的意思是？

甲方：我们至多减 300 元，这是最低价。

乙方：这样还留下 200 元的差额。我们双方再各让一步。我想双方都能满意这个价格。

甲方：嗯，那好吧。我们就再各让一步。

📖 知识要点

一、洽谈的含义

洽谈，意思是接洽商谈，一般指对一定的经济事项，双方当事人之间进行初步的接洽、商谈，以探索其实现可能性的行为。商业洽谈一般是指在商业活动中对企业业务、商品交易、买卖合作等的交谈行为。这是一种在双方或多方之间发生的一种合作性或竞争性的交际活动，当事方可以是个人，也可以是团体机构。洽谈在企业的经营活动中的地位举足轻重，一般有交易、沟通、探寻、反馈等功能。

二、洽谈的特点

1. 利益性 在洽谈过程中，洽谈双方都为了谋求利益而来，在整个洽谈过程中都为获取最大利益而进行谈判。即使洽谈对象中有亲朋好友，洽谈也是利益的再分配，务必做到"亲兄弟明算账"。如果无法保证所有问题都能达成一致，也应体现互利互惠原则。

2. 合作性 在洽谈过程中，洽谈人员要本着合作共赢的原则，为实现共同目标而进行商洽、谈判，进而加强双方的联系，甚至可从交易关系发展到建立友谊，实现并扩大洽谈双方的目标。

3. 技巧性 在洽谈过程中，洽谈人员要靠口头交流、接洽商谈来解决双方争议，是技巧的综合运用的过程；而且要明确洽谈对象有时的恭维诉苦、大方直爽、自吹自擂只是一种洽谈手段和技巧，本方要始终保持清醒，沉着应对，不能被对方这种手段迷惑。

三、洽谈的要求与技巧

（一）洽谈的准备

进行洽谈之前，本方一定要做好充分的准备才能在洽谈中占据主动，赢得先机。主要包括以下几方面。

1. 时间的准备　充分掌握洽谈时间。首先，充分利用时间，分析并选择好客户；其次，要做好在有限的洽谈时间内，全力以赴展开谈判的准备。

2. 专业知识的准备　洽谈前，洽谈人员必须充分掌握与洽谈主题有关的专业知识，提供较为专业的服务，运用"双赢"的原则进行交易，主动出击，把握住长期客户，才能取得良好的效果。

3. 客户信息的准备　洽谈前，洽谈人员要花费时间精力，了解客户的相关信息，如购买意向和能力等，如此方能水到渠成，取得成功。

（二）洽谈的技巧

进行正式的业务洽谈必须具备多方面的技巧，良好的洽谈技巧十分重要，主要表现在以下几方面。

1. 试探法　在洽谈中，不断试探对方的想法，如使用"假如""假如本厂可以"等语句，以评估客户对本方提议的兴趣，这样有助于洽谈顺利进行。

2. 交易法　在洽谈中，适当掌握退让的速度和幅度，不要首先做出大的让步，既显示了本方诚意，又避免客户提出更苛刻的要求。

3. 视线转移法　在洽谈中，洽谈人员可以不断强调无关紧要的项目，把较小的让步表现为较大的牺牲，把客户的注意力转移到小的项目上，从而占据有利位置。

4. 以退为进法　在洽谈中，洽谈人员可以做出准备撤退的假象，暗示推延或暂停洽谈，并宣称要计划另一个项目，借此让客户改变洽谈方向。

5. 共享利益法　在洽谈中，一开始就表明本方力求"双赢"，不断提及客户的利益，意在提醒客户要注意双方有共同的利益和目标。

四、洽谈的注意事项

1. 把握主题　洽谈人员在洽谈时，要视洽谈目的、内容、洽谈对象的不同，采取开门见山或侧面迂回的方式，适时提出并准确把握业务洽谈的主题。如果与对方之前打过交道，可开门见山直接提出主题，如果与对方首次会面，可以侧面迂回，适时引出主题。

2. 观察和倾听　洽谈时，要密切观察对方的言行举止的细微变化，揣摩对方心情，同时要专注倾听对方，边听边想，能听出对方讲话中的弦外之音，及时调整洽谈的内容和方式，进而赢得商机。

3. 语言得体　洽谈人员要根据洽谈场合和气氛，考虑对方感受，运用得体的洽谈语言，保证用语规范、简洁、生动。尽量使用商量的口吻与对方说话，吸引对方主动参与。同时，要多用以"对方"为中心的句子，如"您是否认为""您看怎样""您觉得呢"等。

4. 注重礼仪　谈话时姿态会反映出一个人的性格和心态。洽谈时，一定要尊重客户，注重礼仪，举止大方，自然得体。

即学即练 8-3

答案解析

我校意欲与本省××医疗器械有限公司洽谈校企合作办学事宜，你觉得校方在洽谈内容方面该做哪些准备？

知识链接

洽谈的时间管理

洽谈的时间能影响洽谈人员的心理，如果不懂得管理时间，那么洽谈就变得冗长而拖沓，甚至影响最终的结果。因此，洽谈人员要做到如下几点。

1. 合理分配洽谈时间　洽谈人员绝不能寄希望于洽谈时的临场发挥，而应在洽谈之前充分准备，合理分配时间，如准备时间和实施时间，方能抓住洽谈的主动权，不至于被对方牵着走。

2. 留出策略应用时间　洽谈往往不会完全按洽谈人员设想的节奏进行，有时出现争执是正常现象，因此本方应留出策略应用的时间，巧用洽谈策略，适时加快或放慢节奏，或变更洽谈方式，才可能取得更多利益。

3. 密切关注形势发展　洽谈人员应密切关注洽谈形势的发展，如果洽谈朝着对本方有利的形势发展，可适当拖延时间；如形势发展对本方不利，那应立即改弦易辙，可以找理由推迟洽谈，方能减少损失，改变不利局面。

目标检测

答案解析

一、选择题（请将正确选项填写在题后的括号内）

1. 洽谈时要求"亲兄弟明算账"，说明这种洽谈实质上是一种（　　）

　　A. 经济往来　　　B. 公益服务　　　C. 职业体验　　　D. 考察探究

2. 下列不属于洽谈特点的一项是（　　）

　　A. 利益性　　　B. 技巧性　　　C. 合作性　　　D. 突发性

3. 洽谈的准备可以不考虑以下哪一项（　　）

　　A. 时间的准备　　　　　　　　B. 客户信息的准备

　　C. 专业知识的准备　　　　　　D. 赠送礼品的准备

4. 洽谈中，如果不想被对方牵着鼻子走，那么应做到（　　）

　　A. 主动按照对方的节奏进行　　　　B. 积极与对方在所有问题上达成一致

　　C. 合理分配本方的洽谈时间　　　　D. 寄希望于本方的超常发挥

5. 下列关于洽谈的表述，错误的一项是（　　）

　　A. 进行洽谈前，本方一定要做好充分的准备，才能在洽谈中占据主动

　　B. 所有的洽谈，一定会出现争执

　　C. 进行生意往来时，要注意选择好洽谈对象

D. 洽谈人员必须掌握本行业的专业知识

二、判断题（请在正确判断的括号内打"√"，错误的打"×"）

1. 面对客户要注重礼仪，举止大方，自然得体。 （　　）

2. 洽谈中，必须要保证所有问题都能达成一致。 （　　）

3. 如果与客户之前打过交道，可开门见山直接提出洽谈主题。 （　　）

4. 洽谈出现争执是不正常的现象。 （　　）

5. 洽谈时，如听到对方的诉苦，应同情对方并及时做出让步。 （　　）

三、综合问答题

　　××食品有限公司因物流公司将一批食品生产原材料延期 1 个月才送达，造成了极大的经济损失。就赔偿事宜，你作为与对方洽谈的负责人，洽谈前要做哪些准备工作？你准备如何控制洽谈局面以掌握主动权？

四、洽谈口语实训

1. 假如你是××药业有限公司一名销售业务员，欲向本省××大药房连锁店推销产品，你觉得洽谈会遇到哪些问题，该怎么解决？面对不同情境该如何洽谈？

2. ××大学食品系需采购一批用于食品烘焙加工实训的材料，你作为符合资质的供应商负责人，拟与对方进行洽谈，该如何进行呢？

任务四　辩　论　ⓔ微课

PPT

📝 实训任务

一、任务情境

　　情境 1："全国安全用药月"活动正式启动，学校将组织一场专题辩论赛。譬如有"滥用药物是否是个人的责任""救命药是否该申请专利""医院药品加成是否合理""改善医患关系主要在于医生还是患者"等辩题。如果你是参赛方，你知道辩论有哪些技巧吗？你准备如何进行辩论？

　　情境 2：互联网时代，手机一按，美味外卖稍刻就到，校园也不例外。学生叫外卖或是因为学校的伙食单调，或是因为开饭时间和学生的作息时间不对称。但是，外卖的一些"后厨事件"时不时被媒体曝光，存在安全和卫生隐患。况且，外卖装饭盛菜的一次性塑胶盒和塑料袋，这些白色污染不可降解，会造成新的环保污染源头；一次性筷子，会让多少树倒下，又给环境治理带来多大的压力？可以说，一些高校禁止外卖，是为了有效培养学生的环保意识，也是出于良善好意。但是，如果有些高校因为外卖进校园带来了安全和管理压力，就阻止学生吃外卖，甚至对违反规定的学生处罚，这样的做法其实并不能真正解决问题。如果你来组织班级就"餐饮外卖进入校园的利弊"展开辩论，该怎么辩论呢？

二、实训要求

　　根据任务情境，分组开展辩论活动。

三、评价方案

评价权重，建议教师约占60%，学生约占30%，企业或其他专家约占10%。评价等级，建议分为五等：优秀≥90分、良好≥80分、中等≥70分、合格≥60分、不合格<60分。参考标准见表8-4。

表8-4 辩论评价参考标准

评价项目	评价要点	分值	得分
辩论内容 （50分）	1. 主题鲜明，重点突出，基调积极，见解独到	10	
	2. 材料充实，典型新颖，生动感人，体现时代精神	10	
	3. 条理清晰，结构严谨，构思巧妙，引人入胜	10	
	4. 语句表达规范，文字简洁流畅	10	
	5. 或以情动人，或以理服人；体现交际的口语性、现场性、鼓动性	10	
辩论综合素养 （50分）	6. 发言者精神饱满，普通话标准，吐字清晰，声音洪亮；语言表达准确流畅，熟练自然	10	
	7. 语言技巧处理得当：语速语气、语调节奏等语言技巧处理恰当，较好运用肢体或表情以增强感染力	10	
	8. 积极主动，热情参与，按时完成，责任心强；谦虚诚恳，礼貌大方，独立思考，具有开拓创新精神	10	
	9. 发言人员能够抓住重点，点评到位	10	
	10. 具有较强的感染力、吸引力和号召力，能较好地与听众产生情感共鸣；时间控制在规定时间之内	10	
参评对象：	评分人：	总分	

📖 例文导读

【例文一】

医者， 仁为贵还是术为贵？

阶段一：开篇陈词

1. 正方立论：夫医者，非仁德之士不可托也、何为医德？

医德即从事医疗活动中行为人的道德。我们首先要明确的是，医生是指具有一定医疗能力且通过国家认证的医务工作者，那些不具备这些条件的人显然称不上医生，不在我们讨论的范围之内。医学技术发展到今天，请问对方辩友，现代医术包治百病吗？

医术的发展永远是跟在疾病产生之后的，而且医生也只是个平凡的人，由于其自身能力和境遇的不同，无法保证每个人都可以拥有高超的医术。世界上存在医术所不能治愈的疾病，当医术无能为力时，医德却可以给予患者人文的关怀和心灵的抚慰，在一定程度上减轻患者的痛苦。只有重视医德，才能培养出积极健全的医疗人才，从而使医术得到有效的发挥。就整个医学发展史而言，医学从产生的那天起就不是单纯的技术，而是对生命关爱的一

立论

辩论，重要的是立论，即提出自己的见解和主张，并阐明理由。也可以说立论就是运用充分有力的证据从正面直接证明自己论点正确性的论证形式。

（1）正方立论："医者仁为贵"。首先界定"医生"的概念，其时指具有一定医疗能力且

种道德实践活动，其本身就含有医德因素。

所以我方认为，医德比医术更为重要。

2. 反方立论：今天我们在这里讨论医术和医德哪个重要，并不是要割裂医术和医德相辅相成的关系，我方并不否认，医德对于医疗的重要性，但今天在这里我们要讨论的是：医学究竟是以医术还是以医德为基础的。

"医生"这个词语首先就有两层含义：人＋医术＝具备医术的人＝医生。"医术"或"医德"必须建立在"具备医术的人"的身上，也就是说医术才是这个主体最重要的基础。不具备医术的群体，我们只能称其为"道德高尚的人"或"具有同情心的人"，显而易见，医德也只能是建立在具备医术的基础上。作为一个具备医疗技能的人，哪怕是坏人同样可以治好患者；但一个没有医疗技能的好人，即使他是道德的标兵，同样不可能治好任何一个患者。

因此，只要我们以治疗为目的，那么医术就像地基，没有医术的医德必然是空中楼阁，我们并不能依靠道德高尚来治疗患者，不是吗？是的，所以我们生病了就要去医院。医德的实质是要求医生爱患者，用更高的标准来对待医疗这一过程，是个人品德的升华，但并不是必需的要素。因为这世间总有好人、坏人，你永远不可能要求这个行业只有好人。评判一个合格的医生应该首先立足于这是一个普通人，不要用天使的标准来衡量，也不要以魔鬼的性格来臆断。

所以我方认为，医术比医德更为重要。

阶段二：攻辩环节

1. 反方：你们如此片面强调医德的重要性，我倒要问了：你们可以单单就依靠崇高的医德治病救人吗？没有高超的医术，你们又用什么去救治病人呢？

2. 正方：医德的确不能直接作用于患者，但我们医务工作的开展必须依靠高尚医德的指引。离开医德的医术是无本之木、无源之水。拥有精湛医术的医生却对拿不出红包的患者视而不见，对于这种缺乏医德的医生来说，医术再高又有何益？

3. 反方：对方辩友的意思就是说，医生就不能追求自身利益了吗？你要求每个人都大公无私、不求私利，你不觉得这是不切实际的吗？在市场经济环境下，最重要的是制度的完善，每个人在获得自身利益满足的情况下，同时能极大化地满足社会的需求。

4. 正方：很遗憾，你们这显然是故意歪曲我方观点来混淆视听的。自身需求的满足也是人的原始本能之一，但当个人的私利与社会、与绝大多数人的利益产生冲突的时候，到底该作何抉择？这就是一个人品德优劣的分界岭。

通过国家认证的医务工作者。其次，阐述医者并非万能。

（2）反方立论："医者术为贵"。强调"医术"的基础性，指出医术就像地基，没有医术的医德必然是空中楼阁。

攻辩环节

分问和答两部分，正反方交替进行。

攻辩小结

将攻辩阶段对方表达的论点、论据、论证等方面出现的漏洞或错误进行汇总报告。主要关注攻辩阶段的整个过程。抓住我方的关键论点，并注意对方辩友是否有纰漏，或者是否有能让我方抓住把柄的语句。攻辩小结担负着承前启后的作用。除了对攻辩环节部分内容的解释、补充、回答之外，还要适当地抛出问题，指出对方在攻辩中，提问和回答的漏洞所在。

阶段三：攻辩小结

1. 正方小结：我方与对方进行了精彩的攻辩，对方辩友的语速不可谓不快，言辞不可谓不犀利。但依然无法掩盖其观点的一些偏颇之处。

第一，对方辩友一味强调医术，却不知医术只是实现医疗目的的工具之一。在医疗行为中占决定地位的是医术的实施者——医生。而我方已通过对医术的差异性和医德职业标准的统一性进行比较，论证了医德具有纲领性作用。只有重视医德，才能培养出积极健全的医疗人才，才能使医术得到有效的发挥。

第二，对方辩友一意孤行地把医生无限神化。而我方通过列举历代名家之稀少，告诉我们医生也只是个平凡的人，由于其自身能力和境遇的不同，必然无法保证每个人都可以拥有高超的医术，而且一定会存在医术所不能治愈的疾病。2020年新型冠状病毒肺炎疫情的暴发不正告诉我们只有医德才可以始终如一、百战不殆吗？

我们都有悬壶济世、救死扶伤的愿望。这样的理念正是出于这样一种信仰，才让我们众多的医务工作者积极进取、治病救人，这才是医生的动力源泉。这种信仰正是我们医德的充分体现。

如果你是一滴水，你是否滋润了一寸土地？如果你是一线阳光，你是否照亮了一分黑暗？对医疗事业的热爱，不仅是简单的职业操守，更意味着为自己的生命树立一种明确的意义和价值。一滴水融入海洋，一寸阳光化为万丈光芒。注重医德，保持这种医德，当有朝一日我们穿上神圣白衣之时，我们才可以大声地说："我骄傲。我是一名医生！"

2. 反方小结：对方辩友的小结可谓精彩，但还是需要明确一点：技术是物质的，思想是精神的，技术是基础，思想起主导作用。因此，医术是基础，医德是建立在医术之上的，要先具备医术才能谈医德。在没有足够高的医术情况下，医德所能做的，不是救人，而是让患者走得更舒服些。

技术是最重要的，因为即使是安乐死，也是要由技术垫底的。即使某个医生医德差，最起码他有能力救人，在这一点上，强调医术，是能与不能的问题，强调医德，是会与不会的问题。

医术能治病救人而医德却做不到，所以，医德是空中楼阁。医生没有医德，满足他的一切要求，或许他肯救人。医生没有医术，就算他医德再高，他也救不活人。从本质上有可能与不可能的区别。

至于医生的职业操守，有制度规范来约束医生的行为，所以，在此是不需要医德的。

由此可见，医术更重要。

阶段四：总结陈词

1. 正方总结陈词：谢谢评委老师、主席，也谢谢对方辩友刚才的发言。首先我要指出对方辩友所犯的错误：

第一，对方辩友提到医术是基础，医德是建立在医术之上的，称要先具备医术才能谈医德。我想对方辩友显然是不清楚此次我们谈论的是医德和医术谁更重要，前提应该是医德和医术都具有相当的水准，这样医德的提高不是更重要吗？对方称医术是基础，这是本末倒置。那我想问对方，我们先学做人，还是先学医术？当然是先成人，再成才，德是立人之本，人才首先是人，之后是才，医术之于医德不是同样的道理吗？还记得刚刚步入神圣的医学学府，还没有学习医术之前，我们就已经庄严宣誓"健康所系，性命相托"了吗？

第二，对方认为"医术能治病救人而医德不能，医德是空中楼阁"。我想对方辩友的这种观点未免太片面了。我们说医德更重要，不等于我们不谈医术，要知道医德高尚的医生会做好自己的本职工作，精益求精地提高医术，这也是医德的重要内容。而一个空有医术，没有医德的医生，有再好的医术，在关键时刻，只顾自己的利益安危，却不去救人，他能完成治病救人的使命吗？

第三，对方认为，可以通过制度规范来约束医生的行为，所以不需要医德了。这更是大错特错，要知道制度和法律规范也属于医德规范体系，法律和制度是道德的最低级体现。但是依靠法律、制度的约束永远是不够的，占主导的永远是医生自身的品德的养成，假如社会上有法律就够了，我们为什么还要提倡道德呢？综上所述：对方辩友的观点实在是难以立足。

刚刚辩论的环节中对方提到"医德再高，但是医术不济，造成误诊的例子"，我想对方显然没有弄懂，什么叫作有医德？正如我方攻辩时所提到的：一个有医德的医生如果知道自己医术低，他会主动去学习、去提高，并向患者推荐更好的医生，不会置患者的安危于不顾。有高的医术，没有医德，关键时刻只顾自身利益，不会救人还会害人，医生还能完成对方辩友刚刚赋予他的使命吗？对方辩友是不是也觉得医德比医术更重要呢？

所以我方认为"欲成才，先成人"，当我们步入神圣的医学殿堂开始，首先学习的便是医德，只有具备"医德"才能称得上是一名好的医务工作者！其次才是努力学习专业技术。裘法祖曾说过："技术上有高低，但医德必须是高标准的。"我们都知道，缺铁可以补铁，缺钙可以补钙，但千万别缺德，作为一名医务工作者更是如此，一个缺德的医生，即使他医术再高明，我们也不能用。所以我们说医德比医术更重要。我们认为：

（1）医德能促进医术发展：医德，让医学工作者不满足自己当前的医术，从而不断提高自己的医术。

（2）医德指引医术：医德能指引医务工作者，将医术用到最能发挥其价值的地方，而不是误入歧途。

总结陈词

辩论最后的总结，要梳理全场的脉络，找出交锋点，指出对方错误，再提出正确的理解，最后从更高的角度阐述己方的理由。

（1）正方：德是立人之本，人才首先是人，之后是才，驳斥对方"医术是基础"的观点。并指出医德能促进医术发展，医德指引医术，医德对人类社会的影响更深远。

（3）医德对人类社会的影响更深远：古代有希波克拉底誓言、孙思邈的《大医精诚》，近代有白求恩大公无私的奉献精神，还有新型冠状病毒肺炎疫情时期涌现的一批批"最美逆行者"们，无不彰显了医德对社会的重大影响。医生有三重境界：第一重叫治病救人，就是看好患者的疾病；第二重叫人文关怀，不仅能看好患者的病，还有悲天悯人之心，对待患者要像亲人一样；第三重，就是进入患者的灵魂，成为他们的精神支柱！可见无处不显示着医德的重要性。所以我方坚信我们的观点：医德比医术更重要！谢谢大家！

2. 反方总结陈词：谢谢评委老师、主席，也谢谢对方辩友的总结陈词。

双方辩友总是用"有才无德，便如何如何"或"无德无才，又如何如何"这种全有全无的方式来争论孰重孰轻，都是没有意义的。

医德和医术本是一名医生不可分割的一体两面。对于医生来说，高尚的医德同高超的医术都是不可或缺的。所以，既然今天我们要比较医术和医德哪个更重要，就必须明确一个前提，作为一名医生是具备基本的医德和医术的，讨论医德和医术哪个更重要，就是你是选择成为一名医术一流、医德平庸的医生，还是选择成为一名医德高尚、医术平庸的医生，你的往后余生要将主要精力放在哪个上面，医术和医德哪个更能助你实现人生的价值。那么，医术和医德哪个更重要呢？我认为结合医生的实际工作，可从三方面做总结：

首先，从患者的角度来看，患者就医是去诊断疾病，解除自己的病痛。很多人宁愿忍着疾病的痛苦，耐着性子排长队去挂专家号，这是为什么？还不是因为专家医术更精湛，经验更丰富嘛！因此，患者总是把医生的医疗技术和诊治水平作为选择医生的最主要依据。医德再高尚，不具备高超的医疗技术，那也得不到患者的认可。所以我们从来没听过生了病要找一个医德高尚而水平一般的医生去看病。

其次，从医生角度出发，优化医疗技术，是一名医生人生价值最大化必需的硬性条件，医疗技术既是医生创造社会价值的重要工具，又是医生的主要谋生手段，也是患者选择医生的主要根据。如今，患者的消费主体意识越来越强，只有学识过硬、医术精湛的医生才能吸引患者、留住患者、满足患者，争取更多的患者前来就诊。被就医的频率是医生的医疗服务被患者接纳、被社会认可的显著标志，也是医生的社会价值高低、社会效益大小的决定因素，更是医生争取更高经济收益、充分实现自我价值的重要保证。

最后，从对社会影响方面来说，医术的发展提高了人类整体的健康水平和生活质量，延长了人们的寿命，促进了社会的进步。我们靠免疫技术成功消灭了天花，用眼角膜移植技术使盲者重见光明，用骨髓移植技术挽回了成千上万白血病患者的生命，试问，如此种种靠医德能做到吗？很明显不能。

我方从不否认一个医生应该具有基本的职业道德，但无论是从医生自身的定位，或是患者的迫切要求，还是对人类健康的总体需要考虑，我方都坚定地认为，医术比医德更重要。谢谢大家！

（2）反方：患者选择医生最主要的依据是医生的医疗技术和诊治水平；不断提高医术是医生争取更高经济收益、充分实现自我价值的重要保证；医术的发展提高了人类整体的健康水平和生活质量，延长了人们的寿命，促进了社会的进步。

【例文二】

关于克隆人利弊的辩论词

正方：克隆技术弊大于利。

我方认为，克隆技术弊大于利，理由如下：

1. 生态层面。克隆技术导致的基因复制，会威胁基因多样性的保持，生物的演化将出现一个逆向的颠倒过程，即由复杂走向简单，这对生物的生存是极为不利的。

2. 文化层面。克隆人是对自然生殖的替代和否定，打破了生物演进的自律性，带有典型的反自然性质，与当今正在兴起的崇尚天人合一、回归自然的基本文化趋向相悖。

3. 哲学层面。通过克隆技术实现人的自我复制和自我再现之后，可能导致人的身心关系的紊乱。人的不可重复性和不可替代性的个性规定因大量复制而丧失了唯一性，丧失了自我及其个性特征的自然基础和生物学前提。

4. 血缘生育构成了社会结构和社会关系。为什么不同的国家、不同的种族几乎都反对克隆人？原因就是，这是另一种生育模式，现在单亲家庭子女教育问题备受关注，就是在关注一个情感培育问题。人的成长是在两性繁殖、双亲抚
育的状态下完成的，几千年来一直如此。克隆人的出现，社会该如何应对，克隆人与被克隆人的关系到底该是怎样的呢？

5. 身份和社会权利难以分辨。假如有一天，突然有 20 个儿子来分你的财产，他们的指纹、基因都一样，该怎么办？是不是要像汽车挂牌照一样在他们额头上刻上克隆人 A0001、克隆人 A0002 之类的标记才能识别？

6. 可能支持克隆人的人有一个观点：解决无法生育的问题，但一个没有生育能力的人克隆的下一代还会没有生育能力。

7. 你自认为优秀，可克隆出的人除血型、相貌、指纹、基因和你一样外，其性格、行为可能完全不同，你能保证克隆人会和你一样优秀而不误入歧途吗？

8. 在克隆人研究中，如果出现异常，有缺陷的克隆人（正常的生育也会有缺陷）不能像克隆的动物随意处理掉，这也是一个麻烦。因此在目前的环境下，不仅是观念、制度，包括整个社会结构都不知道该怎么接纳克隆人。

9. 根据信息，克隆生物有早衰性，"多莉"也是，因而已逝世。

10. 生命不再宝贵！

11. 克隆的坏处：对伦理学界来说，克隆人行为关系到一个很严重的伦理问题，因为它侵犯了伦理学的基本原则，如不伤害原则、自主原则、平等原则等。

立论

辩论，重要的是立论，即提出自己的见解和主张，并阐明理由。也可以说立论就是运用充分有力的证据从正面直接证明自己论点正确性的论证形式。

（1）正方立论："克隆技术弊大于利"，并从生态、文化、哲学、血缘、身份等方面阐述理由。

12. 在理论上，克隆技术还很不成熟；在实践中，克隆动物的成功率还很低，生出的部分个体表现出生理或免疫缺陷，而且动物的残废率相当高并伴有早衰现象等。此外，克隆技术（尤其是人胚胎方面的应用）对伦理道德的冲击和公众对此的强烈反应也限制了克隆技术的应用。但几年来克隆技术的发展表明，世界各科技大国都不甘落后，谁也没有放弃克隆技术研究。

13. 克隆将减少遗传变异，通过克隆产生的个体具有同样的遗传基因，同样的疾病敏感性，一种疾病就可以毁灭整个由克隆产生的群体。可以设想，如果一个国家的牛都是同一个克隆产物，那么一种并不严重的病毒就可能毁灭全国的牛养殖产业。

14. 克隆技术的使用将使人们倾向于大量繁殖现有种群中最有利用价值的个体，而不是按自然规律促进整个种群的优胜劣汰。从这个意义上说，克隆技术干扰了自然进化过程。

15. 克隆技术是一种昂贵的技术，需要大量的金钱和生物专业人士的参与，失败率非常高。多莉就是 277 次实验唯一的成果。虽然现在发展出了更先进的技术，成功率也只能达到 2% ~ 3%。

16. 转基因动物提高了疾病传染的风险。例如，如果一头奶牛感染了病毒，这种病毒就可能通过牛奶感染患者。

17. 克隆技术应用于人体将导致对后代遗传性状的人工控制。克隆技术引起争论的核心就是，能否允许对发育初期的人类胚胎进行遗传操作？这是很多伦理学家所不能接受的。

18. 克隆技术也可用来创造"超人"，或拥有健壮的体格却智力低下的人。而且，如果克隆技术能够在人类中有效运用，男性也就失去了遗传上的意义。

19. 克隆技术对家庭关系带来的影响也将是巨大的。一个由父亲的 DNA 克隆生成的孩子可以看作父亲的双胞胎兄弟，只不过延迟了几十年出生而已。很难设想，当一个人发现自己只不过是另外一个人的完全复制品，他（或她）会有什么感受？

所以，克隆人违背了以下原则：

1. 克隆人违背了伦理学的不伤害原则。克隆人伤害了被克隆者。被克隆的是另外一个个体，这个个体是与克隆的原体完全独立的另外一个行为主体，这个主体受到了伤害。受到了什么伤害呢？首先从技术可能性的情况来看，我们无法预知，如果对某一种在功能上与其他基因紧密相连的基因进行干预性改变，生物体内的这种自然的相互牵制的系统会发生何种连锁反应？而根据目前掌握的知识，要想将人类基因组的所有基因重新进行准确的排列，并使之正常地发挥作用，是根本不可能做到的。恰恰是这一点构成了人们反对克隆人的一个重要依据。因为谁也无法排除这样一种风险：克隆技术很有可能导致大量的流产与残障婴儿。

2. 克隆人违背了伦理学的自主原则。克隆人活动往往发生在下述情况中：如某对夫妇在事故中失去了独生子，他们希望他重获"新生"，于是便通过克隆技术再制造一个孩子，其身体中的绝大部分基因组是先前那个孩子的基因组的复制。这样尽管父母在一定程度上满足了某种欲望，但这整个行为方式对于被复制的孩子而言却意味着一种外来的决定，它将该儿童本属于偶然性的那部分自由（所谓自主原则，就体现在这种自由上）剥夺了，而人的一个最重要的本质特性，就体现在他的不可重复的独特性上。德国著名哲学家忧那思说："人的一个特殊的优先权就在于，每个人都有其自身的不可重复的特性。"上述的那对夫妇因为太喜欢第一个孩子，就不生第二个孩子，而是克隆第二个孩子，生出的第二个孩子可能与第一个孩子的外形都不太一样，而克隆出来的却与第一个孩子没有太大差别，等于是让他"新生了"。可见第二个孩子完全是为了服从于父母的某种意图，作为父母的一个工具，父母通过他想起他们失去的那个孩子。而被克隆者作为人应享有的独特性便被剥夺了，他的那种不必非要有一个比他大 30 或 60 岁的同体同貌者的自由，便被粗暴地践踏了。英国有一个管理人工授精的机构，称为人工受孕与胚胎学管理局，他们竟然打算允许患耳聋的父母在试管婴儿的培育中，有权按照自己的意志选择耳聋的胎儿，而淘汰掉健康的胚胎。他们觉得都处于耳聋状态更有利于交流、培育，而英国皇家聋人研究所的发言人竟然说："这样一种选择是合适的，我们支持这样的选择！"假如人们都完全可以按照自己的意志设计和培育后代，那么什么恐怖的事情都可能发生。耳聋的父母选择生下耳聋的胎儿，而这个胎儿很可能希望自己是一个健康人，但这已经做不到了。他作为一个人所天然应有的一种开放的前途的权利被粗暴地否定了。这当然违背了伦理学的一个最基本的原则。

3. 克隆人违背了伦理学的平等原则。在克隆活动中，存在一个设计者与被设计者的关系。在克隆人活动中，未来人类的基因配置是由父母、医生或国家决定的，而个体的人仅仅是前者所决定与创造的结果。我们知道，设计是以设计者为前提的，一个有着设计者与被设计者之别的人类图景，对于平等原则是一种基本的违背。因为人们无法回答凭什么他自己或者任何别的一个人有权作为未来人类特征与品性的设计者。显然这里存在着一种"道德优越感"，似乎我们，或者说一个医生、哲学家、国家的行政长官拥有着一种控制他人的实力。然而这种心态不单是荒谬的，而且在政治上也是非常危险的。

所以，综上所述，克隆人是弊大于利，是不可行的：

1. 首先要点明的就是，现在我们拥有克隆的技术却没有克隆人，克隆人是犯法的，说明克隆人一定是存在着很大弊端的，且一定弊大于利。

2. 伦理层面：自古以来，人类一直遵循着有性繁殖的方式，而克隆人却是"实验室里的产物"，是"人为操纵下制造出来的生命"。而且，克隆人与被克隆人之间是什么关系？两者不可避免地会存在年龄差距，非父子，非兄弟，只可以说是有相同基因的陌生人，与现今以血缘确定亲缘的伦理方式相冲突。

3. 法律层面：

（1）克隆人出生后也拥有法律赋予的各项权利，但是在克隆人出现的初期，他们必然会被应用于科学研究、医学等上面，这些应用不会在乎他们的意愿，那不就是剥夺了他们的权利，这违法了吗？特别是为了研究证明环境与遗传对人成长究竟哪个更重要，更是赤裸裸地将克隆人放在了"研究动物"的层面上。

（2）法律上也无法准确规定克隆人的遗产继承权、婚姻法和赡养义务。

（3）克隆出来的两人会极其相似，如果克隆人利用其做违法的事该怎么办？这将造成社会治安的困境。

（4）克隆人是为了科学研究，如果克隆人一出生就被拉去做实验，那就是对人权的侵害

4. 生物学层面：取消了生物的多样性，如果克隆人大规模的出现，人类的基因种类将会显得很单一，长期演化下去，会出现一个逆向的过程，对人类的生存极为不利。

5. 自然规律的层面：不顺应自然规律，和当今正在兴起的崇尚天人合一、回归自然的基本文化趋向相悖，人为地通过克隆技术重现这些基因，是逆转自然、减缓人类自然进化的行为。

6. 哲学层面：通过克隆技术实现人的自我复制和自我再现之后，可能导致人的身心关系的紊乱。人的不可重复性和不可替代性的个性规定因大量复制而丧失了唯一性，丧失了自我及其个性特征的自然基础和生物学前提。

7. 技术层面：一次的成功是要伴随着成百上千次的失败的，就像克隆羊多莉失败过数百次，成功后也有许多病症。就算我们能够克隆出完全健康的人，那也会有失败。

8. 如果在胚胎时期失败不要紧，但如果出生后再发育畸形怎么办？是给予他们"安乐死"还是养着他们？如果是前者，他们是作为"人"出现在这个社会上的，实验员并没有权力决定他们的去路，特别是死亡这种方式；如果是后者，要养活这些基本没有生活能力的人是一件很困难的事情，需要耗费很大的财力、物力，特别是在发展过程中这些被"制造"出来的人的数量必然不会少，那样所耗费的可能不是一个普通国家所能负担的。或许会有人说，这是在科技探索的路上必须经过的，的确，科学的路上是有无数的牺牲的，但现在最大的问题是我们面对的牺牲是"人"啊，而不是以前的动物（虽然这样说很残忍，但这的确是事实，同样是活体实验，以人为材料便会受到极大的谴责，但以动物为材料则显得很正常），以人为实验对象，对制造出来的"人"的漠视，都刺激着我们的神经。

9. 人权：克隆人是为了科学研究，如果克隆人一出生就被拉去做实验，那就是对人权的侵害。

所以，我方认为，克隆人弊大于利。谢谢！

反方：克隆技术利大于弊。

我方认为，克隆技术利大于弊，理由如下：

感谢对方辩友。针对对方辩友的辩词，我方认为：

1. 如果你只是克隆家禽、家畜等，不是人类的话，挑选最优良的个体作为标本来克隆，而且克隆许多优良个体，这样后代不仅性状优良，基因多样性也有了。

2. 大规模克隆人固然存在隐患，目前看来不应提倡，但如果为老年丧子的父母找回他们死去的孩子，未尝不是善举。

3. 这是心理学而不是哲学，同卵双胞胎的相似是和克隆人差不多的，人们不也接受了吗。

4. 目前看来不应大规模克隆人，但可以考虑给因意外而失去亲人尤其是子女的人提供。

5. 地球上的人口已经够多了，自然生产也会导致同样的问题，总之克隆人不是为了增加人类的数量，因为如果想这样的话自然生产就可以了，还快得多，而克隆是为了满足特殊的需要，如器官移植（非生殖性克隆）、"复活"死者等。

6. 无生育能力是多种因素造成的，如疾病、发育受到干扰、外伤等，其克隆人未必没有生育能力。

7. 你能保证你经过自然生育的子女不误入歧途吗？

8. 人类自然生出的残疾、怪胎、智障该怎么处理就怎么处理。

9. 因为"多莉"克隆自一头老年母羊的体细胞，如果是少年的，或是生殖细胞，或是经过处理或许可能避免过早死亡，何况克隆技术还在发展，这一缺陷是可以攻克的。

10. 何以见得？

11. 没看出来克隆怎么就侵犯了这些原则，如果克隆侵犯了，那自然生产同样也侵犯了。

12. 克隆技术取得突破，给人类带来极大的好处，最大的好处是培养大量品质优良的家畜，丰富人们的物质生活，使畜牧业的成本降低、效率提高，还可提供某些药物原料，以提高人类免疫功能等。

13. 利用克隆等生物技术是为了改变农作物的基因型，产生大量抗病、抗虫、抗盐碱等的新品种，从而大大提高农作物的产量。

14. 克隆技术可培育大量品种优良的家畜，如培养一些肉质好的牛、羊和猪等，也可以培养一些产奶量高，且富含人体所需营养元素的奶牛。

15. 克隆技术对医疗保健工作可产生重大影响，如依靠分子克隆技术搞清致病基因，提出疾病产生的分子生物学机制；将一头奶牛中含有治疗血友病的药物蛋白的转基因羊进行克隆，则可以较好地满足血友病患者食疗的需要；为器官移植寻求更广泛的来源，将人的器官组织和免疫系统的基因导入动物体内，长出所需要的人体器官，可降低免疫排斥反应，提高移植成

（2）反方立论："克隆技术利大于弊"。指出克隆是为了满足特殊的需要，如器官移植（非生殖性克隆）、"复活"死者等。逐一列举克隆技术的许多优点。

功率。

16. 克隆技术是为保护环境和濒危动植物，以克隆技术再现物种。

17. 克隆技术是为医学研究提供更合适的动物，大大提高试验的精确度和安全性等。

18. "克隆人"技术能使千千万万不孕症患者实现做父母的愿望，能使那些痛失骨肉的亲人重温天伦之乐，能为许许多多不治之症找到新的治疗方案，能创造巨大的物质财富和社会效益。

19. 克隆技术应用于畜牧业和农业生产，将会使优良牲畜品种的培育与繁殖发生根本性的变革；复制濒危的动物物种，保存和传播动物物种资源。

20. 生产人胚胎干细胞用于细胞和组织替代疗法。

21. 从发育生物学角度看，克隆人也是经历了从一个到两个细胞，再按细胞几何级数增长而产生的生命，所以也可以认为克隆人与被克隆人是亲代与子代关系。再从生育过程看，由于经历了在母体子宫发育和最后分娩的程序与过程，也可以认为克隆人是被克隆人的孩子。

22. 另一方面，从社会学和民俗学角度来看，只要社会约定俗成去看待克隆人与被克隆人的关系，称他们是同胞兄弟姊妹也好，称他们是亲代与子代也好，并非什么大的伦理问题。而且，伦理是随社会变化而变化的。过去的三从四德是对妇女压抑的旧伦理，现在改过来了；过去人工授精，社会伦理不接受，现在也接受了，说明伦理并非一大问题；

23. 从克隆技术与遗传育种角度看，在农业方面，人们利用"克隆"技术培育出大量具有抗旱、抗倒伏、抗病虫害的优质高产品种，大大提高了粮食产量。在这方面，我国已迈入世界最先进的前列。

24. 从克隆技术与濒危生物保护角度看，克隆技术对保护物种特别是珍稀、濒危物种来讲是一个福音，具有很大的应用前景。从生物学的角度看，这也是克隆技术最有价值的地方之一。

25. 从克隆技术与医学的角度看，在当代，医生几乎能在所有人类器官和组织上施行移植手术。但就科学技术而言，器官移植中的排斥反应仍是最为头痛的事。排斥反应的原因是组织不配型而导致相容性差。如果把"克隆人"的器官提供给"原版人"，作为器官移植之用，则绝对没有排斥反应之虑，因为二者基因相配，组织也相配。

26. 克隆人可以治愈包括白血病在内的很多绝症和慢性疾病，不一定要培育出完整的人再去剥夺器官，克隆人就代表了和克隆器官相同的技术

27. 克隆人可以解决不生育的问题，使我们可以有计划地培育优秀的人才，避免成长环境的不良影响

28. 克隆人可以保留优秀基因，优化物种，避免自然进化的缓慢和随机。

29. 在研究过程中，可以增长我们胚胎学遗传学的知识，为将来攻克其他疾病做准备。

30. 克隆人可以促使我们重新思考人的意义所在，找到在生物意义背后更深层的东西，就像当年的黑奴制度最终促成了民主的进步，克隆人也会促进政治和文化的再次进步。

所以，综上所述，我们的观点是：

1. 无排斥反应的器官移植。通过克隆人体细胞培育的器官，可以大大提高人类寿命。

2. 濒危物种保护。克隆濒临灭绝的生物，可以在任何时间复活它们。

所以，我方认为，克隆人利大于弊。谢谢！

📖 知识要点

一、辩论的含义

辩论是指见解对立的双方通过各种论证，用理由来阐述自己对事物或问题的见解，揭露对方的谬误，以取得共识的一种口语交际活动。辩论就是一个探求真理、明辨是非、批驳谬误的语言对抗活动，对社会的发展和个人的进步都有重要的意义。

二、辩论的特点

辩论是有声语言的最高境界，除了基本的口语表达的特征之外，它还有以下几个特点。

1. 应变性　辩论进程受辩论双方制约，辩论者临场的竞技状态与现场气氛可能会发生改变，这都要求辩论双方快速反应，随机应变，灵活处理。

2. 对抗性　双方观点是对立的，当人们对某一问题产生意见分歧时，就具备了辩明是非对错的需要。对抗性还体现在辩论双方语言上的激烈交锋，表现出攻守对抗的状态。

3. 逻辑性　只有逻辑严密的辩论才具有说服力，指出对方逻辑上的漏洞才能战胜对手。观点的论证就是一个逻辑推理的过程。辩论时可以对论题进行逻辑分析，把握明确论题中每个概念的含义，论辩双方争论的焦点所在，同时阐述问题的层次必须有内在的逻辑联系，这样才能层层深入、环环相扣。

4. 综合性　辩论集辩论者和辩论团队的综合素质为一体。有逻辑的纷争、理论的对抗和价值的高下取舍，这是口语表达的最高形态。

三、辩论的分类

辩论按照行动目的划分，通常可分为应用辩论和赛场辩论，其中应用辩论又可分为日常辩论、决策辩论、商务谈判辩论、外交辩论、学术辩论、法庭辩论等。

四、辩论的要求与技巧

辩论是智慧的角逐，话语的较量。高明的辩论者必须具备多方面的素养，掌握多种有效的方法技巧，只有如此，才能善辩，进而取得辩论的成功。

1. 超越自我，信心十足

（1）心理准备要充分　辩论者的精神面貌要给人振奋的感觉，要在气势上给人有站得高的感受，使对方感受到一种震慑力量。辩论者在参加辩论过程中务必要沉着稳健，在心理上站在评论对方的立场，寻找对方的弱点以增强自信。

（2）失言不失态　在参加辩论过程中，如果辩论者出现"失言"，那么决不能失态，要尽力克服手足无措的紧张感，及时借助巧妙的语言改变现场气氛，迅速化解尴尬于无形中。

2. 工于心计，巧言善辩

（1）诱使对方说"是"　辩论开头切勿涉及有争论的观点，应顺应对方的思路，强调彼此有共同语言的话题，从对方的角度提出问题，诱使对方承认你的观点。

（2）借题发挥　辩论中，受到对方攻击时，可不直接从正面答辩，而借助对方提供的话题进行迎击，从而改变论战的局势，这里的"借"取决于辩论者的辩论经验和辩论能力。

（3）逼其亮底　辩论中，可以运用"投影法"逼迫对方亮底，即把话题说到一半就故意停住，然后让对方接下去说。当你用这半截话去诱发对方时，对方多半会不假思索地把这句或这段话按照他的意思讲完，这时你就多了底牌。

（4）抓住话柄　当对方说出自己意图后，抓住对方有松动的关键语句问下去，步步紧逼，层层追问，从而套出对方潜在的想法。这样有利于为你在辩论中取得主动地位。

（5）巧析岔题　辩论中，一旦发现对方把话题岔开，要冷静分析其用心。不管对方是一时不慎，还是故意转换话题，辩论者都要据此推断是哪一类的岔题，进而采取相应对策，避免对方伎俩得逞。

3. 善用逻辑，雄辩有方

（1）直奔主题　辩论时，将主攻目标对准对方提出的命题，分析其实质，击中要害，对方命题站不住脚，自然会失败。

（2）釜底抽薪　辩论时，要努力论证对方的论据虚假，则其论点就是错误的。因为论点建立在论据基础之上，论据真实则论点才会正确。

（3）针锋相对　这是将对方提出的问题，毫不留情地以充足的事实依据一一揭穿，逐条加以驳斥。有时可另设一个与其对立的观点，并全力证明自己的论点是正确的，而反证对方论点的荒谬。

（4）将计就计　为战胜对方，先假定对方观点正确，将计就计，顺着对方的观点进行推理，最后引导对方得出谬论。

（5）反唇相讥　这种方法是指受到辩论对手无理指责后，因不服气而反击讽刺对方的反驳法。通常是承接对方的讲话内容，借助其中某些语句，反戈一击，点出对方的谬误。

（6）以守为攻　辩论时，面对对方的反驳，本方主动出击，反攻对方的要害，做到又快又准，迫使对方转攻为守，无力来攻击你。

（7）戳穿诡辩　辩论时，要及时戳穿对方的诡辩。诡辩常伪装成真理的面貌出现，或偷换命题，或捏造证据，或循环论证，或以偏概全、强词夺理。

五、辩论的注意事项

1. 仪容仪表　不管是哪种辩论形式，一般都要求双方穿得体的正装，显得庄重得体。不管男士和女士，头发不宜过长，修饰得体，并取下不必要的饰物，轻装上阵。

2. 身体语言　辩论时，可以适当运用身体语言，但不宜过多，手中更不能有不恰当的小动作。如果是参加辩论赛，起立发言时，身体应该呈一定角度，稍微面向评委，一般不直面对方辩手。

3. 语言控制　发言时应吐字清晰准确、声音洪亮、控制好声调和语速。如果未听清对方发问，可请其再陈述一遍。认真倾听对方的发言，不随意打断，要找出对方发言的漏洞和矛盾，为后面的"反击"做好准备。

4. 尊重对手 要尊重参加辩论的对手，明确辩论不是吵架。发言时，应先运用礼貌用语表示感谢，不能打断对方的质询，严禁人身攻击、恶语相向。要特别注意以下几点。

（1）不能以权势压人，因此独占论坛，使用"一言堂"式的语言。

（2）不能歪曲事实，揭人之短，使用主观臆断的语言。

（3）不能结论连篇累牍，使用庸俗、无力的语言，让人听着不耐烦。

（4）不能争吵不休，使用失去理智的语言，导致前言不搭后语，授对方以话柄。

（5）不能转移话题，使用浪费唇舌又无益于事实澄清的语言。

即学即练 8 - 4

试分析以下关于克隆技术利弊的辩论词，正反方各采用了怎样的辩论方法？

　　1. 正方辩词：刀，可以用来杀人，也可以用来救人，关键看它掌握在什么人手中。"科学是一柄双刃剑"，善良的人们可以利用它来为人类服务，为人类造福，而邪恶的人们却能用它来危害人类的生存。任何科学技术的发展都有利有弊，只要人类正确运用克隆技术，那么它一定会有益于人类。如果我们只看到它的弊端，而畏缩不前，那么人类社会就不会有发展，也不会有进步。我们不能因噎废食，因为那样只能使人类故步自封，这就是我们想看到的结果吗？我坚信，只要能正确对待克隆技术，那么人类一定会从中受益匪浅。

　　2. 反方辩词：如果有人利用个体克隆技术克隆人，那会给人类带来无穷的灾难，这就说明为什么许多国家的政府官员明令不准将动物的克隆技术用于人类。民众对克隆人的看法如何呢？美国广播公司（ABC）曾做过一次民意测验，结果表明：87%的人反对进行人的克隆，82%的人认为克隆人不符合人类的传统伦理道德，93%的人反对复制自己，53%的人认为如果将人的克隆仅限于医学目的还是可以的。因此，我们也必须遵循人类的共同法则，反对将羊的克隆技术滥用于人类。

答案解析

📖 知识链接

如何学会开展辩论

辩论是口语交际活动中的最高形态，熟练地运用和开展辩论有一定难度，需要一定技巧，因此要做到以下几点。

1. 准确理解辩题 要熟悉并深刻理解辩论的题目，这样才能为辩论准备相应材料。

2. 充分积累资料 要充分积累资料，充实本方的内容，方能增加本方的底气。

3. 控制紧张情绪 要控制好辩论的心态，让自己以放松的状态来理清思路。

4. 加强团队互动 要多和队友讨论辩题，展开头脑风暴，统一思想，准备好辩论内容。

5. 学会发散思维 要不断地发散思维，充分挖掘题目的深层次内容，才能增强本方内容的说服力。

目标检测

答案解析

一、选择题（请将正确选项填写在题后的括号内）

1. 辩论双方语言上会产生激烈交锋，说明辩论具备（　　）

　　A. 综合性　　　　　B. 对抗性　　　　　C. 逻辑性　　　　　D. 应变性

2. 下列不属于辩论的特点的是（　　）

　　A. 综合性　　　　　B. 应变性　　　　　C. 逻辑性　　　　　D. 劝服性

3. 借助对方提供的话题进行迎击，从而改变论战的局势，这是运用了哪种辩论技巧（　　）

　　A. 借题发挥　　　　　　　　　B. 逼其亮底

　　C. 抓住话柄　　　　　　　　　D. 巧析岔题

4. 下列哪项不属于辩论的注意事项（　　）

　　A. 注意穿着打扮　　　　　　　B. 注意礼貌用语

　　C. 巧用身体语言　　　　　　　D. 互留联系方式

5. 下列关于辩论的表述，错误的是（　　）

　　A. 进行辩论之前，本方一定要做好充分的准备，方能占据主动，赢得先机

　　B. 只要是辩论，双方全程一定是唇枪舌剑，争吵不休

　　C. 辩论中，不能歪曲事实，揭人之短，使用主观臆断的语言

　　D. 参加辩论的人员必须注意文明礼仪

二、判断题（请在正确判断的括号内打"√"，错误的打"×"）

1. 面对辩论的对手，要注重礼仪，举止大方，自然得体。　　　　　　　　　　　　（　　）

2. 不管哪种辩论，都要凭借口舌一争高下，大吵一番。　　　　　　　　　　　　　（　　）

3. 辩论中，如果未听清对方发问，可请其再陈述一遍。　　　　　　　　　　　　　（　　）

4. 辩论时，要以气势压倒对手，因此不能留给对方开口的机会。　　　　　　　　　（　　）

5. 辩论者不能害怕"出洋相"，一旦出现，不能失态，要迅速化解。　　　　　　　（　　）

三、实例分析题（试分析以下案例中所采用的辩论技巧，体会其妙处）

　　一名微醉顾客买完珍珠奶茶和棉花糖后，纠缠卖家老板"珍珠奶茶里怎么没有珍珠？棉花糖里就应该有棉花啊。"老板慢悠悠地反问道："照您这么说，夫妻肺片里应该有夫妻？老婆饼里应该有老婆？鸳鸯锅里可以吃到鸳鸯？"顾客直接回击："你们商家这么命名，明显是欺诈行为！"老板再一次反驳道："如果这些食物命名是欺诈行为，那么陆游一定喜欢散步，不然能叫陆游吗？马致远一定喜欢骑马远行，戴笠一定喜欢戴斗笠，老舍先生一定喜欢住旧房子了？"

四、辩论口语实训

班级分组举办辩论赛，参考辩题如下。

　　1. 当前助推中医药走向世界应着眼于推广学术成果还是弘扬传统文化？

　　2. 药学类与食品类专业，或西药与中药类专业比较，哪个就业前景更好？

　　3. 克隆技术的运用是利大还是弊大？

4. 食品外卖热潮是利大还是弊大?

5. 食品安全关键是落实监管还是企业自觉?

6. 学校餐厅是否应该提供油炸食品等垃圾食品?

书网融合……

知识回顾　　　　微课　　　　习题

附录

党政机关公文处理工作条例

中办发〔2012〕14 号

（2012 年 4 月 16 日由中共中央办公厅和国务院办公厅联合印发）

第一章　总　则

第一条　为了适应中国共产党机关和国家行政机关（以下简称党政机关）工作需要，推进党政机关公文处理工作科学化、制度化、规范化，制定本条例。

第二条　本条例适用于各级党政机关公文处理工作。

第三条　党政机关公文是党政机关实施领导、履行职能、处理公务的具有特定效力和规范体式的文书，是传达贯彻党和国家的方针政策，公布法规和规章，指导、布置和商洽工作，请示和答复问题，报告、通报和交流情况等的重要工具。

第四条　公文处理工作是指公文拟制、办理、管理等一系列相互关联、衔接有序的工作。

第五条　公文处理工作应当坚持实事求是、准确规范、精简高效、安全保密的原则。

第六条　各级党政机关应当高度重视公文处理工作，加强组织领导，强化队伍建设，设立文秘部门或者由专人负责公文处理工作。

第七条　各级党政机关办公厅（室）主管本机关的公文处理工作，并对下级机关的公文处理工作进行业务指导和督促检查。

第二章　公文种类

第八条　公文种类主要有：

（一）决议。适用于会议讨论通过的重大决策事项。

（二）决定。适用于对重要事项作出决策和部署、奖惩有关单位和人员、变更或者撤销下级机关不适当的决定事项。

（三）命令（令）。适用于公布行政法规和规章、宣布施行重大强制性措施、批准授予和晋升衔级、嘉奖有关单位和人员。

（四）公报。适用于公布重要决定或者重大事项。

（五）公告。适用于向国内外宣布重要事项或者法定事项。

（六）通告。适用于在一定范围内公布应当遵守或者周知的事项。

（七）意见。适用于对重要问题提出见解和处理办法。

（八）通知。适用于发布、传达要求下级机关执行和有关单位周知或者执行的事项，批转、转发公文。

（九）通报。适用于表彰先进、批评错误、传达重要精神和告知重要情况。

（十）报告。适用于向上级机关汇报工作、反映情况，回复上级机关的询问。

（十一）请示。适用于向上级机关请求指示、批准。

（十二）批复。适用于答复下级机关请示事项。

（十三）议案。适用于各级人民政府按照法律程序向同级人民代表大会或者人民代表大会常务委员会提请审议事项。

（十四）函。适用于不相隶属机关之间商洽工作、询问和答复问题、请求批准和答复审批事项。

（十五）纪要。适用于记载会议主要情况和议定事项。

第三章　公文格式

第九条　公文一般由份号、密级和保密期限、紧急程度、发文机关标志、发文字号、签发人、标题、主送机关、正文、附件说明、发文机关署名、成文日期、印章、附注、附件、抄送机关、印发机关和印发日期、页码等组成。

（一）份号。公文印制份数的顺序号。涉密公文应当标注份号。

（二）密级和保密期限。公文的秘密等级和保密的期限。涉密公文应当根据涉密程度分别标注"绝密""机密""秘密"和保密期限。

（三）紧急程度。公文送达和办理的时限要求。根据紧急程度，紧急公文应当分别标注"特急""加急"，电报应当分别标注"特提""特急""加急""平急"。

（四）发文机关标志。由发文机关全称或者规范化简称加"文件"二字组成，也可以使用发文机关全称或者规范化简称。联合行文时，发文机关标志可以并用联合发文机关名称，也可以单独用主办机关名称。

（五）发文字号。由发文机关代字、年份、发文顺序号组成。联合行文时，使用主办机关的发文字号。

（六）签发人。上行文应当标注签发人姓名。

（七）标题。由发文机关名称、事由和文种组成。

（八）主送机关。公文的主要受理机关，应当使用机关全称、规范化简称或者同类型机关统称。

（九）正文。公文的主体，用来表述公文的内容。

（十）附件说明。公文附件的顺序号和名称。

（十一）发文机关署名。署发文机关全称或者规范化简称。

（十二）成文日期。署会议通过或者发文机关负责人签发的日期。联合行文时，署最后签发机关负责人签发的日期。

（十三）印章。公文中有发文机关署名的，应当加盖发文机关印章，并与署名机关相符。有特定发文机关标志的普发性公文和电报可以不加盖印章。

（十四）附注。公文印发传达范围等需要说明的事项。

（十五）附件。公文正文的说明、补充或者参考资料。

（十六）抄送机关。除主送机关外需要执行或者知晓公文内容的其他机关，应当使用机关全称、规范化简称或者同类型机关统称。

（十七）印发机关和印发日期。公文的送印机关和送印日期。

（十八）页码。公文页数顺序号。

第十条　公文的版式按照《党政机关公文格式》国家标准执行。

第十一条 公文使用的汉字、数字、外文字符、计量单位和标点符号等，按照有关国家标准和规定执行。民族自治地方的公文，可以并用汉字和当地通用的少数民族文字。

第十二条 公文用纸幅面采用国际标准 A4 型。特殊形式的公文用纸幅面，根据实际需要确定。

第四章　行文规则

第十三条 行文应当确有必要，讲求实效，注重针对性和可操作性。

第十四条 行文关系根据隶属关系和职权范围确定。一般不得越级行文，特殊情况需要越级行文的，应当同时抄送被越过的机关。

第十五条 向上级机关行文，应当遵循以下规则：

（一）原则上主送一个上级机关，根据需要同时抄送相关上级机关和同级机关，不抄送下级机关。

（二）党委、政府的部门向上级主管部门请示、报告重大事项，应当经本级党委、政府同意或者授权；属于部门职权范围内的事项应当直接报送上级主管部门。

（三）下级机关的请示事项，如需以本机关名义向上级机关请示，应当提出倾向性意见后上报，不得原文转报上级机关。

（四）请示应当一文一事。不得在报告等非请示性公文中夹带请示事项。

（五）除上级机关负责人直接交办事项外，不得以本机关名义向上级机关负责人报送公文，不得以本机关负责人名义向上级机关报送公文。

（六）受双重领导的机关向一个上级机关行文，必要时抄送另一个上级机关。

第十六条 向下级机关行文，应当遵循以下规则：

（一）主送受理机关，根据需要抄送相关机关。重要行文应当同时抄送发文机关的直接上级机关。

（二）党委、政府的办公厅（室）根据本级党委、政府授权，可以向下级党委、政府行文，其他部门和单位不得向下级党委、政府发布指令性公文或者在公文中向下级党委、政府提出指令性要求。需经政府审批的具体事项，经政府同意后可以由政府职能部门行文，文中须注明已经政府同意。

（三）党委、政府的部门在各自职权范围内可以向下级党委、政府的相关部门行文。

（四）涉及多个部门职权范围内的事务，部门之间未协商一致的，不得向下行文；擅自行文的，上级机关应当责令其纠正或者撤销。

（五）上级机关向受双重领导的下级机关行文，必要时抄送该下级机关的另一个上级机关。

第十七条 同级党政机关、党政机关与其他同级机关必要时可以联合行文。属于党委、政府各自职权范围内的工作，不得联合行文。

党委、政府的部门依据职权可以相互行文。

部门内设机构除办公厅（室）外不得对外正式行文。

第五章　公文拟制

第十八条 公文拟制包括公文的起草、审核、签发等程序。

第十九条 公文起草应当做到：

（一）符合党的理论路线方针政策和国家法律法规，完整准确体现发文机关意图，并同现行有关公文相衔接。

（二）一切从实际出发，分析问题实事求是，所提政策措施和办法切实可行。

（三）内容简洁，主题突出，观点鲜明，结构严谨，表述准确，文字精练。

（四）文种正确，格式规范。

（五）深入调查研究，充分进行论证，广泛听取意见。

（六）公文涉及其他地区或者部门职权范围内的事项，起草单位必须征求相关地区或者部门意见，力求达成一致。

（七）机关负责人应当主持、指导重要公文起草工作。

第二十条　公文文稿签发前，应当由发文机关办公厅（室）进行审核。审核的重点是：

（一）行文理由是否充分，行文依据是否准确。

（二）内容是否符合党的理论路线方针政策和国家法律法规；是否完整准确体现发文机关意图；是否同现行有关公文相衔接；所提政策措施和办法是否切实可行。

（三）涉及有关地区或者部门职权范围内的事项是否经过充分协商并达成一致意见。

（四）文种是否正确，格式是否规范；人名、地名、时间、数字、段落顺序、引文等是否准确；文字、数字、计量单位和标点符号等用法是否规范。

（五）其他内容是否符合公文起草的有关要求。

需要发文机关审议的重要公文文稿，审议前由发文机关办公厅（室）进行初核。

第二十一条　经审核不宜发文的公文文稿，应当退回起草单位并说明理由；符合发文条件但内容需作进一步研究和修改的，由起草单位修改后重新报送。

第二十二条　公文应当经本机关负责人审批签发。重要公文和上行文由机关主要负责人签发。党委、政府的办公厅（室）根据党委、政府授权制发的公文，由受权机关主要负责人签发或者按照有关规定签发。签发人签发公文，应当签署意见、姓名和完整日期；圈阅或者签名的，视为同意。联合发文由所有联署机关的负责人会签。

第六章　公文办理

第二十三条　公文办理包括收文办理、发文办理和整理归档。

第二十四条　收文办理主要程序是：

（一）签收。对收到的公文应当逐件清点，核对无误后签字或者盖章，并注明签收时间。

（二）登记。对公文的主要信息和办理情况应当详细记载。

（三）初审。对收到的公文应当进行初审。初审的重点是：是否应当由本机关办理，是否符合行文规则，文种、格式是否符合要求，涉及其他地区或者部门职权范围内的事项是否已经协商、会签，是否符合公文起草的其他要求。经初审不符合规定的公文，应当及时退回来文单位并说明理由。

（四）承办。阅知性公文应当根据公文内容、要求和工作需要确定范围后分送。批办性公文应当提出拟办意见报本机关负责人批示或者转有关部门办理；需要两个以上部门办理的，应当明确主办部门。紧急公文应当明确办理时限。承办部门对交办的公文应当及时办理，有明确办理时限要求的应当在规定时限内办理完毕。

（五）传阅。根据领导批示和工作需要将公文及时送传阅对象阅知或者批示。办理公文传阅应当随时掌握公文去向，不得漏传、误传、延误。

（六）催办。及时了解掌握公文的办理进展情况，督促承办部门按期办结。紧急公文或者重要公文应当由专人负责催办。

（七）答复。公文的办理结果应当及时答复来文单位，并根据需要告知相关单位。

第二十五条 发文办理主要程序是：

（一）复核。已经发文机关负责人签批的公文，印发前应当对公文的审批手续、内容、文种、格式等进行复核；需作实质性修改的，应当报原签批人复审。

（二）登记。对复核后的公文，应当确定发文字号、分送范围和印制份数并详细记载。

（三）印制。公文印制必须确保质量和时效。涉密公文应当在符合保密要求的场所印制。

（四）核发。公文印制完毕，应对公文的文字、格式和印刷质量进行检查后分发。

第二十六条 涉密公文应当通过机要交通、邮政机要通信、城市机要文件交换站或者收发件机关机要收发人员进行传递，通过密码电报或者符合国家保密规定的计算机信息系统进行传输。

第二十七条 需要归档的公文及有关材料，应当根据有关档案法律法规以及机关档案管理规定，及时收集齐全、整理归档。两个以上机关联合办理的公文，原件由主办机关归档，相关机关保存复制件。机关负责人兼任其他机关职务的，在履行所兼职务过程中形成的公文，由其兼职机关归档。

第七章　公文管理

第二十八条 各级党政机关应当建立健全本机关公文管理制度，确保管理严格规范，充分发挥公文效用。

第二十九条 党政机关公文由文秘部门或者专人统一管理。设立党委（党组）的县级以上单位应当建立机要保密室和机要阅文室，并按照有关保密规定配备工作人员和必要的安全保密设施设备。

第三十条 公文确定密级前，应当按照拟定的密级先行采取保密措施。确定密级后，应当按照所定密级严格管理。绝密级公文应当由专人管理。

公文的密级需要变更或者解除的，由原确定密级的机关或者其上级机关决定。

第三十一条 公文的印发传达范围应当按照发文机关的要求执行；需要变更的，应当经发文机关批准。

涉密公文公开发布前应当履行解密程序。公开发布的时间、形式和渠道，由发文机关确定。

经批准公开发布的公文，同发文机关正式印发的公文具有同等效力。

第三十二条 复制、汇编机密级、秘密级公文，应当符合有关规定并经本机关负责人批准。绝密级公文一般不得复制、汇编，确有工作需要的，应当经发文机关或者其上级机关批准。复制、汇编的公文视同原件管理。

复制件应当加盖复制机关戳记。翻印件应当注明翻印的机关名称、日期。汇编本的密级按照编入公文的最高密级标注。

第三十三条 公文的撤销和废止，由发文机关、上级机关或者权力机关根据职权范围和有关法律法规决定。公文被撤销的，视为自始无效；公文被废止的，视为自废止之日起失效。

第三十四条 涉密公文应当按照发文机关的要求和有关规定进行清退或者销毁。

第三十五条 不具备归档和保存价值的公文，经批准后可以销毁。销毁涉密公文必须严格按照有关规定履行审批登记手续，确保不丢失、不漏销。个人不得私自销毁、留存涉密公文。

第三十六条 机关合并时，全部公文应当随之合并管理；机关撤销时，需要归档的公文经整理后按照有关规定移交档案管理部门。

工作人员离岗离职时，所在机关应当督促其将暂存、借用的公文按照有关规定移交、清退。

第三十七条　新设立的机关应当向本级党委、政府的办公厅（室）提出发文立户申请。经审查符合条件的，列为发文单位，机关合并或者撤销时，相应进行调整。

第八章　附　则

第三十八条　党政机关公文含电子公文。电子公文处理工作的具体办法另行制定。

第三十九条　法规、规章方面的公文，依照有关规定处理。外事方面的公文，依照外事主管部门的有关规定处理。

第四十条　其他机关和单位的公文处理工作，可以参照本条例执行。

第四十一条　本条例由中共中央办公厅、国务院办公厅负责解释。

第四十二条　本条例自 2012 年 7 月 1 日起施行。1996 年 5 月 3 日中共中央办公厅发布的《中国共产党机关公文处理条例》和 2000 年 8 月 24 日国务院发布的《国家行政机关公文处理办法》停止执行。

（来源：中共中央办公厅、国务院办公厅［2013 - 02 - 22］中央政府门户网站www.gov.cn）

参考文献

[1] 廖楚珍，梁建青. 医药应用文写作 [M]. 2版. 北京：中国医药科技出版社，2017.

[2] 董立国，廖楚珍. 医药应用文写作. 北京：中国医药科技出版社，2013.

[3] 付为贵，卢敏秋. 应用文写作 [M]. 武汉：武汉大学出版社，2019.

[4] 姚桃娟，周军. 医药应用文写作 [M]. 杭州：浙江大学出版社，2013.

[5] 杨文丰. 高职应用写作 [M]. 3版. 北京：高等教育出版社，2014.

[6] 陈邦荣，丁晓. 应用写作 [M]. 北京：北京出版社，2014.

[7] 岳文强，崔雨峰. 实用应用写作 [M]. 北京：北京大学出版社，2015.

[8] 汤先忻，孙茂民. 医学写作技巧与评价 [M]. 北京：科学出版社，2014.

[9] 陈光蔡，翠芳. 药学专业论文撰写要求与范例 [M]. 北京：中国医药科技出版社，2012.

[10] 伍小平. 应用文写作（医学类）[M]. 北京：高等教育出版社，2015.

[11] 郑新安，邱洪瑞. 应用写作 [M]. 武汉：武汉大学出版社，2013.

[12] 王劲松，刘静. 医药应用文写作 [M]. 北京：人民卫生出版社，2013.

[13] 杨海洋. 60天完美口才打造计划 [M]. 北京：经济管理出版社，2011.

[14] 叶会乐. 刍议请示与请批函的区别 [J]. 应用写作，2010，8：11–12.

[15] 吴凤莲. "请批函"与请示、批复的联系与区别 [J]. 教师，2016，9：28–29.

[16] 李富荣，马宇衡. 医药化学实验教程 [M]. 北京：中国医药科技出版社，2019.

[17] 邹纯才，张开莲. 药物分析实验教程 [M]. 北京：中国医药科技出版社，2019.

[18] 张天嵩，黄圣杰，周支瑞 [M]. 上海：复旦大学出版社，2015.

[19] 戴宇，李梅. 医药市场营销 [M]. 北京：化学工业出版社，2013.

[20] 梁娟. 美容业经营管理学 [M]. 北京：人民卫生出版社，2014.

[21] 子志. 办公室公文写作技巧及范例大全 [M]. 北京：外文出版社，2010.

[22] 王峰. 医药应用文写作 [M]. 北京：人民卫生出版社，2012.

[23] 刘丽敏. 公文写作格式与范例大全 [M]. 北京：红旗出版社，2010.

[24] 雷道海，黄舟. 医药类高职高专学生应用文写作现状及对策 [J]. 科学咨询，2011，06（16）：78–79.